Enfermería en urgencias

ARMANDO SERRADELL CABRA

PABLO CATEURA LÓPEZ

Editor: Josep Maria Minguet

Autores: Armando Serradell Cabra
(Adjunto servicio de medicina interna. Coordinador del área de
urgencias de la Clínica Quirón. Barcelona)
Pablo Cateura López
(Atención continuada ICS. Área de urgencias CAP "La Mina" Sant Adrià.
Barcelona)

Diseño y maquetación: Patricia Martínez

© **INSTITUTO MONSA DE EDICIONES**

2ª edición ampliada y revisada 2008

I.S.B.N: 84-95275-85-6
Depósito Legal: B-34.415-02

Impreso por: Industrias Gráficas Mármol

AGRADECIMIENTOS

Al Profesor Dr. Rafael Esteban Mur, catedrático de Medicina Interna de la Facultad de Medicina de la Vall d'Hebron (Barcelona), por la amabilidad de honrarnos con su atención y disponer para nosotros de parte de su valioso tiempo.

A los Dres. Piedad Bailón García, Joan Llambrich Gibeli, Antoni Doménech Pascual, Mesleh, Eugenio Córcoles Serna, Fermín Lapuente Cubells y Affif Assad Ali.

A los Diplomados en Enfermería Carmen Ortega Quintana, Antonia Álvarez Cámara y Jaime Pinilla Miñana.

Al Instituto Monsa de Ediciones y colaboradores, por su interés y apoyo para hacer realidad esta publicación.

A todos, muchas gracias.

INTRODUCCIÓN

Después de la realización del texto básico de actuación del personal sanitario ante las situaciones de urgencia fuera del ámbito hospitalario (segunda parte) se ha considerado la necesidad de ampliar dichas actuaciones para el personal de enfermería dentro de los centros sanitarios y servicios de urgencias o en asistencia extra-hospitalaria con dotación material.

Se ha pretendido también en el presente volumen que las orientaciones fueran de carácter más práctico que meramente teórico, sin por ello olvidar las directrices teóricas que ayudarán a la puesta en práctica de los conocimientos adquiridos durante los años de formación. La atención de urgencias parece consustancial con un cierto grado inevitable de caos. Por ello quizás en ocasiones se peque de repetitivo al describir los procedimientos, pero se debe tener bien presente que las pautas de actuación, acompañadas de los protocolos que pueden existir en muchos centros, si se desarrollan adecuadamente, facilitan de forma sustancial la valoración y el posterior tratamiento de los pacientes asistidos en los centros o servicios de urgencias y muy especialmente en la atención avanzada extra-hospitalaria. En el medio en el que se desarrollan estas pautas, una mínima estructura de actuación se agradece y redunda en beneficio del paciente y también para el personal que lo asiste. No olvidar, sin embargo que las pautas no son inamovibles códigos marmóreos y que cada paciente es distinto y que se atiende a dicho paciente y no a otro por lo que se debe reaccionar ante sus necesidades precisas, aunque a menudo éstas no se contemplen en las pautas. La serenidad, la base científica, la abnegación, el sentido común y el apoyo y la colaboración con y de los compañeros (médicos, enfermería, auxiliares), conforman el concepto global de prestación de atención de enfermería de urgencia.

Enfermería y medicina se solapan en muchas circunstancias en la emergencia. Dado el carácter a menudo fulminante de la emergencia, la actuación debe ser inmediata y del máximo nivel profesional posible. Por ello, en situaciones en las que el personal de enfermería no cuenta con el respaldo médico actuará de conforme a su conciencia, ética y buena fé en el territorio que proporcione al paciente el máximo beneficio. Los límites de tal territorio son imprecisos en estos casos y queda a criterio del personal de enfermería hasta donde llegar. Lo que está claro que no debe hacerse, es no aplicar un tratamiento comprobado o absolutamente necesario para el caso, por el hecho de que no haya sido prescrito por el médico; a modo de ejemplo, el uso de fármacos clave en un shock anafiláctico severo o en una PCR.

Por último, sirvan estas líneas para manifestar nuestro agradecimiento a las diplomadas en enfermería, Dña. Montserrat Torrens Beltrán y Dña. Elena Fernández Fuentes por su valiosa aportación al texto.

Esperando que pueda ser de utilidad para el personal de enfermería del que, en algunos casos y especialmente en los centros hospitalarios creemos que su actuación se encuentra infravalorada, agradecemos también al Instituto Monsa de Ediciones todas las facilidades prestadas para la publicación de esta obra.

Los autores

ÍNDICE DE CAPÍTULOS

Tratamiento avanzado y hospitalario

ARMANDO SERRADELL CABRA
PABLO CATEURA LÓPEZ

Asfixia

La asfixia es la disminución sustancial de la respiración o ausencia de la misma y en consecuencia la carencia de oxígeno en los tejidos del organismo.

Son muchas las causas que pueden conducir a la asfixia, entre ellas:

- Ambientales. Disminución del oxígeno respirable por disminución de su concentración en el aire (debido al consumo, a la disminución como consecuencia de la altura, al desplazamiento del O2 por otro gas, etc.).

- Envenenamiento.

- Dificultad para el paso del aire a nivel de la laringe, disminución de la luz. Cuerpo extraño sólido o líquido, difteria, lesiones de las estructuras cartilaginosas.

- Disminución de la luz bronquial. Asma bronquial, broncospasmo.

- Compresión extrínseca de las vías aéreas superiores (estrangulamiento).

- Electricidad.
- Cáncer de laringe.
- Edema consecutivo a radioterapia.
- Otros.

1.1. RECUERDO ANATOMOFISIOLÓGICO DEL APARATO RESPIRATORIO

Cabe considerar la respiración desde dos puntos de vista:

Respiración interna o celular: proceso que se desarrolla a escala celular y en el que se produce la oxidación de la glucosa y otros principios con producción de dióxido de carbono (CO_2) y consumo de oxígeno (O_2).

Respiración externa: proceso mediante el que se produce a nivel ambiental el intercambio de aire limpio (alrededor de un 21% de O_2) por dióxido de carbono (CO_2).

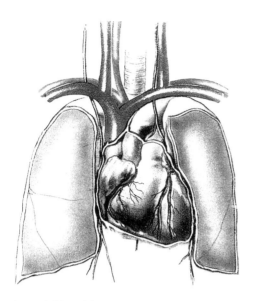

Anatomía básica del aparato respiratorio.

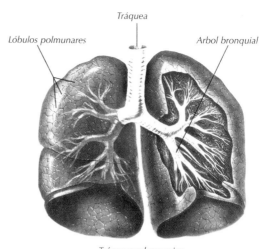

Tráquea

Lóbulos polmunares

Arbol bronquial

Tráqueas y bronquios

Las vías aéreas superiores están formadas por la nariz, la cavidad nasal, la boca, la faringe y la laringe. La coexistencia de los tractos digestivo y respiratorio a nivel bucal, faríngeo y laríngeo crea una zona problemática donde aire y bolo alimenticio discurren por los mismos conductos hasta que se separan forzosamente mediante la apertura (para el paso del aire) de la epiglotis o del cierre de la misma (para el paso del alimento hacia el esófago).

La tráquea es un conducto o tubo fibroso que se divide en dos grandes ramas o bronquios que a través del hilio, se introducen en los pulmones. Estos son dos órganos esponjosos y lobulados: en tres lóbulos el derecho y en dos y de tamaño algo menor, el pulmón derecho que deja de este modo el espacio en la cavidad torácica que ocupa el corazón. A través del hilio penetran también en los pulmones las arterias y venas pulmonares, las arterias y venas bronquiales y los vasos linfáticos. Cada lóbulo del pulmón se divide a su vez en segmentos bronco pulmonares. El pulmón derecho se divide en diez segmentos y en ocho el pulmón izquierdo. Los segmentos son de gran

importancia desde el punto de vista de la fisioterapia respiratoria así como en el abordaje quirúrgico por el hecho de que cada segmento forma una entidad individual que puede separarse del resto. Los bronquios subdivididos extraordinariamente como las ramas de un árbol frondoso en bronquios cada vez más pequeños llegan en el extre-

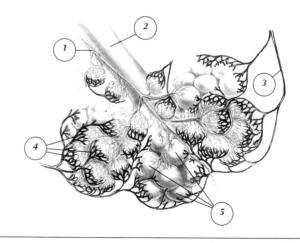

1 Arteria pulmonar / 2 Bronquiolo / 3 Vena pulmonar
4 Plexos capilares / 5 Alvéolos pulmonares.

Vista del alvéolo.

mo de los pequeños bronquiolillos al alvéolo, dónde se produce el intercambio gaseoso. Dicho intercambio se produce por difusión. Para posibilitar tal intercambio es necesaria una gran superficie. La superficie disponible en los pulmones del adulto medio es de unos 130 metros cuadrados. Es necesario también que el camino entre el aire alveolar y la sangre sea extremadamente corto. Este hecho se pone de manifiesto al constatar que la separación entre la sangre y el aire alveolar es en muchos puntos inferior a una milésima de milímetro. También es necesaria la existencia de gradientes de concentración entre el oxígeno y el dióxido de carbono entre el aire y la sangre. Los gradientes se mantienen por la ventilación que renueva el aire alveolar, manteniendo la concentración de oxígeno a un nivel cercano al atmosférico y evitando la acumulación de dióxido de carbono. El flujo de la sangre a los capilares alveolares aporta constantemente sangre con baja concentración de oxígeno y alta concentración de CO2. En la sangre, es la hemoglobina la que fija el oxígeno y lo transporta.

El aire atmosférico, por otra parte, varía considerablemente sus condiciones según el momento: temperatura del mismo, partículas que se encuentran en suspensión, microorganismos, etc. Sin embargo, el aire alveolar debe gozar de unas características regulares que proporciona el propio tracto respiratorio mediante un largo circuito de túbulos y el filtrado del aire. Los túbulos se encuentran cubiertos de fina mucosa y a temperatura corporal.

El paso del aire por estos túbulos le proporciona la temperatura y el grado de humedad requeridos; el filtrado del aire se produce principalmente en las paredes mucosas que recubren todo el tracto respiratorio de un moco pegajoso que secretan pequeñas glándulas del epitelio. En dicho moco son retenidas las partículas que golpean contra las paredes del tracto. La eliminación de las partículas atrapadas por el

moco se produce mediante los cilios o filamentos microscópicos que recubren el tracto y producen un movimiento de carácter ondulatorio que arrastra las partículas con el moco hacia la boca.

El movimiento de los cilios de la cavidad nasal empuja la mucosidad hacia la faringe donde es deglutida y pasa al estómago dónde queda neutralizado el potencial lesivo de las partículas.

La ventilación se produce mediante inspiración e inspiración. Los pulmones se encuentran rodeados por un saco llamado pleura.

Entre ambas capas se encuentra una fina capa de líquido. Los pulmones se encuentran encerrados en un compartimento formado por el diafragma en la parte inferior, las paredes torácicas y el mediastino. El trabajo respiratorio produce el incremento de tamaño de este compartimento cerrado (inspiración). Las capas pleurales se deslizan una sobre otra produciendo el descenso de la presión en el pulmón, facilitando la inspiración del aire. La espiración reproduce el mecanismo inverso. El componente más activo en este el proceso respiratorio normal es el diafragma, un músculo que separa el contenido torácico del abdominal y cuya contracción y relajación participan en la respiración de forma decisiva.

1.2. SIGNOS Y SINTOMAS DE ASFIXIA

- Apnea o ausencia completa de la respiración.

- Disnea, dificultad para respirar, en este caso intensa (Fig. 1). La disnea es en sí la sensación desagradable de reconocer cualquier grado de insuficiencia respiratoria. Se trata de un signo subjetivo, el enfermo se da cuenta de su esfuerzo respiratorio. Si esta sensación se mantiene se verá aumentada por un inevitable grado de angustia -cuya intensidad viene determinada en parte por la personalidad del sujeto- por la presunción que tiene el mismo de no poder mantener durante mucho tiempo el esfuerzo respiratorio que está realizando. La expresividad del sujeto puede ser llamativa o no: puede permanecer totalmente inmóvil, en una situación de concentración en lo que le está ocurriendo o bien mostrar signos visibles de pánico y agitación.

- Aparición de cianosis o coloración amoratada o azulada de las zonas distales como los dedos, con la característica coloración azulada de las uñas y los labios con colores que varían entre el grisáceo al azul oscuro.

- Taquicardia con pulso débil y disminución de la tensión arterial o hipotensión.

- La pérdida de consciencia se produce aproximadamente al minuto dependiendo del estado de salud de la víctima.

- Cuando se ha producido invasión del árbol bronquial por líquidos es frecuente observar la emisión de esputos sanguinolentos.

- En los trastornos de transporte del oxígeno a las células (aneurisma aórtico, intoxicación por CO), se produce palidez sin cianosis debido al desplazamiento del oxígeno de la hemoglobina.

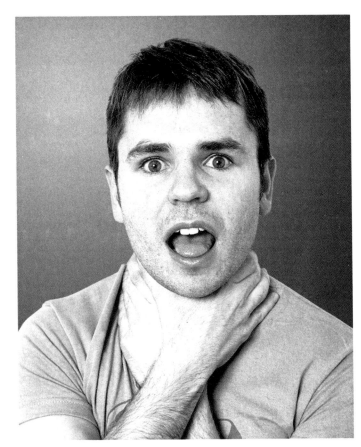

Signo universal del atragantamiento súbito.

1.3. ASFIXIA POR ATRAGANTAMIENTO SÚBITO

Es la asfixia súbita y completa causada por un cuerpo extraño. El sujeto se lleva las manos al cuello en un movimiento reflejo conocido como "signo universal". Consiste en llevarse las manos al cuello en un gesto reflejo de la sensación de máxima gravedad que siente el paciente y que se refleja claramente en la expresión de su cara. Se produce normalmente en el transcurso de una comida y suele ser perfectamente evidente. La causa es un pedazo de comida, masticada o no. Otras cuerpos extraños comunes pueden ser objetos que se sostienen entre los dientes, monedas, partes de juguete o pequeños juguetes en los niños, etc.

Si el cuerpo extraño produce la obstrucción completa del tracto respiratorio bloqueando el paso del aire impide al paciente toser y hablar.

Cuando la obstrucción no es completa el paciente puede toser y balbucear sonidos. La respiración se produce de forma agitada por el extremo nerviosismo y acompañada de sonidos "asmáticos".

Paradójicamente, las maniobras de desincrustación del cuerpo extraño pueden ser más efectivas en la obstrucción completa, ya que tales maniobras actúan siguiendo el mismo principio por el que la presión del gas que se encuentra en el interior de una botella de cava precipita el tapón de corcho

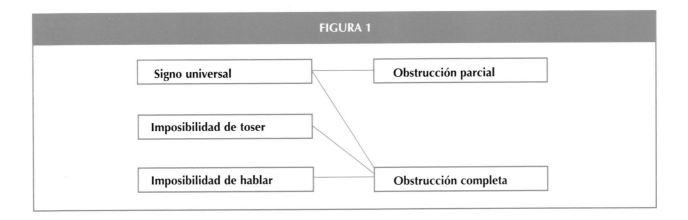

FIGURA 1

Signo universal

Imposibilidad de toser

Imposibilidad de hablar

Obstrucción parcial

Obstrucción completa

lejos del cuello de la botella (siempre y cuando se haya aflojado previamente, ya que el corcho intacto soporta perfectamente la presión del gas). En la obstrucción completa, en contrapartida, si las maniobras no son efectivas en muy breve plazo, se produce la pérdida de conciencia y la muerte, si no se toman otras medidas.

Primeros Auxilios

- La asfixia súbita supone una de las urgencias que requiere una actuación rápida, sistemática y enérgica.

- Se debe actuar con rapidez. Se liberará el cuello de la víctima de sus propias manos si ello no produce una pérdida considerable de tiempo.

- Se estimulará a la víctima a toser.

- En el caso de que la tos fuera improductiva y el cuerpo extraño no se desprendiera o que el paciente no pudiera toser (bloqueo completo), se iniciará la maniobra de Heimlich, si la víctima es mayor de un año. Mediante esta maniobra puede conseguirse la desobstrucción del cuerpo extraño que bloquea el paso del aire. Si la desobstrucción no se consigue, en breve la víctima caerá inconsciente. En tal caso se deberá continuar con la maniobra en el suelo.

1. Para la víctima consciente

a) Consiste en tomar a la víctima desde atrás con un puño de una mano cerrado apoyado en el epigastrio, inmediatamente por debajo del apéndice esternal, aproximadamente dos o tres dedos por encima de la zona umbilical. La posición idónea de la mano que apoya sobre la pared abdominal es la de un puño cerrado y la palma de la mano mirando al suelo, es decir la parte del pulgar es la que apoya sobre la pared abdominal. En cualquier caso, lo importante es que la maniobra sea efectiva.

b) Una vez realizado esta primera parte, se rodea el puño descrito con la otra mano.

c) Se solicita a la víctima que se agache o se fuerza si es posible la inclinación del cuerpo.

d) Se presiona con fuerza con el puño rodeado por la otra mano, realizando compresiones intensas hacia adentro y arriba en un mismo movimiento.

En pacientes muy obesos, embarazadas de más de tres meses, niños menores a tres años y lactantes las compresiones deberán realizarse sobre la región torácica (ver pági-

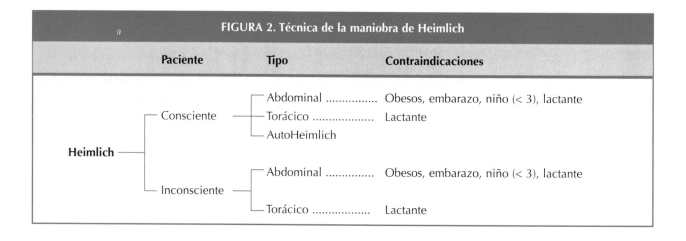

FIGURA 2. Técnica de la maniobra de Heimlich			
Paciente		**Tipo**	**Contraindicaciones**
Heimlich	Consciente	Abdominal	Obesos, embarazo, niño (< 3), lactante
		Torácico	Lactante
		AutoHeimlich	
	Inconsciente	Abdominal	Obesos, embarazo, niño (< 3), lactante
		Torácico	Lactante

na 237), en el mismo punto en el que se apoya la mano para el masaje cardíaco, sobre el tercio inferior del esternón, procurando no fracturar el xifoides. La maniobra de Heimlich está contraindicada en todos los casos para lactantes (niño menor de 1 año).

AutoHeimlich: En la situación extraordinaria de encontrarse uno mismo sólo ante el propio atragantamiento súbito, puede intentarse practicar la maniobra sobre uno mismo si el cuerpo extraño no se moviliza y es expulsado de inmediato. Para ello pueden utilizarse las propias manos o algún objeto como el respaldo de una silla o sillón sobre el que apoyar la zona epigástrica y presionar con fuerza (Fig. 2).

2. Para la víctima inconsciente

Si la víctima pierde la consciencia, se empleará el mismo sistema descrito con la modificación propia del hecho de encontrarse la víctima en el suelo.

a) Se colocará a la víctima en decúbito supino.

b) El auxiliador se colocará de rodillas a horcajadas sobre los muslos de la misma.

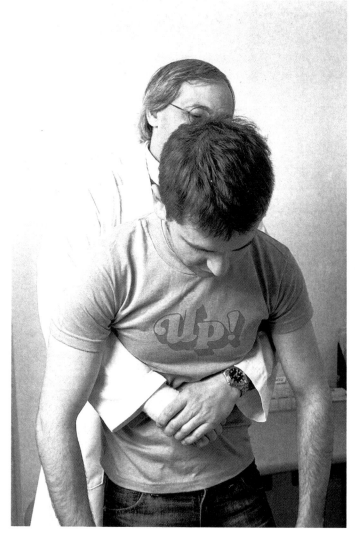

Maniobra de Heimlich para el paciente consciente.

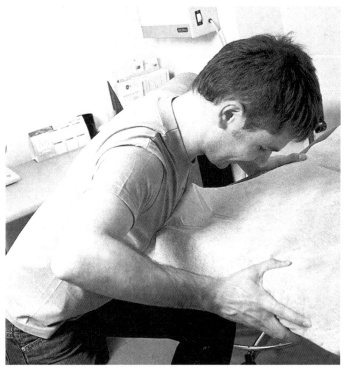

En esta situación de máxima emergencia y sin ayuda puede intentarse la compresión con las propias manos o contra algún objeto como se observa en la foto.

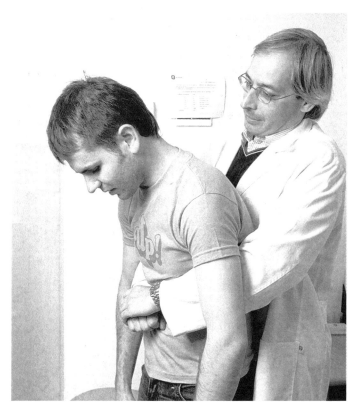

Maniobra de Heimlich para el paciente consciente.

c) El mismo procedimiento desde el suelo requiere la colocación de un puño (o el talón de la mano -eminencias tenar e hipotenar-) en la misma zona subdiafragmática, y con la ayuda de la otra mano, presionar hacia abajo y arriba.

d) Efectuar series de 6 a 10 compresiones.

e) Si no se produce la respiración espontánea, comprobar que el paciente sigue obstruido: revisar la boca y si no resulta evidente la desobstrucción, insuflar aire directamente a la vía aérea superior. Si se hubiera producido algún movimiento del cuerpo extraño que permita el paso del aire, continuar con la ventilación boca a boca.

Aunque se consideró durante muchos años la alternativa de la percusión interescapular combinada con la maniobra de Heimlich ya no se recomienda por haber contribuido en muchas ocasiones a empeorar el problema incrustando aún más el cuerpo extraño.

3. Para el lactante y niño menor de un año, consciente o inconsciente

Se tomará al niño sobre un brazo, de modo que sujetemos con una mano el cuello y la cabeza del mismo. El cuerpo descansará sobre nuestro antebrazo. Manteniendo al niño en una posición en la que la cabeza se encuentre por debajo del cuerpo -para aprovechar la fuerza de la gravedad- se le aplicarán percusiones interescapulares, es decir golpes con la palma de la mano en la región interescapular. Estas percusiones deberán realizarse con la mano ahuecada para producir un efecto vibratorio en el interior del cuerpo del lactante que desincruste el cuerpo extraño y caiga. En estos casos, salvo que se trate de un cuerpo extraño bien enclavado, dada la flexibilidad de las estructuras anatómicas a esa edad, el objeto suele caer por gravedad.

Si no fuera así, se pueden intentar movimientos vibratorios de todo el cuerpo sosteniendo al bebé por los pies en posición vertical y percutiendo con la otra mano o agitando los pies ligeramente adelante y atrás.

Si no se obtuviera ningún resultado debe comprobarse, como en el adulto, que no se haya producido un cambio en la posición del cuerpo extraño que, aunque incrustado, permita el paso del aire hasta los pulmones, lo que nos permitiría insuflar una mínima cantidad de aire posiblemente compatible con la vida.

Especialmente en el adulto y en el niño mayor de un año, cabe considerar que aunque el cuerpo extraño se hubiera desplazado y permitiera el paso del aire, podría ser la lengua la que obturara ahora el paso del aire, ya que nos encontramos ante un paciente inconsciente. Es prioritario que antes de proceder a insuflar aire realicemos la hiperextensión del cuello. En el bebé no se debe realizar más que una ligera extensión. La hiperextensión en este caso dará como resultado el cierre al paso del aire.

Si no existe evidencia visual del desplazamiento del cuerpo extraño, sólo la insuflación directa boca a boca y el control de la expansión del tórax permite saber que se dispone de una vía para proporcionar aire.

1.4. ASFIXIA POR INMERSIÓN Y BRANCOASPIRACIÓN

La asfixia por inmersión es aquella que se produce por la invasión del árbol respiratorio por un líquido tras la inmersión de la víctima en el agua (u otro líquido) o por broncoaspiración de secreciones, sangre, vómito en el traumático, de leche en el lactante, etc.

El asfixiado por inmersión puede presentar dos características importantes: coloración azulada o amoratada, cianótica (ahogado azul) o palidez (ahogado blanco).

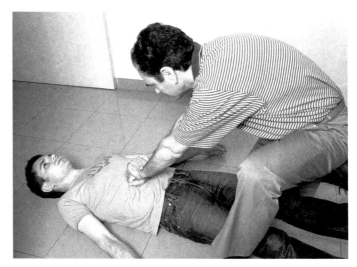

Maniobra de Heimlich para el paciente inconsciente.

- **Ahogado blanco:** Se produce la invasión del tejido pulmonar por el agua. En agua dulce, se produce la dilución de la sangre a nivel alveolar por el agua que invade los pulmones. Dicha sangre diluida no puede ahora transportar la cantidad necesaria de oxígeno a las células. En el ahogamiento blanco con agua salada, en el mar, se produce el efecto opuesto. El agua salada actúa en los pulmones por la presión osmótica eliminando grandes cantidades de agua de la sangre, es decir produce una sangre hiperconcentrada con pérdidas de agua en sangre de hasta un 40% En ambos casos la muerte se produce rápidamente, en un par de minutos o menos, según la edad y la condición física de la víctima y otros factores. También en ocasiones, la causa de la muerte no es asfíctica sino que obedece a una causa grave previa (por ejemplo, un infarto agudo de miocardio).

A menudo, víctimas rescatadas con vida mueren de inmediato por los efectos retardados del ahogamiento.

- **Ahogado azul:** La muerte se produce por la imposibilidad de ingresar aire al haberse producido un cierre epiglótico de la tráquea de carácter reflejo al iniciarse la invasión del agua. Como consecuencia de la ausencia de sangre oxigenada en los tejidos, el accidentado presenta cianosis a veces muy marcada.

La secuencia de acontecimientos que se produce en el ahogamiento por inmersión es la que sigue:

- La víctima intenta mantener la respiración todo lo que puede hasta que se ve forzada a inspirar.
- Inhala una importante cantidad de agua con la inspiración.
- El agua produce espasmo laríngeo que cierra la tráquea en un intento de proteger los pulmones.
- No ingresa aire en los pulmones por lo que se produce el descenso en el suministro de oxígeno que afecta rápidamente la célula cerebral.
- Dicha anoxia cerebral induce a la disminución del laringoespasmo y a la apertura de la vía aérea.
- La víctima inhala desesperadamente. Si en este momento todavía se encuentra en el

agua, ingresa una importante cantidad de agua en los pulmones.

- La tráquea se cierra de nuevo ante este estímulo, pero esta vez, dada la debilidad cerebral, el laringoespasmo es de menor duración. La víctima persiste en su afán de inhalar aire y se producen laringoespasmos de corta duración en tanto los pulmones se van inundando hasta su total ocupación por el agua.

Cuerpo ahogado

El cuerpo humano es ligeramente más pesado que el agua dulce. De modo que cuando sobreviene la inconsciencia el cuerpo se hunde. Los cuerpos con mayor acumulo de grasa tienen mayor flotabilidad que los cuerpos más magros. A pesar de ello, todos los cuerpos se hunden en el agua dulce. A la mayor o menor rapidez en el hundimiento del cuerpo contribuyen también las ropas que éste lleve, los elementos pesados (metálicos, etc.), el período transcurrido desde la última digestión hasta el ahogamiento y otros. De modo que el cuerpo se hunde pero ¿hasta dónde?.

Ello depende, evidentemente, de la profundidad pero si se dispone de la suficiente el cuerpo descenderá desde la superficie hacia el fondo disminuyendo su flotabilidad conforme desciende. Se produce como consecuencia del incremento de la presión del agua sobre el cuerpo que es proporcional a la distancia descendida. Dicha presión creciente comprime los gases corporales de modo que el cuerpo desplaza cada vez menos agua, hundiéndose con mayor facilidad que al inicio de su descenso.

Si la profundidad es suficiente, el cuerpo no alcanzará el fondo cuando se equilibren las presiones con lo que quedará eventualmente suspendido flotando a cierta profundidad. Si la profundidad no fuera suficiente llegaría a posarse sobre el fondo y permanecer sobre este por un tiempo indefinido.

FIGURA 3. Patrones respiratorios básicos
- Ritmo respiratorio normal.
- Taquipnea: Frecuencia respiratoria elevada.
- Bradipnea: Frecuencia respiratoria disminuida.
- Apnea: Ausencia de respiración.
- Cheynes-Stoke: Aumento progresivo de intensidad y frecuencia y disminución hasta la apnea. Reinicio del ciclo.
- Kussmaul: Respiración rápida sin pausa.

Terminado dicho período el cuerpo iniciará su ascenso hacia la superficie. Este ascenso se produce como consecuencia de la flotabilidad que proporcionan los gases producidos por la fermentación bacteriana que convierten ahora al cuerpo en más ligero que el agua.

Como resultado, el cuerpo sube hacia la superficie en un estado de gran distensión, hinchado, que es el modo en que el cadáver ahogado suele reaparecer.

Primeros Auxilios en la asfixia por inmersión

- Retirar al accidentado del agua. Esta es casi siempre una operación que conlleva riesgo. Se debe garantizar por todos los medios la seguridad personal y esto es especialmente oportuno en condiciones de mar embravecido: está rigurosamente prohibido lanzarse a rescatar a la víctima, por-

qué probablemente sólo se contribuya a aumentar el número de víctimas. Hay que conseguir ayuda profesional.

- Tener presente que el agua en los pulmones no interfiere en las maniobras de reanimación cardiorrespiratoria. Por lo general, la mayor parte del agua que se expele por la boca procede del estómago.

- Las probabilidades de supervivencia del ahogado cuyos pulmones todavía se defienden (todavía existen laringospasmos de defensa) son considerables. Las probabilidades del ahogado cuyos pulmones están completamente inundados de agua son mucho menores aunque, en ambos casos se han conseguido en ocasiones recuperaciones tras largos períodos de reanimación.

- Reanimación cardiorrespiratoria.

2

Paro respiratorio

2.1. Signos y síntomas
2.2. Tratamiento de urgencia
2.3. Técnica de la cricotirotomía
2.4. Tratamiento de urgencia hospitalario
2.5. Asistencia en la sala de urgencias

El paro respiratorio es la detención completa o la disminución hasta la ineficacia de la respiración. Existen múltiples causas de paro respiratorio, entre ellas:

- Caída de la lengua hacia atrás.
- Obstrucción por cuerpo extraño sólido.
- Invasión de la vía aérea por líquidos.
- Cierre glótico (edema de glotis).
- Intoxicaciones.
- Inhalación de gases.
- Disminución de la concentración de O2 en el aire: altura, desplazamiento del oxígeno por otro gas, etc.
- Difteria.
- Lesiones cartilaginosas.
- Traumatismos.
- Reducción brusca de la luz bronquial: broncospasmo, asma bronquial.
- Obstrucción masiva de las arterias pulmonares: tromboembolismo pulmonar.

- Dificultad brusca del retorno venoso.
- Fracaso cardíaco grave.
- Dificultad de transporte del O2 a nivel celular por obstrucción de los vasos principales.
- Dificultad de transporte del O2 a nivel celular por disminución aguda del nivel de hematíes, por sustitución del O2 fijado a la hemoglobina por otro gas, etc.
- Trastornos metabólicos que desarrollan cuadros de alcalosis o acidosis intensas.
- Disfunción del centro respiratorio a nivel hipotalámico.

2.1. SIGNOS Y SINTOMAS

- Mirada inquieta.
- Sudoración profusa y pegajosa.
- Ojos prominentes.
- Boca abierta.

- Aleteo nasal.

- Sujeción de las partes del cuerpo que pueden proporcionar firmeza a la mecánica respiratoria.

- Incremento o disminución de la frecuencia: taquipnea, bradipnea.

- de la intensidad: batipnea, polipnea.

- de la regularidad: respiración de Cheynes-Stoke, Kussmaul, apneas.

- Cianosis, color azulado de la piel y mucosas.

- Turgencia de las venas del cuello y de la región parietal.

- Taquicardia e hipotensión.

- Ausencia de respiración.

2.2. TRATAMIENTO DE URGENCIA

Los casos extremos requieren una actuación enérgica basada en las maniobras de Reanimación respiratoria o cardiorrespiratoria básica y avanzada (SVB y SVCA).

Si la disnea no es de urgencia extrema y el paciente mantiene un nivel de respiración compatible con la vida, se debe dar prioridad a las medidas conservadoras.

- Tranquilizar al paciente. Debe ofrecérsele compresión, apoyo y manejo profesional de la situación.

- Respetar la posición de máxima eficacia respiratoria que el paciente suele adoptar por sí mismo.

- Administrar O2.

- Controlar las constantes vitales. Como se comprende fácilmente es importante mantener el control de todos aquellos parámetros puramente respiratorios.

- Obtener una vía periférica permeable.

Tratamiento farmacológico de urgencia:

- En edema de glotis consecutivo a tratamientos de radioterapia: 6 Metilprednisolona.

- En reacciones alérgicas, p.ej. shock anafiláctico: Adrenalina, 6 Metilprednisolona. Colocar al paciente en decúbito en posición antishock. Iniciar administración de líquidos parenterales.

- Infecciones bacterianas: Antibioticoterapia, corticoterapia. Administración de líquidos parenterales.

- Infecciones víricas: se administrará el mismo tratamiento que ante la infección bacteriana, sin antibióticos, salvo que a criterio médico su administración resultara aconsejable como profilaxis ante infecciones secundarias.

Si la disnea es de urgencia extrema:

- Efectuar la maniobra de Heimlich si la causa de la obstrucción es un cuerpo extraño.

- Hiperextensión del cuello, para elevar la lengua dejando paso al aire en el paciente inconsciente. Si no recupera espontáneamente la respiración, valorar la posibilidad de:

- Intubar.

- Efectuar una cricotirotomía en caso de máxima urgencia vital, cuando no es posible mantener al sujeto en un estado compatible con la vida por cualquier otro medio

2.3. TÉCNICA DE LA CRICOTIROTOMÍA

1. Colocar al paciente en decúbito supino.

2. Hiperextender el cuello.

3. Localizar la membrana critotiroidea. Esta situada entre el cartílago tiroides y el cartílago cricoides formando el espacio intercricotiroideo. Lo ventajoso de la elección de esta zona anatómica estriba en el acceso casi inmediato a la membrana bajo la piel y a la escasa vascularización. La palpación facilita la localización.

4. Fijar la laringe con dos dedos de una mano mientras se explora con el dedo índice de la otra mano en busca del espacio intercricotiroideo. Los cartílados tiroides y

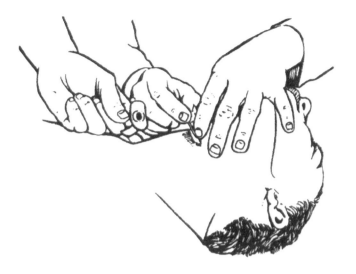

Incisión con bisturí.

cricoides en hiperextensión por su dureza en comparación con los anillos traqueales. Entre ambos (tiroides superior, cricoides inferior) se encuentra el espacio de incision.

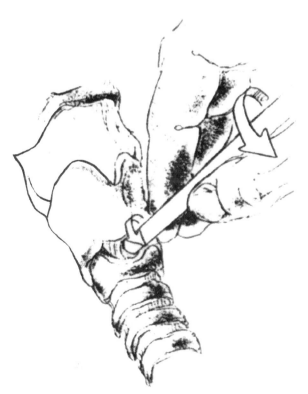

Apertura mediante giro del mango del bisturí.

5. Efectuar una incisión longitudinal vertical en la piel.

6. Mediante disección digital se alcanza la membrana critotiroidea.

7. Efectuar una incisión transversa profunda de la membrana cricotiroidea. Se debe incidir proximalmente al cartílago cricoideo para evitar incidir la arteria cricotiroidea.

8. Colocar verticalemente en la incisión la punta del mango del bisturí y rotar 45° para mejorar la abertura.

9. Colocar algún elemento tubular que permita el paso del aire (bolígrafo tipo "Bic" sin el cargador de tinta, cánula orofaríngea, tubo endotraqueal, etc.).

10. Puede colocarse también una cánula gruesa mediante punción que alcance la luz traqueal (por ejemplo un Aboccath® del máximo calibre disponible y conectar oxígeno al mismo al 100%).

2.4. TRATAMIENTO DE URGENCIA HOSPITALARIO

En la sala de Urgencias, en casos de extrema urgencia, se procederá a la intubación orotraqueal con lo que intentaremos mantener un control de la vía aérea permanente, que nos permita la correcta ventilación del individuo.

Actualmente en casi todos los centros hospitalarios, los Servicios de Urgencias disponen de una sala o box denominado de asistencia vital donde se debe disponer de todo el material necesario para la reanimación cardiorrespiratoria y en concreto para proceder a la intubación si fuera preciso.

El personal de enfermería debe estar

familiarizado con el instrumental que utilizaremos y conocer de manera autómata la localización de dicho material, lo que sin duda beneficiara y optimizara la asistencia que podamos realizar. También es importante conocer la técnica del procedimiento a realizar, con lo que se facilitara la asistencia que se realice y en algunos casos, en ausencia de personal sanitario facultativo, podrá incluso salvar la vida del afectado.

2.5. ASISTENCIA EN LA SALA DE URGENCIAS

Intentaremos esquematizar las diferentes acciones a realizar por el personal de enfermería ante un caso de asfixia. Los protocolos de actuación existentes en los diferentes centros hospitalarios son similares aunque puedan encontrarse ligeras diferencias según el centro de que se trate.

1. Recepción del paciente: Rápida constatación del problema respiratorio vital que presenta. Valoración de tipo de respiración y pulso carotídeo por si existiera paro cardiaco y debiéramos iniciar RCP. Se utilizarán guantes de protección desde el inicio de la asistencia.

2. Apertura de la boca y observación de posibles cuerpos extraños que pudieran ser extraíbles.
Hiperextensión de la cabeza para evitar caída de la lengua en la epiglotis y obstrucción de vías aéreas en pacientes inconscientes. La hiperextensión está contraindicada en caso de lesión cervical o paciente sospechoso de padecerla. Retirada de dentadura postiza si la hubiera.

3. Dispositivos de aspiración: permitirán la eliminación de cuerpos extraños o secreciones a nivel de la cavidad bucal. Sondas estériles conectadas al sistema de aspiración para realizar las aspiración de secreciones.

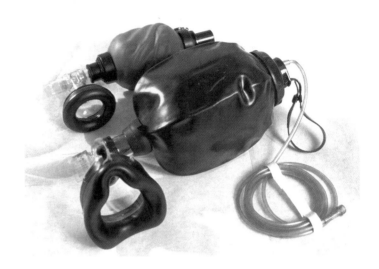

4. Colocación de cánula orofaríngea: cánula de Guedel o tubo de Mayo. Su objetivo es mantener la lengua elevada sin que produzca obstrucción de la vía aérea lo que nos permitirá realizar las aspiraciones de secreciones a través de ella.

5. Ventilación y oxigenación con Ambú® y mascarilla conectados a la toma de oxígeno correspondiente.

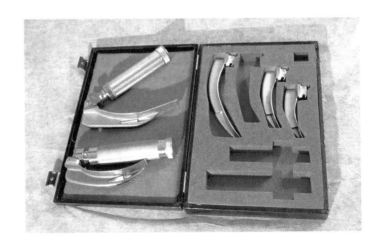

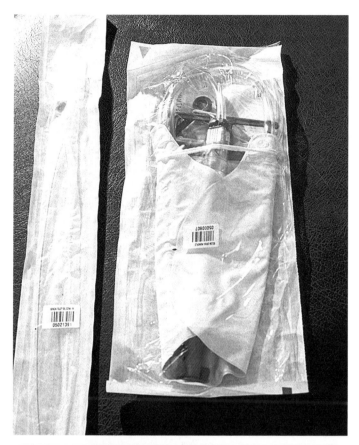

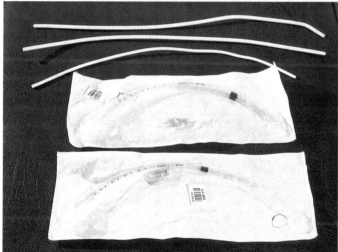

Una vez estabilizada la vía aérea y mantenida la ventilación con Ambu® podemos realizar la toma de constantes, la monitorización del paciente y la colocación de una

vía venosa para administración de medicación, antes de proceder a la intubación del paciente si se considera necesario.

Intubación endotraqueal

Será el método definitivo para mantener la vía aérea permeable y aislada. Permitirá ventilar al paciente y aspirar secreciones bronquiales. Evitará posibles broncoaspiraciones con el neumo y en algunos casos nos permitirá la administración de medicación.

Material necesario para la intubación endotraqueal:

- Guantes y protectores oculares.
- Laringoscopios: Comprobar su funcionamiento antes de entregarlo al médico que procederá a la intubación. Se mantendrá el juego de palas del laringo a la vista por si se precisara de cambio de las mismas. Existen de diferentes longitudes y tamaños (niños y adultos).
- Tubos endotraqueales con manguito distal hinchable. Antes de entregarlo al médico se debe comprobar el neumo hinchándolo con jeringa. Existen varios tamaños de tubos en relación a la edad del afectado y del calibre del cuello. A mayor numero mayor grosor del tubo. Existen tubos especiales para intubación nasotraqueal y para intubación selectiva de un bronquio principal que se utilizarán en casos determinados.
- Fiadores semirrígidos: se precisan en alguna ocasión para dar consistencia al tubo endotraqueal en el momento de la intubación. Se colocan previa lubrificación en el interior del tubo de intubación sin sobresalir del extremo.
- Lubricante hidrosoluble: se utilizará para lubricar tanto el tubo endotraqueal como el fiador si se utiliza.
- Jeringuillas de 10 o 20 ml. Para hinchar el neumotaponamiento.

- Pinzas de Magill: pinzas curvas que pueden ser de utilidad para introducir el tubo a través de las cuerdas vocales del individuo.

- Ambu® con conexión a oxígeno y reservorio para alcanzar concentraciones del 100% de oxigeno.

- Material para fijación del tubo endotraqueal para evitar su desplazamiento o la extubación del paciente en alguna maniobra brusca.

- Sondas de aspiración: servirán para la aspiración de secreciones que podremos realizar a través del tubo de intubación, así como la toma de muestras para cultivos y laboratorio si fuera preciso.

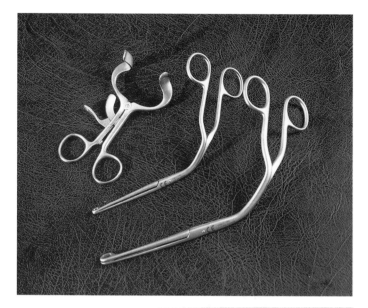

Una vez realizada la intubación endotraqueal el personal de enfermería deberá comprobar la correcta colocación del tubo con la ayuda del fonendoscopio y mantener la ventilación con Ambu® siguiendo las directrices del médico responsable de la urgencia. Si fuera preciso se conectará al paciente a un respirador artificial observando la correcta conexión al mismo.

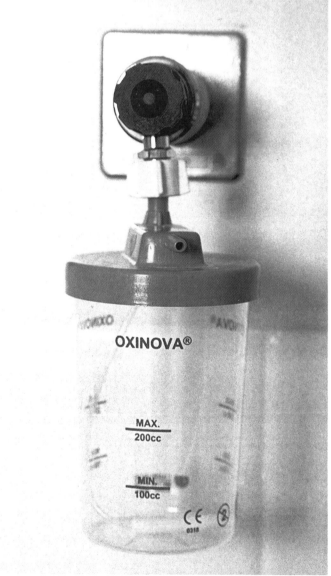

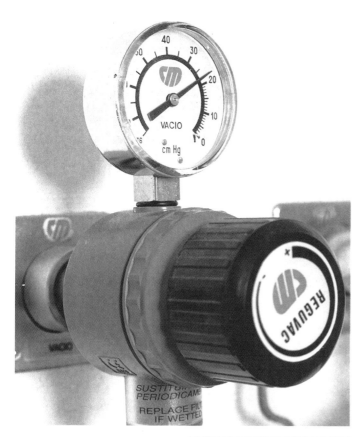

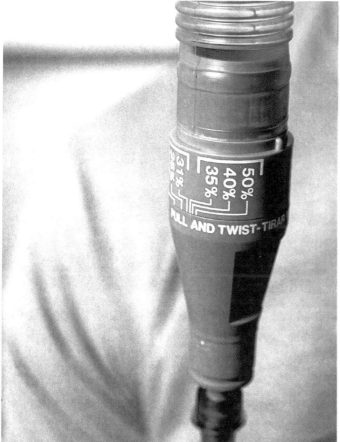

3 *Reanimación cardiorrespiratoria*

(Ver anexo en la pág 233: Recomendaciones 2000)

3.1. INTRODUCCIÓN

A lo largo de la historia se han probado métodos de toda índole para procurar la reanimación de personas con parada respiratoria.

En la Europa medieval, la creencia de que el dolor podía devolver la vida llevaba a utilizar métodos cruentos con intervención del fuego o la fustigación de la víctima de muerte súbita no traumática. Los indios americanos confiaban en las propiedades reanimadoras de la hoja de tabaco administrada por vía rectal.

La referencia más antigua que se ha encontrado de un método relacionado con la insuflación de aire, aparece en la Biblia. En el Segundo Libro de los Reyes, Capítulo Cuarto, Elisha salvó la vida de un joven colocando "su boca contra su boca".

El método de respiración boca a boca se presenta en Europa a principios del Siglo XVIII pero el descubrimiento de los gérmenes lo desacreditó y condenó al olvido siendo abandonado durante mucho tiempo. El fenómeno de la electricidad, en la efervescencia científica del siglo, también fue considerado como elemento que pudiera devolver la vida e incluso inspiró la creación de la misma en el Frankenstein de Mary Shelley. En 1891 el Dr. Frederick Moss descubrió accidentalmente los beneficios del masaje cardíaco al salvar la vida de un niño intoxicado por cloroformo.

Posteriormente, describió este método que también fue condenado al olvido durante muchos años. A mediados del siglo XIX aparecieron y obtuvieron gran éxito algunos métodos de respiración artificial que, de hecho, se mantuvieron en todo manual de primeros auxilios o socorrismo como métodos de elección prácticamente hasta mediados del siglo XX. Entre los más famosos y efectivos cabe citar como ejemplo los métodos ideados por los doctores Silvester o Pack y McKintosh (el primero de ellos anestesista y piloto de la RAF), Shaffer o el método de Holger Nielsen, teniente del ejercito danés Existieron más de un centenar de métodos de reanimación respiratoria mediante maniobras manuales.

Aunque alguno de dichos métodos poseen un cierto grado de efectividad e incluso pueden ser utilizados actualmente cuando la vía boca a boca o boca a nariz es inaccesible y la persona que aplica la reanimación los conoce, no es sino al inicio de la década de los 60 cuando se instituye el método que se ha demostrado como el más eficaz hasta la actualidad: el método de ventilación boca a boca.

Simultaneado con el masaje cardíaco externo, el conjunto se ha conocido desde entonces como reanimación cardiopulmonar (RCP). En la actualidad se tiende a emplear más el término Soporte Vital. La RCP o SV ha salvado muchas vidas de pacientes que han sufrido una parada respiratoria o cardiorrespiratoria por cualquier causa. La esperanza de vida de estos pacientes antes de la instauración de este método eran muy escasas y la parada cardíaca era sinónimo inevitable de muerte.

Previamente a la instauración de la RCP, en la década anterior, se describió y propuso como método de emergencia la toracotomía y el masaje cardíaco externo, sistema que por su complejidad quirúrgica requería la presencia de cirujanos al corriente de la técnica y de material adecuado por lo que era impracticable fuera del quirófano.

Un paso muy importante en la reanimación cardiorrespiratoria se dió cuando se describió, en el año 1956 el uso de electrodos externos para obtener la reversión de la fibrilación ventricular. La técnica conocida como respiración artificial boca a boca fue

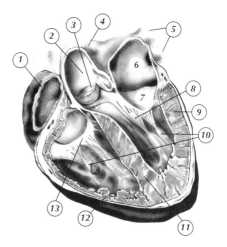

1 Aurícula derecha
2 Aorta
3 Válvula aórtica
4 Vena pulmonar superior derecha
5 Venas pulmonares izquierdas
6 Aurícula izquierda
7 Válvula mitral
8 Cuerdas tendinosas
9 Pared ventricular izquierda
10 Músculo papilar
11 Tabique interventricular
12 Pared ventricular derecha
13 Valvula tricúspide

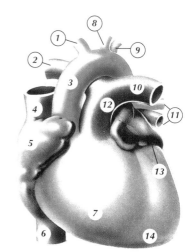

1 Tronco braquiocefálico
2 Arteria pulmonar derecha
3 Arteria aorta (cayado)
4 Vena cava superior
5 Aurícula derecha
6 Vena cava inferior
7 Ventrículo derecho
8 Arteria carótida izquierda
9 Arteria subclavia izquierda
10 Arteria pulmonar izquierda
11 Venas pulmonares izquierdas
12 Arteria pumonar común
13 Aurícula izquierda
14 Ventrículo izquierdo

descrita en el año 1958. En 1960 se preconizó de nuevo como método para mantener un flujo circulatorio compatible con la vida el llamado masaje cardíaco externo. En combinación con el método boca a boca forman la moderna RCP básica, cuyo éxito se debe, sin duda, a la sencillez de su aplicación que permite su puesta en práctica por toda la población adulta, mediante instrucciones precisas y asequibles. La importancia de la RCP básica o SVB radica en que puede mantener con vida a un sujeto que de otro modo moriría hasta la llegada de la asistencia especializada.

Los organismos médicos que definen la normativa estandarizada y las variaciones técnicas son la American Heart Association y el European Resuscitation Council (1991) creado con el propósito de uniformizar la enseñanza de las técnicas. La AHA (1924) ha celebrado hasta la fecha 5 conferencias y múltiples revisiones. La última conferencia tuvo lugar en el año 1992. De sus directrices y de las equivalentes del European Resuscitation Council se originan las pautas internacionales que se describirán en este capítulo.

3.2. PARADA CARDIORRESPIRATORIA

La parada cardiorrespiratoria o PCR es la detención súbita y a menudo inesperada de la actividad cardíaca. La parada cardiorrespiratoria es equiparable al término muerte súbita aunque parada cardiorrespiratoria posee una orientación eminentemente clínica mientras muerte súbita referencia el concepto epidemiológico.

La mitad de las muertes de etiología cardíaca se producen por muerte súbita. En España se han referido de 10.000 a 15.000 casos por año. El porcentaje de afectados por la muerte súbita extrahospitalaria es superior para un franja de población predominantemente joven (menores de 50 años) en una proporción de 15,6:1 mientras que para la población mayor de 70 años la proporción es de 2:1.

Otro aspecto importante a tener en cuenta es que la mayoría de muertes súbitas o PCR se producen fuera del medio hospitalario (60%) y de dicho porcentaje, sólo un 10% es atendido por un médico. El 28% de las muertes se producen en la primera hora. El 40% en las cuatro primeras horas. De tal manera se hace patente que el beneficio de la terapéutica hospitalaria no llega siquiera a ser aplicado sobre la víctima en muchos casos por lo que el rendimiento de dicha terapéutica en la calle es muy limitado. La evolución en el tratamiento de urgencia se dirige claramente a la asistencia avanzada *in situ* mediante la formación de la población general en reanimación cardiorrespiratoria básica y el acceso rápido del profesional al paciente, lo que se facilita en combinación con los avances de la tecnología que permite el manejo de equipos avanzados cada vez más livianos y facilita las comunicaciones y el acceso al paciente. Se preconiza en la actualidad la desfibrilación por personal no sanitario.

3.3. EFICACIA

La eficacia de las técnicas de reanimación cardiopulmonar está perfectamente reconocida. El problema estriba en que su efectividad está en función del momento de su aplicación y este casi nunca se produce,

FIGURA 4		
Maniobras	Desfibrilación	Supervivencia
Sin RCP	Retrasada: 10 minutos	0-2%
RCP precoz	Retrasada: 10 minutos	2-8%
RCP precoz	Precoz: 6 minutos	20%
RCP precoz	Muy precoz: 4 minutos	30%

en condiciones reales, en el momento óptimo. Así, dentro del concepto cadena de supervivencia, acuñado últimamente y en el que se incluye al profano que presta los primeros auxilios, se considera de la máxima relevancia la instauración precoz de todas las maniobras de la cadena: puesta en marcha del sistema de asistencia, instauración de las maniobras de RCP básica, desfibrilación y soporte vital avanzado.

En la tabla anterior se observa la relación entre la aplicación precoz de la RCP básica y la desfibrilación y la supervivencia (Fig. 4).

En la misma tabla se pone de manifiesto también el hecho de que la RCP básica sirve principalmente para mantener un estado de oxigenación mínimo hasta la intervención avanzada.

3.4. ETILOGÍA

La mayor parte de los paros cardiorrespiratorios son de etiología cardíaca. Sin embargo, existen causas de origen vascular, respiratorio, neurológico o traumático que pueden producir la muerte en escaso espacio de tiempo y prestarse a confusión etiológica.

Etiología cardíaca

Entre las enfermedades cardíacas susceptibles de producir la muerte súbita del paciente, se encuentran las coronariopatías con niveles elevados de ateroesclerosis o estenosis. Las miocardiopatías son especialmente prevalentes en la muerte súbita de niños y jóvenes.

También las alteraciones eléctricas forman parte de las entidades de origen cardíaco que pueden determinar muerte súbita: síndrome WPW, QT largo, bloqueo AV congénito, FV, TV. La hipertrofia ventricular y las valvulopatías forman parte también de las causas de muerte súbita de origen cardíaco.

Etiología respiratoria

Una de las causas más llamativas de muerte súbita es la obstrucción de la vía aérea.

También las infecciones pulmonares y el asma en alguna de sus manifestaciones agudas y el embolismo pulmonar son causas relativamente frecuentes de muerte súbita.

Etiología neurológica

Los accidentes vasculares cerebrales pueden conducir a la muerte súbita. La epilepsia y otros episodios convulsivos pueden relacionarse con el desarrollo de arritmias y conducir a la parada cardiorrespiratoria.

Traumatismos

El propio traumatismo puede causar la muerte de forma súbita como consecuencia de la alteración de órganos vitales (lesiones cerebrales, cardíacas, pulmonares, vasculares, etc.), así como desencadenar arritmias de carácter fulminante como consecuencia de la liberación de substancias inductoras de las mismas. El traumatismo sobre las extremidades inferiores puede provocar tromboembolismo pulmonar fulminante de carácter fatal.

Otras

Existen por último causas toxicológicas (ingestión de setas o alimentos en mal estado, inhalación de gases, drogas, etc.), vasculares (disecciones vasculares, aneurismas) y otras.

3.5. CLÍNICA

A pesar de la florida etiología, la clínica

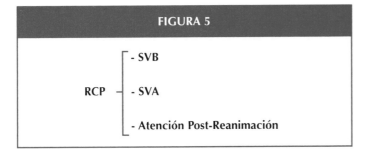

FIGURA 5

RCP
- SVB
- SVA
- Atención Post-Reanimación

de la parada cardiorrespiratoria es sencilla y se basa en la siguiente tríada: pérdida de consciencia, ausencia de respiración o respiración agónica y ausencia de pulsos centrales.

El ECG puede mostrar diversos ritmos como fibrilación ventricular, taquicardia ventricular, disociación electromecánica u otros ritmos que no producen contracción miocárdica efectiva y asistolia.

Se conoce como RCP o Reanimación Cardiorrespiratoria (en inglés CPR -Cardiopulmonary Resuscitation-) a una serie de maniobras pautadas, instrumentalizadas o no orientadas a mantener parámetros circulatorios y respiratorios compatibles con la vida (RCP básica) o a revertir una situación de parada cardiaca y ausencia de respiración (RCP avanzada). Hoy en día está tomando actualidad la estructuración de la RCP en tres etapas secuenciales que se denominan Soporte Vital Básico (SBV), Soporte Vital Avanzado (SVA) y atención post-reanimación (Fig. 5). Algunos autores denominan también al SVA, Soporte Vital Cardíaco Avanzado o SVCA.

El SVB se realiza sin ayuda de instrumental -salvo los que podríamos denominar elementos de barrera respiratoria para evitar el contacto directo con la boca del paciente- ni fármacos y su objetivo (excepto en casos muy favorables en los que se consigue la respiración espontánea) es el de mantener al sujeto en paro con vida hasta la intervención avanzada o SVA. El soporte vital avanzado se subdivide a su vez en Soporte vital avanzado traumático, cardíaco, neurológico, etc.

El paro respiratorio ofrece mayor probabilidad de recuperación, especialmente en pacientes previamente sanos que sufren una parada súbita. La respuesta a las maniobras reanimadoras del paro cardiorrespiratorio es menor.

Como se vio anteriormente las posibilidades de éxito de la RCP son mayores cuanto antes se inicien las maniobras a partir del momento en que tiene lugar el paro y por lo general cuando no se prolongan más allá de 15 o 20 minutos de intervención con la excepción de algunos casos como el paciente hipotérmico y algunas intoxicaciones en las que se han obtenido recuperaciones completas tras períodos de RCP mucho más largos.

El conocimiento y aprendizaje del SVB va dirigido no sólo a toda la población sanitaria (médicos, enfermeros, auxiliares) sino a la población en general y muy especialmente a personal cuya profesión le sitúe en el entorno de estos casos: Conductores de ambulancia, camilleros, policías, bomberos, celadores, etc.

Se ha procurado que el desarrollo práctico de las diferentes técnicas sigan pautas y secuencias fáciles de realizar y de recordar. Se han realizado siguiendo la regla nemotécnica del tipo ABC. En el cuadro siguiente puede observarse el algoritmo de secuencia de actuación en el Soporte Vital Básico de la RCP (Fig. 6).

3.6. TÉCNICA DE REALIZACIÓN DE LA RCP

1) Soporte vital básico

El Soporte Vital Básico no requiere de ningún tipo de instrumental. El objetivo primordial es proporcionar oxígeno a las célu-

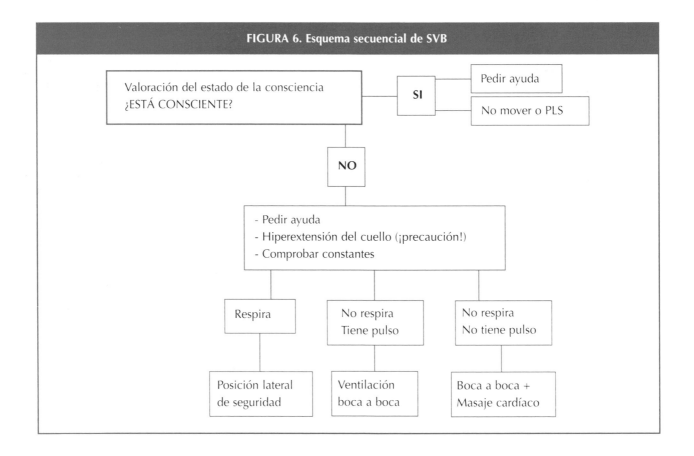

FIGURA 6. Esquema secuencial de SVB

las, muy especialmente a las células cerebrales hasta que el tratamiento de la víctima mediante Soporte Vital Avanzado pueda revertir la situación conduciendo las funciones cardíaca y pulmonar a la normalidad. Se debe destacar que es de la máxima importancia la aplicación precoz del SVB. Más allá de los cuatro o cinco minutos desde que se produjo el paro, el compromiso de la célula cerebral es considerable.

Esto implica que la instauración de las maniobras de Soporte Vital Básico de la forma más prematura posible administrará oxígeno a una célula cerebral todavía sana incrementando las posibilidades de supervivencia sin secuelas en tanto que la instauración tardía (más allá de los cuatro minutos) irrigará una célula dañada. El alcance del daño celular determinará las potenciales secuelas si la recuperación se produce o

bien hará imposible ésta última. El SVB no exige celeridad diagnóstica, ni tampoco diagnóstico alguno de hecho, simplemente la comprobación de los síntomas vitales: el estado de la consciencia, el estado de la respiración y el estado de la circulación.

Para la aplicación de las maniobras de SVB el diagnostico preciso no es de importancia fundamental.

ABC del Soporte Vital Básico

Las siglas nemotécnicas ABC indican (en inglés) las maniobras importantes en la SVB.

1. Airway = Vía aérea. Apertura y desobstrucción de la vía aérea superior. Mantenimiento de la permeabilidad de la vía aérea.

2. Breathing = Respiración boca a boca o boca a boca - nariz.

3. Circulatory = Circulación. Masaje cardíaco externo manual sin ningún tipo de instrumento.

2) Soporte Vital Avanzado o Soporte Vital Cardíaco Avanzado

Su objetivo es el restablecimiento de las funciones respiratoria y circulatoria. Se determinan las causas de la parada y se establece, si es posible, el diagnóstico y su tratamiento para revertir el cuadro en función de su etiología. Por otra parte, en esta fase se aumenta la eficacia de la oxigenación cerebral mediante el empleo de instrumental y técnicas adecuadas para los pasos A, B y C (canulación, intubación, oxigenación, etc.) y se añaden los pasos siguientes propios de la SVA:

- Administración de fármacos y fluidos parenterales.
- ECG: monitorización o electrocardiograma.
- Desfibrilación: tratamiento de la fibrilación ventricular y otros trastornos del ritmo.

Algunos autores definen la desfibrilación como la letra D para la SVA e incluso un nuevo apartado intermedio entre SVB y SVA.

3.7. SOPORTE VITAL BÁSICO

Valoración clínica

El paro cardíaco se ha definido internacionalmente como el "cese de la actividad mecánica cardíaca", confirmado por la ausencia de consciencia, pulso detectable y respiración (o respiración agónica o entrecortada). Para facilitar la tarea secuencial a los asistentes, se ha procurado considerar el paro (PCR) como una entidad clínica única a pesar de que las causas del paro, como se ha visto anteriormente, puedan ser numerosas.

El tratamiento de las dos funciones vitales respiratoria y circulatoria se efectúa de forma simultánea dado que la ausencia de una conduce en breve a la ausencia de la otra por lo que forman un conjunto único.

Cuando se produce un paro cardíaco la respiración desaparece en aproximadamente un minuto (bradicardia-respiración boqueante-apnea). Cuando lo que se detiene en primer lugar es la respiración el corazón cesa de latir en un espacio aproximado de 2 minutos.

En resumen, la valoración clínica en las maniobras de Soporte Vital Básico no será una valoración diagnóstica precisa sino que se basará en la evaluación somera del estado de la consciencia, el estado respiratorio y el estado circulatorio.

Dado que el factor tiempo es esencial en el éxito de la RCP, se dará preponderancia a todos aquellos exámenes que no exijan demasiado tiempo para su desarrollo.

1. Consciencia

Determinar si el sujeto está consciente. Hablarle en voz alta o gritarle, sacudirle suavemente por los hombros (precaución: posibles traumatismos del cuello), pellizcarle las mejillas o los lóbulos de las orejas. En la SVB no es determinante valorar con exactitud el grado de inconsciencia.

La ausencia de respuesta o la respuesta muy débil al dolor nos llevan a considerar al sujeto como inconsciente y continuar con el paso siguiente.

2. Vía aérea

El concepto comprende todos aquellos aspectos que se requieren para obtener y mantener una vía aérea despejada y permeable a través de la que impulsar aire a los pulmones de la víctima. Para mantener una sistemática de actuación se sugiere tener presentes los siguientes pasos:

1. Aflojar ropas ceñidas sobre el cuello y el tórax y apartar los elementos que limiten la mecánica respiratoria si los hubiera.

2. Hiperextensión del cuello. Una de las principales causa de oclusión de la vía aérea en el paciente inconsciente es la caída hacia atrás de la lengua relajada.

Como se observa en la figura siguiente, la lengua **(A)** es un órgano muscular sujeto al paladar inferior. En estado de inconsciencia, la tonicidad muscular de la lengua se pierde y ésta se convierte en un músculo flácido; si la posición del paciente inconsciente es la de decúbito supino, la lengua cae hacia atrás, sobre la pared laríngea **(B)** cerrando el paso al aire que en condiciones normales discurriría por ese conducto.

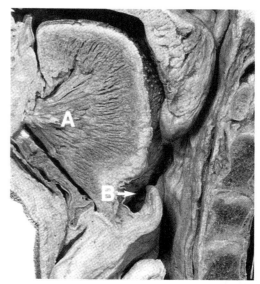

Anatomía de la cavidad bucal y de la faringe.

La maniobra de hiperextensión del cuello, levanta mecánicamente la lengua, separando su base de la pared faríngea y abriendo el conducto al paso del aire recuperando la permeabilidad de la vía. Existen excepciones y precauciones que deben tenerse presentes. En el paciente traumático con sospecha de afectación cervical no debe efectuarse la hiperextensión sino una cuidadosa y ligera extensión que se realizará solamente en el caso en que la vía aérea no sea permeable. Si en ausencia de hiperextensión la vía aérea es permeable, no existe necesidad alguna de forzar la extensión.

En el niño de corta edad y en el lactante es suficiente con una ligera extensión. La hiperextensión, en este último caso, puede incrementar la estenosis de la vía aérea.

En la parada respiratoria producida por el bloqueo al paso del aire en una persona inconsciente, la inmediata apertura del conducto mediante la hiperextensión del cuello produce en ocasiones la recuperación espontánea de la respiración. Para determinar la recuperación de la respiración o la persistencia del paro respiratorio se debe escuchar el flujo del aire, sentir dicho flujo sobre la misma y observar el movimiento de expansión y distensión del tórax. Si el paciente recupera la respiración se colocará en posición lateral de seguridad. Se debe pedir ayuda si aún no se ha obtenido y mantener estricta vigilancia sobre las constantes respiratorias y cardíacas.

Si no recupera la respiración se efectuarán de dos a cuatro insuflaciones fuertes lo que a veces produce la recuperación de la respiración espontánea.

La determinación de la existencia de pulso debe realizarse mediante la palpación de

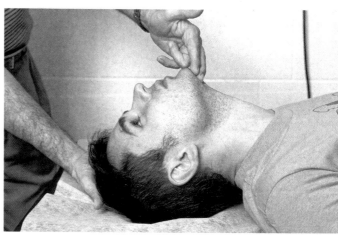

Hiperextensión del cuello.

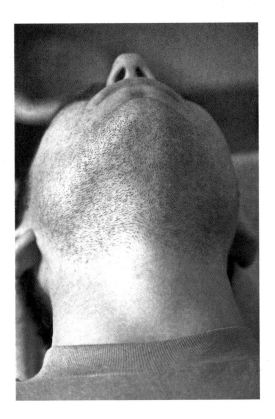

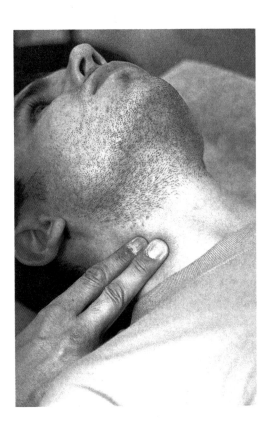

una arteria central. La carótida es la arteria de elección. No se debe auscultar para comprobar el latido por la potencial presencia de ritmos audibles sin pulso y por tanto sin garantía circulatoria.

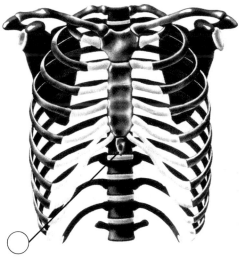

(1) Apéndice xifoides.

Se debe palpar la arteria de forma concienzuda para determinar la existencia de pulso pero sin perder más de cinco o seis segundos en la maniobra.

Si el paciente mantiene el pulso pero sigue sin respirar, se realizarán 10 insuflaciones, tras las que se pedirá ayuda si aún no se ha obtenido y se continuará con el boca a boca.

Si a la ausencia de respiración se le añade la ausencia de pulso, se iniciarán las maniobras de Soporte Vital Básico completo o lo que es lo mismo la combinación de la ventilación boca a boca con el masaje cardíaco externo.

La localización del punto de compresión exige cierto grado de precisión para evitar por una parte producir daños al paciente y por la otra garantizar la máxima efectividad de las compresiones.

La zona de compresión se encuentra situada en el extremo inferior del esternón, inmediatamente por encima del apéndice xifoides.

Para localizar dicha zona se deslizan los dedos de la mano situada en la zona caudal de la víctima por el reborde costal inferior de la última costilla hasta llegar al punto en que dicha costilla se une al esternón en el centro del pecho. Sobre este punto se colocan dos dedos, índice y medio. El talón de la mano situada en la zona craneal se coloca sobre el esternón estableciendo contacto lateralmente con el dedo índice pero sin situarse por encima de éste.

Una vez fijada esta mano sobre el punto de compresión se retiran los dedos y se coloca la otra mano sobre la primera entrelazando los dedos y separándolos del tórax. Con ello se pretenden evitar las lesiones que los dedos causarían sobre éste si se apoyan; así, pues, sólo ejercerá compresión el talón de la mano.

Las compresiones se ejercerán con los brazos situados sobre la vertical del punto de compresión, completamente extendidos, para ayudarse del propio peso y evitar que toda la fuerza la deban desarrollar los brazos, importante para permitir alargar en el tiempo las maniobras unos 4 o 5 cm. La relación entre insuflaciones y compresiones será de 15x2, es decir, cada 15 compresiones cardíacas se efectuarán 2 insuflaciones. Cuando las personas que realizan el SVB son dos la pauta será de 2 insuflaciones por cada 15 compresiones (Ver Recomendaciones 2000, pag 237), idealmente sin interrumpir el ritmo de las compresiones (Fig. 7). Se debe recuperar con precisión el punto de compresión cada vez que se abandona para efectuar las insuflaciones, para comprobar pulsos, solicitar ayuda o por cualquier otra causa.

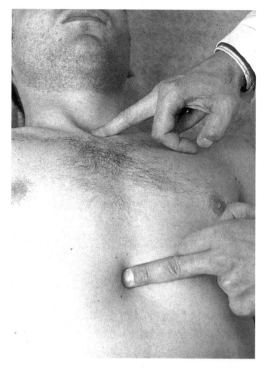

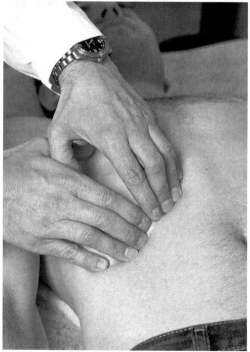

Uso de instrumental en soporte vital básico

En el protocolo del SVB profesional figura también el uso de instrumental de ventilación, siendo universalmente aplicados los siguientes:

- Tubos o cánulas de Mayo® o de Guedel®.
- Mascarillas.
- Ambu®

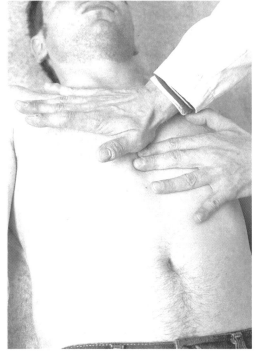

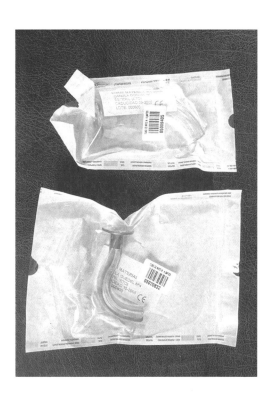

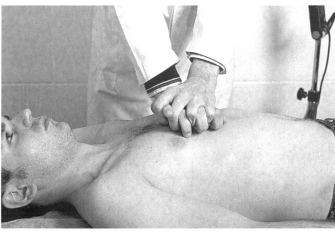

FIGURA 7	
RCP básica con 1 reanimador	RCP básica con 2 reanimadores
2 Insuflaciones -	1 Insuflación -
15 compresiones	5 compresiones

Tubos o cánulas de Mayo o Guedel

La introducción de una cánula de Mayo® o Guedel® en orofaringe da como resultado el soporte de la lengua en su lugar impidiendo si está fijado la caída de ésta hacia atrás.

Proporciona también una vía para la introducción de sondas de aspiración y un elemento sucinto de barrera al contacto directo boca a boca. La introducción del tubo en la boca del paciente se realiza con facilidad si se tiene la precaución de introducirlo hasta la mitad de su longitud invertido hacia arriba, esto es, apuntando su concavidad hacia el paladar. Al alcanzar la base visible de la lengua se invierte con un giro de 180º sobre sí mismo de manera que ahora la concavidad presione directamente sobre la base de la lengua. Una vez bien situado se fija en el exterior mediante esparadrapo o venda. Es importante la elección de un Mayo® adecuado a las dimensiones del paciente. Existen pediátricos, infantiles y para adulto. Es necesario efectuar una medición visual con el tubo situado junto a la región lateral de la cara. Con el extremo bucal a la altura de los labios, el extremo interno deberá alcanzar el ángulo mandibular.

Inserción de cánula oral

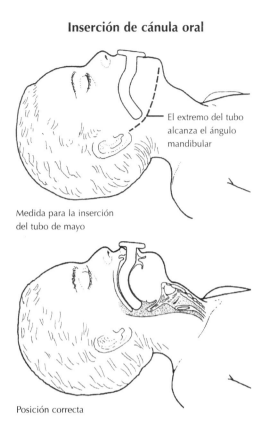

El extremo del tubo alcanza el ángulo mandibular

Medida para la inserción del tubo de mayo

Posición correcta

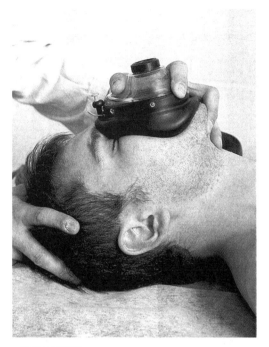

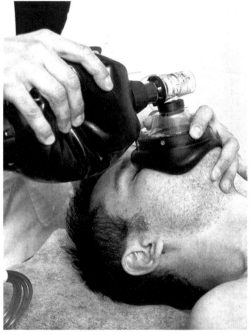

Ambu®

El balón autoinflable conocido popularmente en el mundo sanitario por el nombre comercial que le dio el primer fabricante, Ambu®, es uno de los elementos más útiles en el trabajo ventilatorio a realizar en SVB y SVCA.

Desfibrilación

La ayuda profesional deberá aportar perentoriamente un desfibrilador. Debe desfibrilarse inmediatamente si se confirma la presencia de FV/TV o en caso de duda. No existe posibilidad de supervivencia ante una fibrilación ventricular que no haya sido desfibrilada en un plazo máximo de 10 minutos desde el momento del paro. La desfibrilación se considera intermedia entre el SVB y el SVCA.

El golpe precordial sin pulso y sin desfibrilador no mejora la supervivencia.

La parada cardíaca se puede considerar desde un punto de vista de ritmo cardíaco como parada con ritmo desfibrilable o no desfibrilable.

EDEM o la ausencia del mismo (asistolia).

Así pues, es necesario determinar si nos hallamos ante un ritmo que pueda desfibrilarse o no y actuar según el caso. Ante la duda, desfibrilar.

Dada la facilidad de aplicación de los modernos desfibriladores portátiles se pretende que en un futuro no lejano la desfibrilación precoz sea aplicada por las primeras asistencias sin necesidad de que éstas sean personal sanitario.

FIGURA 8. Resumen de las maniobras de soporte vital básico

Maniobras de soporte vital básico	Clase
- Apertura y mantenimiento de una vía aérea permeable	I
- Respiración boca a boca	I
- Masaje cardíaco	I
- Desfibrilación en caso de FV/TV	I
- Golpe precordial	IIb

En el cuadro siguiente se observa el proceso de transición de la actuación de Soporte Vital Básico a Soporte Vital Avanzado mediante desfibrilación.

```
          Identificación de la parada cardíaca
                          |
                  Técnicas básicas
                          |
              Conectar desfibrilador
                          |
                   Evaluar ritmo
              /                      \
          FV/TV                   Otros ritmos
            |                          |
    Desfibrilar              Continuar con RCP
    - 3 descargas            - Intubar
    - Realizar RCP 1 min     - Ventilar con O2
                             - Canalizar vía
                             - Adrenalina 1mg
                             /            \
                   Con actividad      Sin actividad
                   Eléctrica          Eléctrica
                   DEM                ASISTOLIA
```

3.8. SOPORTE VITAL AVANZADO

El paso al Soporte Vital Avanzado (SVA) supone la incorporación de instrumental, técnicas de aplicación y farmacología que en la mayor parte de los casos sólo están al alcance del profesional de enfermería y médico bien entrenados y en otros sólo al alcance del médico especialista (intensivista, O.R.L., anestesista, cirujano, etc.).

Por lo general, especialmente en el ámbito hospitalario, es el médico quien efectúa las operaciones con el auxilio de ayudantes. En otros casos sin embargo, el enfermero puede verse obligado a aplicar algunas de las técnicas de SVA y debe hacerlo sin dudarlo, si las conoce y domina. El enfermero de urgencias debe ser capaz de realizar todas las técnicas de enfermería correspondientes al SVA y poseer un conocimiento exhaustivo de la mayoría de técnicas médicas del mismo procedimiento incluyendo la intubación de urgencias, la desfibrilación, el reconocimiento del ECG de máxima emergencia, la farmacología básica de urgencia, sus indicaciones y efectos secundarios, la cricotirotomía o como mínimo la cricotirotomía con inserción de cánula y todo ello debería conocerlo idealmente habiendo sido entrenado teórica y prácticamente de antemano de manera que se encuentre capacitado para actuar de forma competente en caso de necesidad y con garantías para el paciente.

Técnicas del Soporte vital avanzado

Desfibrilación (también se considera paso intermedio entre SVB y SVA).

La desfibrilación es la despolarización del miocardio, generando un período transitorio de asistolia con el propósito de romper el ritmo vicioso preexistente cuando el

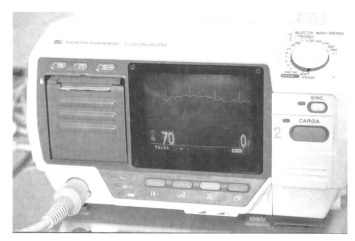

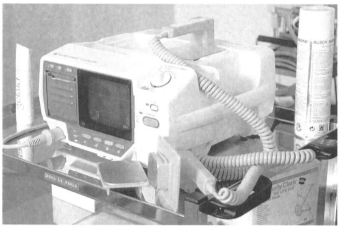

corazón recupere la contractilidad. Dicho efecto está en relación directa con la existencia de depósitos de adenosin trifosfato (ATP) que se encuentran en la célula miocárdica. La fibrilación consume los depósitos de adenosin trifosfato de lo que nuevamente se infiere la importancia de que la desfibrilación sea lo más precoz posible y tenga lugar antes del agotamiento de los depósitos de ATP. El objeto de la desfibrilación precoz es el de reestablecer el ritmo cardíaco normal. Se concede cada vez mayor importancia a la desfibrilación, especialmente en el medio no hospitalario dónde se considera que hasta un 80% o más de las paradas cardiorrespiratorias son consecuencia de algún ritmo desfibrilable (taquiarritmias ventriculares accesibles a la

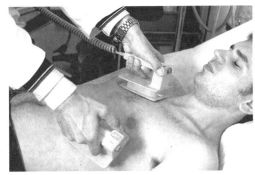

Colocación de las palas.

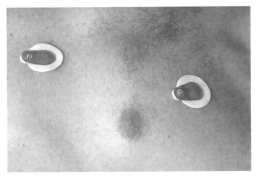

Colocación electrodos.

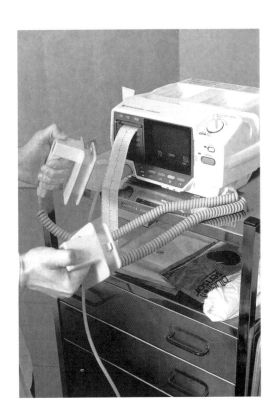

desfibrilación en los primeros minutos). El desarrollo tecnológico posibilita el uso de desfibriladores automáticos y semiautomáticos externos de pequeñas dimensiones al alcance de todas las unidades de emergencias. En aras de la máxima precocidad posible se pretende y ya se practica en ciertos países la desfibrilación por el personal que acude en primer lugar al escenario aunque no se trate de personal sanitario (bomberos, policías, personal de seguridad, personal con entrenamiento especial por necesidades específicas como por ejemplo estar al cuidado de un familiar de alto riesgo y otros como por ejemplo el personal de asistencia en vuelo de las compañías aéreas regulares). Estos aparatos no requieren de la decisión de desfibrilar por parte de quién aplica los electrodos. El propio aparato determina tal necesidad al colocar los electrodos sobre el paciente y avisa acústicamente de la inminencia de la descarga (automático) o

de la necesidad de efectuarla siendo en este caso la persona que presta auxilio quién presiona el interruptor de inicio. La aplicación de la desfibrilación no profesional y de la máxima precocidad incrementaría de modo considerable los niveles de supervivencia y situaría claramente la desfibrilación como la última etapa del Soporte Vital Básico.

El desfibrilador es un aparato electrónico compacto que conjunta un monitor con el desfibrilador propiamente dicho. El monitor de ECG dispone según el modelo de conexión mediante electrodos o mediante las propias palas de desfibrilación. En la actualidad se utilizan desfibriladores con fuente de energía monofásica aunque aparecen aparatos en el mercado con fuente bifásica, más segura. La energía puede proceder de la red, de una batería o, más comúnmente incluyendo ambas posibilidades. Dispone de un selector graduado de energía cuya máxima entrega es de 360J así como de selector de energía, interruptor de carga y dos interruptores de descarga. Los primeros pueden encontrarse en el aparato o en las palas. Los interruptores de descarga se encuentran en el propio aparato o en las palas.

Estas están formadas por dos soportes aislantes de las placas o superficie aplicable sobre el tórax, con asidero para las manos e interruptores de descarga incorporados según el caso. El aparato se encuentra provisto de un sincronizador que permite efectuar la descarga automáticamente sobre el QRS.

La fibrilación ventricular evoluciona rápidamente hacia asistolia por lo que la aparición de esta ante un paciente que se encontraba previamente en FV es un signo de mal pronóstico.

Durante los primeros 30 segundos de una parada cardiorrespiratoria la desfibrilación puede revertir hasta un 40% de las taquicardias ventriculares y un 2% de fibrilaciones ventriculares.

La posición de las palas sobre el tórax es relevante por cuanto la energía absorbida por el miocardio está en relación directa con la corrección eléctrica y otros factores por lo que cualquier disminución en el cuidado técnico redundará en la disminución de la efectividad de la descarga. Entre otras causas, influye la incorrecta posición de las palas sobre el tórax, la incorrecta aplicación de las mismas y el contacto con la piel (escasa presión, palas apoyadas parcialmente, escasez de pasta conductora, elevación súbita de las palas en el momento de realizar la descarga, etc).

Las descargas se realizan en tandas de tres de forma sucesiva y todo lo rápido que permita el proceso. La energía utilizada para las descargas será de 200, 200 a 300 y 360 julios (Figs. 9, 10 y 11).

FIGURA 9. Técnica de la desfibrilación

- Desnudar el tórax. Retirar cadenas y otros objetos metálicos y, preferiblemente, parches de nitroglicerina.

- Aplicación de gel o pasta conductores (en su ausencia se pueden emplear gasas impregnadas de suero glucosalino). La pasta o las gasas no deben establecer contacto entre sí.

- Selección de la carga.

- Posición del mando: asincrónico.

- Colocación de las palas:

- Polo negativo (negro): segundo espacio intercostal, borde esternal derecho.

- Polo positivo (rojo): ápex.

- Si las palas no están señalizadas, colocar indistintamente.

- Presionar con fuerza las palas sobre el tórax.

- Confirmación del diagnóstico de FV visualizada en el monitor.

- Aviso de descarga y comprobación de la situación del personal alrededor del paciente.

- Presión simultánea de los interruptores de descarga situados en ambas palas.

- Comprobar que la descarga se ha producido por la contracción muscular del paciente.

- Confirmar el ritmo y continuar el protocolo de SVA.

FIGURA 10. Tratamiento de la fibrilación ventricular / taquicardia ventricular

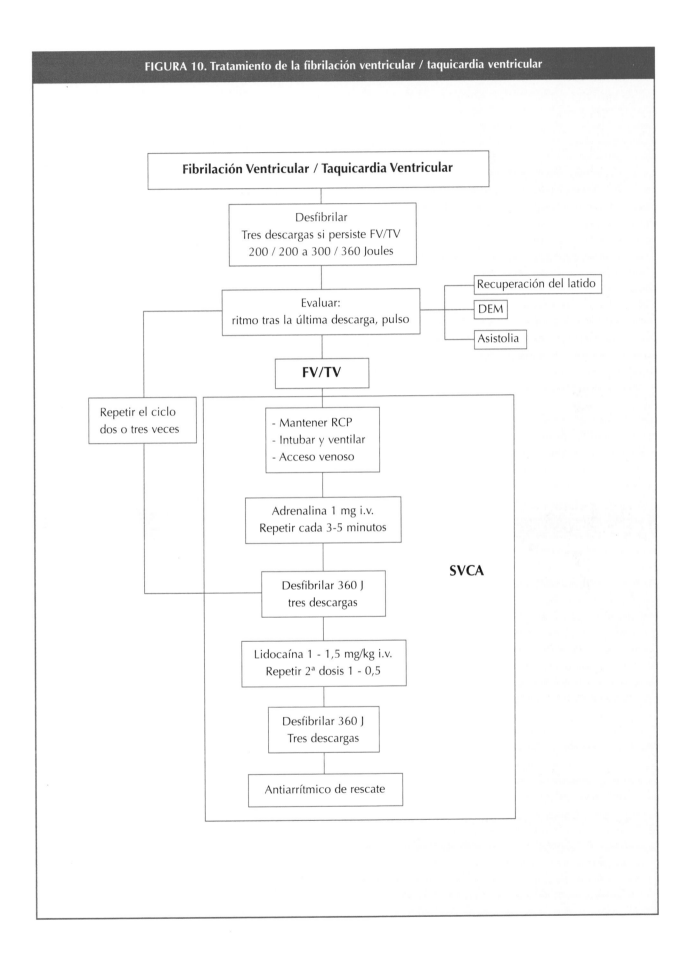

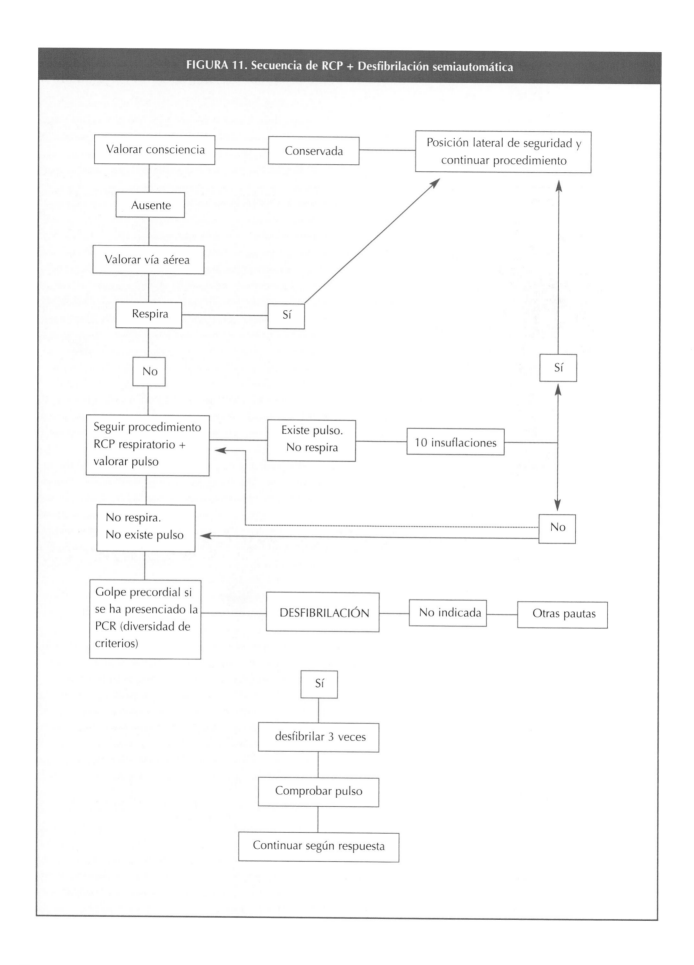

FIGURA 11. Secuencia de RCP + Desfibrilación semiautomática

Taquiarrítmias

Las taquiarrítmias son taquicardias arrítmicas con frecuencias superiores a 100 pulsaciones por minuto. Se originan por aumento del automatismo o bien por mecanismos de reentrada. Las taquicardias pueden ser supraventriculares o auriculares y ventriculares. Las primeras tienen su origen por encima del Haz de His y las segundas por debajo.

Entre las taquicardias supraventriculares pueden destacar la taquicardia auricular, el *flutter* o aleteo auricular que suele presentar un dibujo electrocardiográfico típico en forma de dientes de sierra, la fibrilación auricular y la taquicardia sinusal.

La **taquicardia sinusal** suele presentarse en ocasiones en las que el corazón exige mayor demanda de oxígeno (estados febriles, tóxicos, consumo energético, algunos estados de excitación y psiquiátricos). El individuo joven la presenta en ocasiones de forma fisiológica. No suele acompañarse de sintomatología aunque su gravedad está en función de la causa subyacente. El trata-

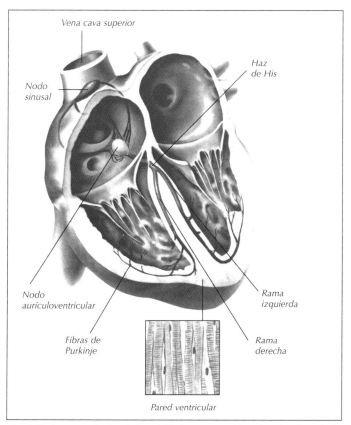

En el dibujo se aprecia el nodosinusal dónde se genera el impulso, el nodo aurículo-ventricular y las ramas izquierda y derecha del Has de His.

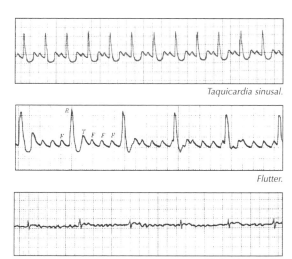

Taquicardia sinusal.

Flutter.

Fibrilación auricular.

FIGURA 12. Propranolol (Sumial®)

Indicaciones:
Trastornos del ritmo de origen supraventricular, isquemia del miocardio en las primeras horas, crisis hipertensiva, crisis hipertiroidea.
Betabloqueador antiarrítmico.

Presentación:
Ampollas de 5 ml equivalente a 5 mg.

Posología:
Adultos: 1 mg en un minuto. Repetir cada 5 minutos hasta un máximo de 7 mg.
Niños: 0,05-0,1 mg/kg en 10 minutos.

Comentario:
- Se administra preferentemente por vía oral.
- Es un fármaco antiarrítmico e hipotensor.
- Se debe utilizar con precaución en diabéticos (contraindicado en diabetes insulino dependiente)
- Contraindicado en broncoespasmo o causa subyacente.
- Su efecto se incia a los 5 minutos y duran hasta seis horas.

FIGURA 13. Procainamida (Byocoril®)

Indicaciones:
Trastornos del ritmo supraventriculares y ventriculares. De efecto similar a la quinidina pero con menor efecto vagolítico.

Presentación:
Ampollas de 10 ml (10 ml equivalen a 1 g, 1 ml equivale a 100mg).

Posología:
Bolos de 100 mg administrados en tres minutos cada cinco minutos hasta el control de la arritmia, aparición de toxicidad o administración máxima de 1 g.

FIGURA 14. Verapamilo (Manidon®)

Indicaciones:
Taquicardia supraventricular.
Disminuye la respuesta del ventrículo a la fibrilación y flutter auriculares.

Presentación:
Ampollas de 2 ml equivalentes a 5 mg.

Posología:
Bolus intravenoso lento (3 a 5 minutos).
- *Adultos:* 2,5 mg en 2 minutos con repetición cada 5-10 minutos hasta un máximo de 15 mg. En perfusión, de 2 a 4 mg / hora hasta un máximo de 50 a 100 mg por día.
- *Niños:* primer año: 0,1 a 0,2 mg/kg. Dosis máxima 2 mg. A partir del año: 0,1 a 0,3 mg/kg. Dosis máxima 5 mg.

Comentarios:
- Puede producir hipotensión y bloqueo aurículo-ventricular.
- Monitorización del paciente.
- Contraindicado en falla cardíaca, bloqueo AV, WPW.

miento es la corrección de dicha causa. Los betabloqueantes disminuyen la frecuencia (propanolol) (Fig. 12).

El *flutter* o aleteo auricular se debe a la despolarización auricular (onda P) a una frecuencia superior a 250 latidos por minuto. Puede existir respuesta ventricular con algún grado de aberración en el QRS o despolarización ventricular normal. El ECG (ver arriba) presenta generalmente el dibujo que se ha comparado a los dientes de una sierra producido por la secuencia de ondas P más anchas y altas de lo habitual. El flutter obedece a patología cardíaca o pulmonar.

Como consecuencia del bajo gasto cardíaco el paciente presenta signos como hipotensión, palidez, diaforésis durante cortos perídos de tiempo aunque pueden permanecer por espacio de días. Pueden presentarse signos de sufrimiento miocárdico si la arritmia se prolonga. El tratamiento requiere de cardioversión eléctrica o farmacológica (procainamida) (Fig. 13).

La mayor parte de los casos revierten a ritmo sinusal con intensidades bajas.

La característica principal de la *fibrilación auricular* es que la despolarización de la aurícula es de carácter totalmente desordenado pues el nodo aurículoventricular se ve bombardeado constantemente por impulsos completamente irregulares. Puede ser crónica o de carácter paroxístico. El tratamiento está en función de la situación hemodinámica del paciente. Si existe compromiso hemodinámico o angor el tratamiento es la cardioversión urgente. Si el paciente no se encuentra comprometido hemodinámicamente el tratamiento es similar al del flutter con la administración de preparados digitálicos, propanolol por vía oral o intravenosa o verapamilo (Fig. 14). Los pacientes con patología pulmonar obstructiva en los que está contraindicado el uso del propanolol pueden responder al empleo de dosis orales de metoprolol (50-100 mg cada 12 horas).

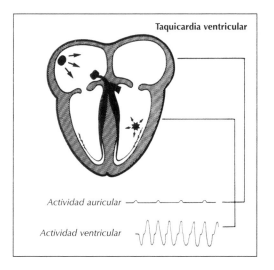

Taquicardia ventricular

Actividad auricular

Actividad ventricular

FIGURA 15. Lidocaína (Lincaina®)

Indicaciones:
Arritmias ventriculares.

Presentación y preparación:
Ampollas de 2 ml al 2% (1 ml equivale a 20 mg).

Posología:
Dosis de ataque: bolus 1 mg/kg cada diez minutos hasta 3 bolus. Continuar con perfusión de 1-4 mg por minuto.

FIGURA 16. Bretilio (Bretilate®)

Indicaciones:
Taquicardia ventricular, fibrilación ventricular refractarias a la lidocaína o a la cardioversión eléctrica.

Presentación:
Ampollas de 2 ml equivalentes a 100 mg. (1 ml equivale a 50 mg).

Posología:
FV – 5 a 10 mg/kg en bolus, repitiendo cada 15-30 minutos, hasta una dosis máxima de 30 mg/kg.
TV – perfusión de 5 a 10 mg/kg en 100 ml de suero fisiológico durante 20 minutos. Mantener la perfusión a razón de 1 a 2 mg/minuto o repetir la dosis inicial cada 8 horas. No sobrepasar los 2 g/día.

Taquicardia ventricular

Taquicardias producidas por debajo del haz de His, generalmente en el Purkinje ventricular. Se ocasionan en focos aberrantes por incremento del automatismo de estas estructuras o por mecanismos de reentrada.

La frecuencia de despolarización del sistema Haz de His-Purkinje es de 40 a 55 por minuto. Se consideran taquicardias ventriculares lentas las que cursan con frecuencias entre 60 y 90 latidos por minuto y rápidas las que cursan con frecuencias superiores a los 90 latidos por minuto. La taquicardia ventricular se considera tal cuando en el trazado electrocardiográfico se presentan como mínimo tres extrasístoles ventriculares consecutivas. La presencia de extrasístoles periodicas es signo de posible evolución viciosa hacia la fibrilación ventricular. A menudo la causa es de carácter isquémico.

El paciente presenta un cuadro con palpitaciones, dolor torácico, síncope o shock, muerte súbita. El ECG presenta un QRS ancho (> 0.14 seg.), desviación del eje a la izquierda, frecuencia entre 120 y 180 latidos por minuto y disociación aurículoventricular.

El tratamiento urgente incluye la desfibrilación y el tratamiento farmacológico concomitante (lidocaína o procainamida) (Fig. 15). Si el ritmo se mantiene resistente se ensayará el bretilio o la amiodarona (Fig. 16).

Asistolia

La asistolia (ausencia de todo ritmo, ECG plano) es difícilmente reversible excepto en el caso en que la causa desencadenante sea rápida y fácilmente identificable y corregible. La FV/TV no corregida suele evolucionar hacia asistolia, siendo dicha evolución signo de muy mal pronóstico. No se debe desfibrilar en asistolia, por lo que se deberá revisar la efectividad ventilatoria y el mantenimiento de la vía aérea permeable, del masaje cardíaco y la pauta empleada de administración de fármacos (Fig. 17).

Disociación electromecánica

El término incluye todos aquellos ritmos que no producen pulso palpable exceptuando la taquicardia y la fibrilación ventriculares. El pronóstico en estos casos suele ser sombrío pues se trata de pacientes con gran probabilidad de padecer lesión miocárdica extensa. Es importante intentar determinar las causas originarias mientras se sigue una pauta de actuación de SVCA similar al indicado en casos de asistolia.

3.9. DESOBSTRUCCIÓN DE LA VÍA AÉREA Y MANTENIMIENTO DE VÍA PERMEABLE

- Laringoscopia directa con pinzas de Magill.
- Intubación endotraqueal.
- Cricotirotomía de urgencia.

Intubación

Entre los diferentes procedimientos el de preferencia para la obtención y el mantenimiento de una vía aérea permeable es la intubación endotraqueal u orotraqueal.

No es un procedimiento inocuo sino una técnica invasiva que no carece de riesgos y por tal razón debe ser efectuada por personal bien entrenado. La valoración de la necesidad de la intubación se establece en función de la urgencia y de la necesidad de mantener la vía permeable. Si esta ya lo "es per se", resulta preferible, al menos desde un punto de vista de enfermería de emergencia, utilizar sistemas menos agresivos como los tubos de Mayo, Guedel, combitubos o mascarillas laríngeas.

El sistema para la intubación aceptado universalmente consiste en mantener al

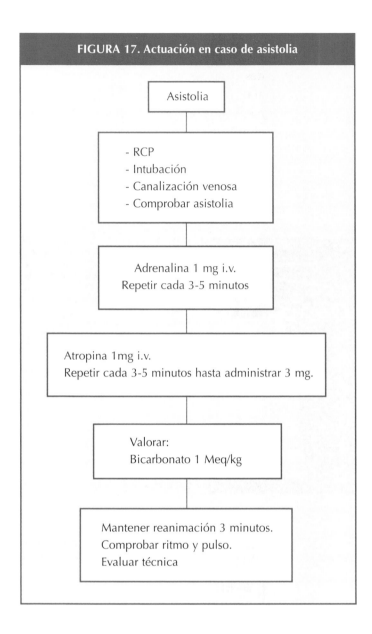

FIGURA 17. Actuación en caso de asistolia

Asistolia

- RCP
- Intubación
- Canalización venosa
- Comprobar asistolia

Adrenalina 1 mg i.v.
Repetir cada 3-5 minutos

Atropina 1mg i.v.
Repetir cada 3-5 minutos hasta administrar 3 mg.

Valorar:
Bicarbonato 1 Meq/kg

Mantener reanimación 3 minutos.
Comprobar ritmo y pulso.
Evaluar técnica

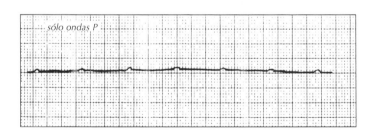

sólo ondas P

paciente, previamente sedado y con el auxilio de un ayudante, en hiperextensión y alineación de cabeza, cuello y tronco, con la región cervical inmovilizada, la mandíbula hacia delante y presión sobre el cricoides para hacer descender la epiglotis en aras a una mejor visualización y especialmente menor tracción. La sedación facilita el acceso dado que las cuerdas vocales se

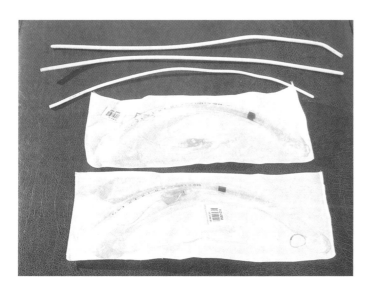

Indicaciones

Absolutas

- Obstrucción aguda.
- Apnea.
- Hipoxia.
- Trauma penetrante cervical o hematoma expansivo.

Relativas

Por lesiones traumáticas severas:
- TCE severo.
- Shock.
- Traumatismo que altera el mecanismo ventilatorio.
- Hemorragia retorperitoneal o abdominal masiva.
- Paciente agitado con lesiones importantes.

Por lesiones traumáticas menos severas:
- Traumatismo maxilofacial.
- Contusión pulmonar.
- Otras.

mantienen relajadas y separadas dejando un claro espacio triangular a través del que se visualizan los primeros anillos traqueales. Se considera que inicialmente, es preferible mantener la alineación manualmente en lugar de aplicar collarín rígido o semirrígido que debería retirarse nuevamente para proceder a la intubación. Una vez intubado se inmovilizará la región cervical con un collarín e inmovilizadores laterales de la cabeza, almohadones o sacos.

Técnica de la intubación

1. Colocación del paciente en hiperextensión y con la mandibula extendida hacia delante. Existen contraindicaciones precisas para no realizar la hiperextensión como la sospecha de trauma cervical. En tales casos, se procede a intubar en alineaciaón mantenida del eje cabeza – cuello – tronco sin hiperextensión.

2. Se introduce el laringoscopio por el lado derecho de la boca. La lengua se desplazará hacia la izquierda.

3. Se avanza mientras se ejerce ligera presión hacia arriba hasta visualizar la epiglotis que queda luxada y situada paralelamente a la pala del laringoscopio lo que permite observar las cuerdas vocales y los primeros anillos traqueales en el paciente relajado.

4. Con la mano derecha, se introduce el tubo orotraqueal (TOT) hasta alcanzar la tráquea y penetrando aproximadamente cinco o seis cm. en la misma.

5. Se infla el taponamiento neumático y se comprueba que nos encontramos en la tráquea por la elevación del tórax al respirar. La dilatación del estómago indica que el tubo se halla colocado en el esófago y hay que retirarlo y comenzar de nuevo.

6. Puede colocarse o recolocarse en la boca si se había utilizado ya una cánula de Mayo® o Guedel®. Será de utilidad como conducto para un tubo de aspiración y para evitar la mordedura del paciente.

3.10. CANALIZACIÓN VENOSA

La canalización venosa central o periférica dependerá de la capacidad del personal y de las posibilidades vasculares del paciente. En ningún caso se insistirá en el intento de canalizar un acceso venoso, cuando este es dificultoso a expensas del tiempo de desfibrilación, intubación o ventilación del paciente. Las venas de elección son la cefálica y básilica en la fosa antecubital o en el antebrazo. Los fármacos alcanzan la circulación central cualquiera que sea la vía periférica. Dos precauciones básicas en la administración de fármacos a través de catéter venoso:

- Pinzar distalmente el catéter para evitar la el ascenso del fármaco hacia el suero, retrasando la entrada en sangre.

- Proceder a lavar el catéter con veinte mililitros de suero salino cada vez que se inyecta un fármaco.

- Elevar el brazo cuando el catéter está instalado en fosa antecubital, antebrazo o mano.

No deben administrarse soluciones alcalinas y adrenalina por la misma vía.

3.11. VÍA INTRATRAQUEAL

Si la canalización venosa resulta inaccesible, puede utilizarse la vía intratraqueal. Las dosis recomendadas son el doble o el triple que las intravenosas. El fármaco se administra por el tubo endotraqueal seguido de 10 ml de suero salino y ventilación para permitir la difusión por el pulmón.

3.12. FARMACOLOGÍA BÁSICA

El suero a perfundir será **suero salino**.

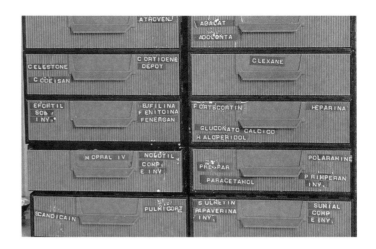

Adrenalina

Catecolamina de elección en reanimación cardíaca.

Indicaciones:

Primera elección en las maniobras de SVCA.
Se debe administrar cuanto antes por vía endovenosa o endotraqueal. En caso de inaccesibilidad a las anteriores es preferible

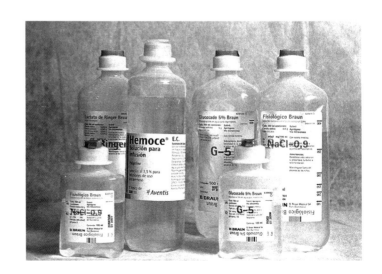

usar alternativas como la vía subcutánea a no administrarla en absoluto. Algunos autores han propugnado la vía intralingual como opción de absorción media a rápida.

Presentación:

Ampollas al 1:1000. Una ampolla equivale a 1 ml, 1 ml equivale a 1 mg.

Posología:

La dosis inicial parenteral es de 0,5 mg que se repite en ciclos de 3 a 5 minutos. (0,02 mg/kg).

Bicarbonato sódico

Indicaciones:

Acidosis metabólica. Acidosis metabólica en reanimación prolongada.

Posología:

1mEq/kg en bolus lento. Seguir con 0,5 mEq/kg cada 10-15 min. Es necesaria la gasometría en cuanto sea disponible.

Comentarios:

Indicaciones precisas en SVA

1. Pacientes en los que se ha determinado una acidosis metabólica previa.

2. Paro que no responde a las maniobras de reanimación (tras 5-10 minutos).
- Reposición siempre lenta.
- Produce necrosis si se extravasa.
- No administrar por la misma vía que el resto de fármacos, especialmente adrenalina.
- No utilizar la perfusión venosa instalada si existe.
- Puede provocar alcalosis metabólica facilitando la producción de arritmias, inhibiendo la liberación de O2 y deprimiendo la función cerebral por acidosis paradójica.

Atropina

Indicaciones:

Bradicardia, bloqueo A-V, asistolia, intoxicación por organofosforados, inductor de midriasis en oftalmología.

Presentación:

Ampollas de 1 ml con 1 mg

Posología:

- *Bradicardia:* 0,5-1 mg en bolus. Repetir cada 5 minutos hasta un máximo de 2 gr.

- *Asistolia:* 1 mg que puede repetirse a los 3-5 minutos. Debe tenerse presente que se produce bloqueo vagal si se superan los 2 a 2,5 mg.

- *Intoxicación por órganofosforados:* 1 a 5 mg que se repiten a los 20-30 minutos hasta la aparición de signos de atropinización (taquicardia, midriasis, etc.).

- *Niños:* 0,01 a 0,02 mg por kg repetidos cada 2-5 minutos (mínimo 0,1 mg / máximo 0,4 mg).

Administración:

Vía endovenosa, subcutánea o intramuscular.

Comentarios:

- Atraviesa la barrera hematoencefálica y placentaria.
- No debe mezclarse con otras soluciones.

4 *Resumen*
Apoyo vital en SVCA

(American Heart Association)

Tres actuaciones obligatorias en el paciente adulto:

1. Reanimación cardiorespiratoria básica (RCP).
2. Desfibrilación.
3. Intubación (tubo endotraqueal).

El Algoritmo universal sistematiza estas tres intervenciones y propone que se efectúen de modo secuencial (Fig. 18).

4.1. OBSERVACIONES

Ritmos

Las arritmias que producen paro cardíaco son: la fibrilación ventricular o la taquicardia ventricular sin pulso palpable (denominadas en el algoritmo FV/TV) y las no FV/TV que incluirían la disociación electromecánica y la asistolia. La diferencia descrita entre ambos tipos viene impuesta por la necesidad de que el personal médico y de enfermería de urgencias efectúe la desfibrilación ventricular en las FV/TV (Fig. 19). El resto de la actuación será similar: adrenalina, intubación, corrección de las causas del paro.

Desfibrilación

La desfibrilación debe realizarse tan pronto como se haya determinado la fibrilación ventricular. La fibrilación ventricular se caracteriza por el ritmo anárquico, improductivo y caótico (corazón saco de gusanos) que se traduce por un ECG irregular o aberrante con ritmos superiores a 150 ppm. La desfibrilación se efectúa mediante descargas de 200 julios para el primer electrochoque, de 200 a 300 para el segundo y de 360 para el tercero. La relación entre la dosis y el peso será de alrededor de 2 julios por kilo para la primera, de 2 a 4 para la segunda y de 4 a 4,3 para la tercera.

Intubación endotraqueal

Es un recomendación de Clase I de la Asociación. En caso de no ser posible su realización (falta de medios o de entrenamiento) se empleará cualquier procedimiento alternativo.

Canalización endovenosa

Recomendación Clase I. Si no es posible obtener un acceso intravascular, debe administrarse la medicación a través del tubo endotraqueal a doble dosis de la que se administraría por vía endovenosa. Se recomienda la administración de adrenalina a dosis de por lo menos 1 mg (0,01 mg/kg) cada 3 minutos.

Las recomendaciones más sencillas en RCP:

- Se practicará RCP cuando el paciente no tenga pulso arterial palpable (en la carótida) sin esperar a la monitorización o al electrocardiograma.
- Desfibrilación de todos los pacientes con FV/TV hasta su eliminación.

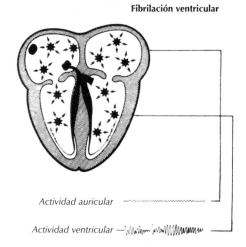

Fibrilación ventricular

Actividad auricular

Actividad ventricular

- Vía aérea: Ventilación adecuada (boca a boca o combinada, con Ambu®, etc.). Oxígeno al 100%.
- Bolus endovenosos de adrenalina.
- Corregir las causas del paro.

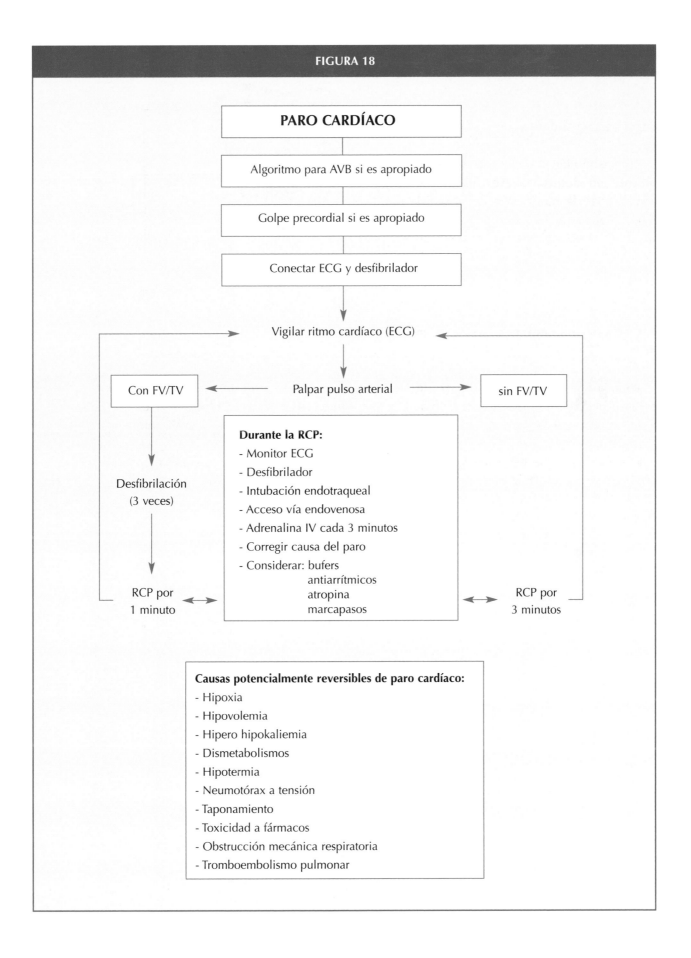

FIGURA 18

PARO CARDÍACO

Algoritmo para AVB si es apropiado

Golpe precordial si es apropiado

Conectar ECG y desfibrilador

Vigilar ritmo cardíaco (ECG)

Con FV/TV   Palpar pulso arterial   sin FV/TV

Desfibrilación
(3 veces)

Durante la RCP:
- Monitor ECG
- Desfibrilador
- Intubación endotraqueal
- Acceso vía endovenosa
- Adrenalina IV cada 3 minutos
- Corregir causa del paro
- Considerar: bufers
           antiarrítmicos
           atropina
           marcapasos

RCP por
1 minuto

RCP por
3 minutos

Causas potencialmente reversibles de paro cardíaco:
- Hipoxia
- Hipovolemia
- Hipero hipokaliemia
- Dismetabolismos
- Hipotermia
- Neumotórax a tensión
- Taponamiento
- Toxicidad a fármacos
- Obstrucción mecánica respiratoria
- Tromboembolismo pulmonar

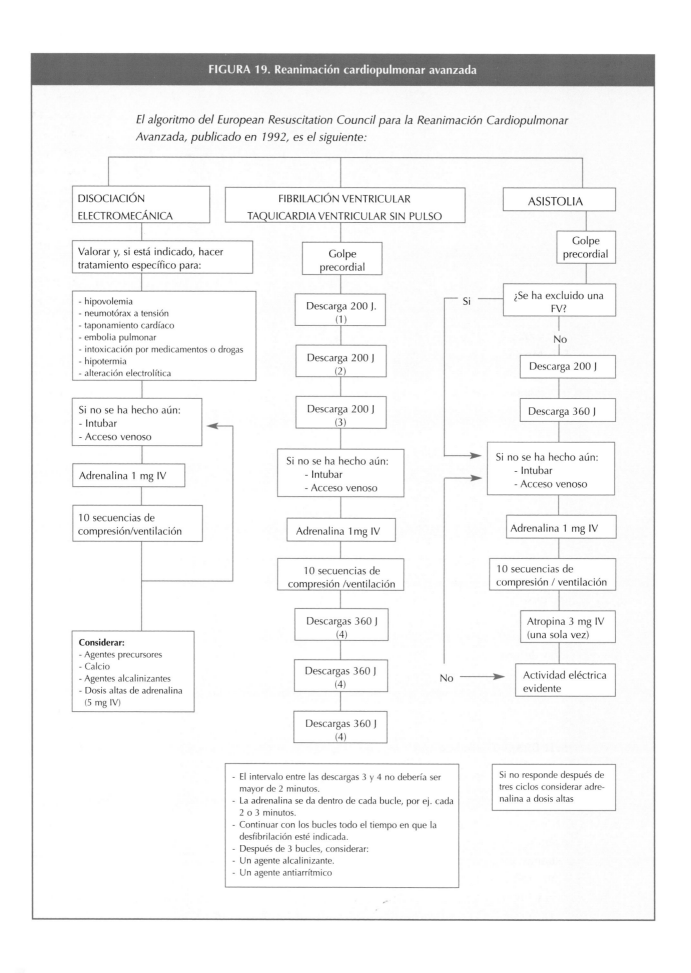

FIGURA 19. Reanimación cardiopulmonar avanzada

El algoritmo del European Resuscitation Council para la Reanimación Cardiopulmonar Avanzada, publicado en 1992, es el siguiente:

DISOCIACIÓN ELECTROMECÁNICA

Valorar y, si está indicado, hacer tratamiento específico para:

- hipovolemia
- neumotórax a tensión
- taponamiento cardíaco
- embolia pulmonar
- intoxicación por medicamentos o drogas
- hipotermia
- alteración electrolítica

Si no se ha hecho aún:
- Intubar
- Acceso venoso

Adrenalina 1 mg IV

10 secuencias de compresión/ventilación

Considerar:
- Agentes precursores
- Calcio
- Agentes alcalinizantes
- Dosis altas de adrenalina
  (5 mg IV)

FIBRILACIÓN VENTRICULAR TAQUICARDIA VENTRICULAR SIN PULSO

Golpe precordial

Descarga 200 J.
(1)

Descarga 200 J
(2)

Descarga 200 J
(3)

Si no se ha hecho aún:
- Intubar
- Acceso venoso

Adrenalina 1mg IV

10 secuencias de compresión /ventilación

Descargas 360 J
(4)

Descargas 360 J
(4)

Descargas 360 J
(4)

- El intervalo entre las descargas 3 y 4 no debería ser mayor de 2 minutos.
- La adrenalina se da dentro de cada bucle, por ej. cada 2 o 3 minutos.
- Continuar con los bucles todo el tiempo en que la desfibrilación esté indicada.
- Después de 3 bucles, considerar:
- Un agente alcalinizante.
- Un agente antiarrítmico

ASISTOLIA

Golpe precordial

¿Se ha excluido una FV?   Si

No

Descarga 200 J

Descarga 360 J

Si no se ha hecho aún:
- Intubar
- Acceso venoso

Adrenalina 1 mg IV

10 secuencias de compresión / ventilación

Atropina 3 mg IV
(una sola vez)

No →   Actividad eléctrica evidente

Si no responde después de tres ciclos considerar adrenalina a dosis altas

5

Anafilaxia

Choque anafiláctico, reacción anafiláctica

Aunque la anafilaxia es "per se" un tipo de choque alérgico y por ello podría incluirse en el capítulo dedicado al shock, merece tratamiento aparte por ser una de las amenazas más graves en la administración de medicación u otros productos por vía parenteral, actividad que corresponde ampliamente a enfermería.

5.1. CARACTERÍSTICAS

La anafilaxia es una reacción alérgica severa que produce síntomas y signos de carácter cutáneo y sistémico como consecuencia de la administración de sustancias extrañas. El cuadro completo presenta reacción urticariforme, angioedema, hipotensión y broncoespasmo.

La forma clásica requiere sensibilización previa a la exposición que produce el cuadro.

Los agentes más comunes son los antibióticos parenterales y muy especialmente las penicilinas, los contrastes endovenosos y algunos alimentos (en particular frutos secos).

También se han descrito cuadros severos con la administración oral de medicamentos y de otras exposiciones como por ejemplo, picaduras de himenópteros.

El cuadro clásico es una reacción inmunológica de hipersensibilidad de manifestación inmediata.

5.2. MORTALIDAD / MORBILIDAD

La relación de casos descritos de anafilaxia como resultado de la administración de una inyección de penicilina es de 1/5000. En los EE.UU se producen anualmente más muertes por reacciones anafilácticas a consecuencia de la picadura de avispa que como consecuencia de lo anterior. La anafilaxia como consecuencia de la picadura de abeja o de avispa es de 0,4% para el total de la población y año.

También se describe de un 1% a un 2% de reacciones en personas a las que se les ha administrado contrastes radiológicos.

Afortunadamente, la mayoría de reacciones son menores y los casos mortales son raros.

Los casos de anafilaxia pueden manifestarse en todas las edades de la vida y no se han descrito diferencias sexuales o raciales. Sin embargo, a propósito de la edad cabe destacar que los adultos tienen mayores posibilidades a sufrir una reacción anafiláctica que los pacientes pediátricos dado que, tratándose de una reacción que requiere de sensibilización previa, el adulto suele verse expuesto a una diversidad superior de agentes alérgenos que el paciente pediátrico. Por último, señalar que las personas de edad avanzadas tienen mayor riesgo de mortalidad si se produce la reacción anafiláctica debido a la posible existencia de patología previa y a la menor capacidad de respuesta del organismo.

5.3. CLÍNICA

- Son comunes las reacciones cutáneas. Más del 90% de pacientes presentan urticaria con o sin eritema y prurito. A menudo, la alteración cutánea es la primera manifestación de la crisis alérgica en su forma más leve. En dicho estadio se presenta también angioedema, sensación de calor y hormigueo palmoplantar que se extiende al resto del cuerpo. Puede existir congestión nasal, irritación o coriza, prurito ocular, lagrimeo e inyección conjuntival.

- Los casos de mayor gravedad presentan compromiso respiratorio en mayor o menor grado, incluyendo lo descrito en el punto anterior. La aparición de tos, irritación faríngea y sensación de rigidez de la garganta pueden presagiar la obstrucción de la vía aérea superior. Existe generalmente sensación disneica cuando el paciente presenta broncospasmo o bloqueo de la vía aérea superior. El paciente refiere a veces la sensación de lengua engrosada. Si el cuadro progresa hacia la gravedad aparece estridor laríngeo a consecuencia del cierre de la laringe. Se produce hipoxia e hipotensión que derivan hacia el shock y el coma.

- Puede existir dolor precordial secundario a la hipotensión e hipoxia y desarrollo de arritmias graves que pueden desembocar en IAM y parada cardiaca.

- En las reacciones alérgicas a los alimentos aparece dolor opresivo, nauseas y vómitos y diarrea. Pueden darse también estas manifestaciones en reacciones no alimentarias pero son menos comunes.

- La reacción denominada anafilactoide es de carácter más débil con manifestaciones clínicas más limitadas y mejor respuesta al tratamiento. No se repite necesariamente como consecuencia de exposiciones sucesivas.

5.4. EXPLORACIÓN FÍSICA

- El estado de las constantes vitales puede variar entre la normalidad y alteraciones cardíacas y respiratorias como taquipnea, taquicardia e hipotensión. El colapso cardiorrespiratorio grave sólo tiene lugar en los casos severos.

- Puede producirse el shock sin manifestaciones cutáneas previas, por ello la anafilaxia debe ser considerada en el diagnóstico diferencial de pacientes que presentan shock sin causas evidentes.

- Los pacientes presentan un estado considerable de incomodidad debido al intenso prurito que produce la urticaria. Ello se acompaña de ansiedad y temor y en ocasiones de una sensación subjetiva de frío.

- Las manifestaciones cutáneas suelen responder a un cuadro de urticaria con lesiones eritematosas, elevadas y provistas a menudo de una zona central blanquecina. Tales lesiones suelen cursar con prurito intenso. Los bordes de las lesiones son irregulares y las dimensiones de las mismas pueden variar considerablemente. Es posible la unión de diferentes lesiones en una sola de gran tamaño. En ocasiones, la manifestación cutánea es de carácter local lo que disminuye las probabilidades de que aparezcan manifestaciones cardiorrespiratorias.

Estas reacciones locales no suelen ser premonitorias de una reacción generalizada en el futuro.

- El compromiso respiratorio es una de las causas de emergencia grave en el cuadro general de anafilaxia cuando se encuentran implicadas las estructuras orofaríngeas. Existen signos premonitorios de edema glótico severo como el estridor, las dificultades para hablar o la desaparición completa de dicha facultad. El edema que evoluciona hacia la obstrucción rápida y completa de la vía aérea superior es la causa más frecuente de muerte en la reacción anafiláctica.

- No suele existir compromiso cardiovascular en los casos ligeros o de mediana intensidad.

En casos muy severos, la taquicardia puede evolucionar hacia la bradicardia. La hipoxia puede conducir a un estado de mareo o de agitación e incluso agresividad.

5.5. SUSTANCIAS PRODUCTORAS DE ANAFILAXIA

Medicamentos

- Existen muchas sustancias y diversos mecanismos que pueden producir anafila-

xia. La administración parenteral de fármacos es una de las vías de entrada de sustancias en el organismo que puede conducir a reacciones muy severas. La celeridad reactiva es una de las características indicativas de la severidad de la reacción. Cuanta mayor es la rapidez en la instauración del cuadro, mayor severidad presentará éste, probablemente. Algunas reacciones anafilácticas fulminantes ocurren en el mismo momento de iniciar la administración de la sustancia, otras se desarrollan en el plazo de horas y algunos cuadros hasta pocos días después de la exposición.

- Los antibióticos son los agentes más citados en casos de anafilaxia, especialmente las penicilinas y las cefalosporinas. Las reacciones suelen ser muy rápidas o fulminantes en el paciente previa y altamente sensibilizado, cuando se administran tales antibióticos por vía parenteral.

- El ácido acetilsalicílico y algunos AINE (antiinflamatorios no esteroideos), universalmente utilizados en el tratamiento de dolores articulares, también se ven implicados en reacciones anafilácticas. Cabe considerar aquí muchos medicamentos que escapan al control médico por despacharse sin receta y que pueden actuar como alérgenos o sensibilizantes.

- Los radiocontrastes intravenosos son conocidos por su potencial capacidad de generar reacciones anafilácticas o anafilactoides. A menudo, no existe historia de sensibilización previa, aunque puede existir alergia al marisco. Sólo de forma muy rara se describe alguna reacción fatal. Habitualmente, se producen reacciones de intensidad baja o media con una frecuencia inferior en pacientes a los que se les ha administrado líquido intravenoso de bajo peso molecular en relación con las reacciones producidas por contrastes endovenosos hiperosmolares. No existe información relevante sobre accidentes anafilácticos por contrastes que producen exposición de las mucosas como la mucosa gastrointestinal o urinaria.

- Alérgenos utilizados en alergología (productos utilizados para realizar pruebas de alergia) y vacunas.

- Hormonas, enzimas y derivados de la sangre.

- Anestésicos.

Picaduras de himenópteros

Son relativamente frecuentes las reacciones alérgicas a consecuencia de la picadura de himenópteros (entre los que se encuentran las avispas y abejas), especialmente en grado menor o medio: reacciones cutáneas locales que pueden llegar a ser severas aunque limitadas. Las reacciones más extensas como la urticaria generalizada sí puede ser premonitoria de reacción anafiláctica general.

Alimentos

Las alergias alimentarias son comunes. En ocasiones, la sensibilización previa se sigue de fenómenos anafilácticos que pueden llegar a ser generales. Sin embargo, las manifestaciones cutáneas y gastrointestinales son las habituales. Entre los alimentos que con mayor frecuencia causan sensibilización alérgica se encuentran los frutos secos, los pescados y mariscos, las legumbres, la leche y los huevos.

Látex

Las reacciones como consecuencia de la alergia al látex son más frecuentes en el medio hospitalario donde se utilizan muchos útiles fabricados con dicho material. Las reacciones son comúnmente cutáneas aunque pueden darse reacciones más severas y de hecho se han descrito reacciones al contacto de la mucosa urinaria con el látex de una sonda de Foley, por ejemplo).

5.6. PREVENCIÓN

El método más seguro para evitar una reacción anafiláctica es la prevención. En el paciente no urgente es especialmente importante la anamnesis que el médico habrá efectuado cuidadosamente. No está de más, sin embargo, confirmar con un par de preguntas sencillas la ausencia de historia alérgica antes de administrar el fármaco si tal administración no se produce de inmediato. Toda precaución es poca en caso de duda y supone una correcta praxis trasmitir al médico toda duda razonable si ello es posible.

Si existe, se consultará la historia del paciente. Igualmente, se registrará cualquier incidencia que tuviera lugar.

La administración preventiva de glucocorticoides o antihistamínicos no supone garantía alguna. Si se realiza la administración del fármaco sospechoso deberá contarse con la presencia del médico y el equipo necesario para el tratamiento de la potencial reacción (reanimación cardiorrespiratoria).

5.7. TRATAMIENTO

No hospitalario (ambulancias medicalizadas, dispensarios, etc.).

Ante un paciente asintomático pero que ha sido expuesto al agente:

- Oxígeno a alto flujo.
- Monitorización cardiaca.

- Vía endovenosa de calibre grande para infusión rápida de líquidos si es necesario (suero fisiológico).

La medicación posterior, en caso de ser necesaria, estará en función de las manifestaciones clínicas del paciente.

Ante un paciente que inicia crisis de carácter no severo:

- Corticoides
- Antihistamínicos
- Oxígeno.
- Instalar vía sin reducir la observación cuidadosa del estado general.
- Vigilancia permanente. Tener preparada la adrenalina (ver punto siguiente).

Crisis severa, iniciar con:

- **Adrenalina.** Si aparecen manifestaciones sistémicas en el paciente, la adrenalina es el medicamento de elección. Sus propiedades revierten el shock.

Diluir la cantidad necesaria según peso aproximado del paciente en 10 ml. de suero fisiológico y administrar muy lentamente. Proseguir con lo descrito anteriormente.

Si el cuadro es de carácter fulminante:

- **Adrenalina.** Vía endovenosa, subcutánea, intralingual: aplicarla con la máxima rapidez es la clave.
- Ante el edema o broncospasmo no resuelto mediante la intervención medicamentosa, es preferible posponer la intubación y ventilar con mascarilla.
- La cricotirotomía o la ventilación a través de catéter pueden ser las únicas maniobras susceptibles de salvar la vida en algunos casos.

En la administración de inyectables a domicilio es indispensable disponer por lo menos de adrenalina.

Hospitalario

La pauta a seguir será la misma a la que se añade la disponibilidad de personal de reanimación, carro de paros, etc.

CAPÍTULO

6 *Urgencias médicas del aparato digestivo*

6.1. Hemorragia digestiva
6.2. Dolor abdominal
6.3. Actitud ante un enfermo con enfermedad aguda del aparato digestivo
6.4. Diarrea aguda

En referencia a las enfermedades digestivas que podemos encontrarnos en la sala de urgencias diferenciaremos por un lado las alteraciones provocadas por hemorragia digestiva ya sea esta alta o baja y en un segundo grupo las múltiples posibilidades de dolor abdominal que pueden presentarse. Por ultimo intentaremos dar una visión generalizada de la actitud ante un proceso diarreico.

6.1. HEMORRAGIA DIGESTIVA

La pérdida de sangre por sangrado digestivo sigue siendo un proceso de alta incidencia en nuestro entorno. En ocasiones la exteriorización de la hemorragia (vómitos con sangre o deposiciones con restos de sangre) nos pueden orientar hacia la patología del proceso sangrante, pero en ocasiones la falta de dicha exteriorización dificul-

tarán el diagnostico del enfermo. Por otro lado, la cantidad del sangrado y el tiempo en el que se produce el mismo incidirán de manera directa en el estado hemodinámico y general de la persona afectada.

En algunos casos y dependiendo de la gravedad del proceso la actitud del profesional de enfermería en el servicio de urgencias puede ser vital para garantizar la pronta estabilidad del paciente.

Diferenciaremos la hemorragia digestiva alta (HDA) de la hemorragia digestiva baja (HDB).

Actitud general

Hemos comentado que la primera valoración hemodinámica del enfermo determinara la prioridad de la actitud de enfermería. Si el patrón hemodinámico del paciente se encuentra seriamente afectado (situación de shock hipovolémico por sangrado) nos encontraremos ante una urgencia vital y actuaremos en consecuencia activando las medidas oportunas.

Valoración del enfermo con hemorragia digestiva

Valoración de la situación general

Rápidamente podemos determinar el estado de conciencia, la presencia o no de palidez extrema de piel y mucosas, así como las posibles alteraciones del ritmo cardiaco y respiratorio. Posteriormente detallaremos la valoración y actitud del personal de enfermería.

Estabilización hemodinámica para poder posteriormente realizar estudio a profundidad del paciente y realizar nuevas actitudes terapéuticas si son necesarias.

Es importante poder realizar una historia clínica que pueda orientar la posible etiología de la hemorragia (antecedentes de patología ulcerosa, cirrosis hepática, ingestión de medicamentos, etc.).

Asimismo es importante conocer otras patologías del paciente que pueden agravarse con el proceso hemorrágico. Por ejemplo un paciente con patología isquémica cardiaca que se agrava al producirse el sangrado. También es importante el conocer el estado de coagulación del enfermo (preguntar por problemas hematológicos o terapéutica con heparina o Sintrom®).

Diferenciación de HDA o HDB si es posible para dirigir las pruebas complementarias para determinar con exactitud la etiología del proceso hemorrágico.

HDA: Hemorragia digestiva alta

La HDA puede presentarse de manera aguda, crónica y en algunos casos intermitentemente. La gravedad del proceso como comentamos anteriormente estará en relación a la cantidad de sangre perdida (intensidad de la hemorragia) y al tiempo en que la misma se produce.

Puede ser que la perdida de sangre se exteriorice por la boca con el vómito, en cuyo caso hablaremos de hematemesis y que diferenciaremos de la hemoptisis cuando el sangrado, primariamente de origen pulmonar, se exterioriza por la boca con la tos del paciente.

La hematemesis puede dar lugar a salida de sangre roja que consideraremos de sangrado reciente o a la salida de sangre retenida conocida como vómitos en poso de café.

En otras ocasiones la hemorragia se exterioriza por vía rectal, aunque la etiología de la misma sea alta, y se conoce con el nombre de melenas, que debemos diferenciar de rectorragia. En algunos procesos y debido a un tránsito intestinal acelerado se puede presentar una rectorragia como manifestación de una HDA.

Las heces melénicas tiene unas características propias de color oscuro-negro, mal olientes y de consistencia normalmente pastosa o liquida.

Etiología

La causa mas frecuente de HDA son las úlceras pépticas, siendo las más habituales las localizas a nivel duodenal seguidas de las gástricas. También los procesos agudos a nivel de la mucosa gástricas pueden ocasionar HDA (gastritis agudas, toma de medicamentos tipo ácido acetil salicílico, antinflamatorios, corticoides, o ingesta de sustancias irritativas de la mucosa gástrica).

En menor grado actualmente se presentan sangrado por varices esofágicas que suelen ser agudas y masivas y por ello de extrema gravedad y mortalidad elevada.

El síndrome de Mallory-Weis es el nombre del cuadro ocasionado cuando se produce una fisura a nivel esofágico que produce sangrado, en ocasiones secundario a los esfuerzos en el vómito y en otras por procesos que afectan al esófago como en la hernia de hiato, estenosis secundarias a procesos tumorales o angiodisplasias.

En otras ocasiones el sangrado será de difícil diagnostico.

HDB: Hemorragia digestiva baja

Consideraremos aquellas hemorragias que se producen por debajo del angulo de Treitz (comienzo del yeyuno) como HDB.

La valoración del estado hemodinámico y general del paciente como en las HDA sera de vital importancia para la estabilidad del enfermo y la toma de decisiones posteriores para el estudio de la etiología del proceso.

Normalmente no suelen presentarse como urgencia vital pero no por ello se debe bajar la guardia porque en cualquier momento pueden agudizarse.

Características del sangrado

La HDB se manifiesta normalmente en forma de rectorragia que puede ser de sangre sola o acompañada de heces o mucosidades.

En algunos casos una HDA con transito rápido puede manifestarse en forma de rectorragia y tendremos que conocer otras posibilidades de sangrado alto mediante sonda nasogástrica para esclarecer su etiología.

La emisión de sangre al final de la deposición orientara hacia la patología rectal (problemas hemorroidales) y cuando acompaña a las heces a patología del colon.

Etiología

Entre las causas mas frecuentes de HDB en los adultos mencionaremos la existencia de divertículos cuya localización se da con mayor frecuencia en el colon derecho. Una causa de sangrado crónico sera la patología hemorroidal que normalmente se relacionará con una historia crónica de pequeños sangrados. Otra causa frecuente es la presencia de poliposis colonica que puede afectar a la totalidad del colon. Las angiodisplasias del colon o dilataciones vasculares de la mucosa son en ocasiones la causa de sangrados agudos con afectación general del enfermo.

No podemos dejar de mencionar las enfermedades inflamatorias intestinales como causas de sangrado digestivo y que suelen afectar a personas jóvenes (colitis ulcerosa y enf. de Crohn). Por último en procesos neoplásicos de colon o recto una de las manifestaciones mas objetivables será la de la presencia de rectorragias.

6.2. DOLOR ABDOMINAL

Valoración del enfermo con dolor abdominal

Otras de las causas de atención en urgencias por afectación del aparato digestivo se deben a la existencia de dolor abdominal. No intentaremos describir todos los tipos de

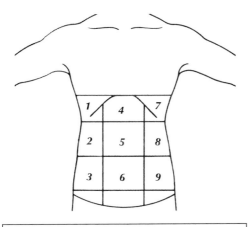

1 Hipocondrio derecho / 2 Fosa lumbar derecha / 3 Vacío o región inginal derecha / 4 Epigastrio / 5 Región umbilical / 6 Hipogastrio / 7 Hipocondrio izquierdo / 8 Fosa lumbar izquierda / 9 Vacío o región inginal izquierda

División topográfica del abdomen.

dolor que pueden presentarse ni su etiología pues la lista sería larga y escapará de la intención de esta publicación que va dirigida a la orientación general en la actitud que el personal de enfermería realiza en las salas de urgencia o en unidades externas.

El diagnóstico de la causa del dolor abdominal no siempre es fácil. En ocasiones esta causado por procesos intraabdominales pero en otros casos su causa primera será extraabdominal. La solución del proceso en ocasiones es de tipo médico pero en los casos de peritonitis u obstrucciones digestivas la solución será quirúrgica y la rápida valoración del paciente en la sala de urgencias sin duda ayudará a la pronta recuperación del enfermo.

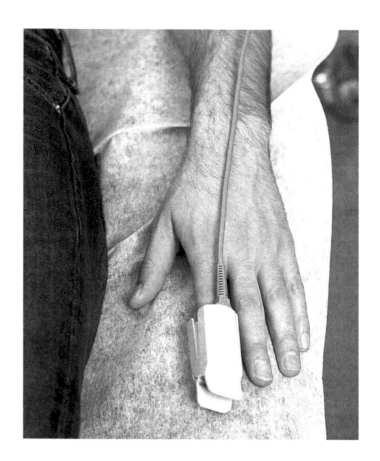

6.3. ACTITUD ANTE UN ENFERMO CON ENFERMEDAD AGUDA DEL APARATO DIGESTIVO

Las causas más frecuentes de alteración como ya se ha descrito anteriormente serán la hemorragia digestiva, el dolor abdominal y en ocasiones y sobre todo en los niños, los procesos diarreicos (este último problema se describe en el capitulo de actitud ante una diarrea, pág 75).

Una rápida valoración del enfermo nos debe orientar hacia la gravedad o no del proceso y de la actuación en consecuencia. Se intentará de alguna manera protocolizar la actuación de enfermeria aunque es ciertamente difícil por los múltiples factores que pueden presentarse en cada caso.

1. Monitorización y constantes vitales:

Será fundamental en todos los casos conseguir una rápida información de las constantes vitales del enfermo.

- Control de la tensión arterial (TA).
- Control de la frecuencia cardiaca (FC).
- Control de la temperatura del paciente.

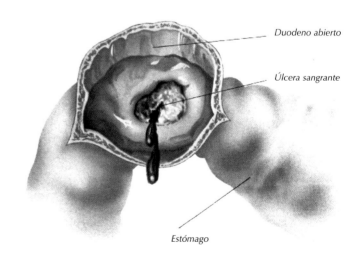

Duodeno abierto

Úlcera sangrante

Estómago

Úlcera duodenal sangrante

La hemorragia es una complicación muy frecuente de la úlcera duodenal; en muchas ocasiones requiere una intervención quirúrgica para ligar el vaso sangrante.

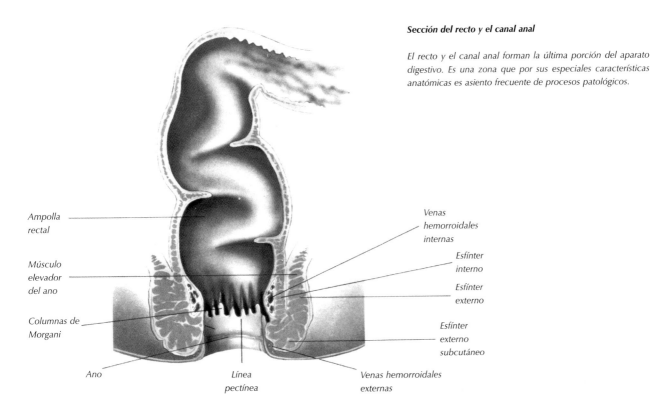

Sección del recto y el canal anal

El recto y el canal anal forman la última porción del aparato digestivo. Es una zona que por sus especiales características anatómicas es asiento frecuente de procesos patológicos.

Ampolla
rectal

Músculo
elevador
del ano

Columnas de
Morgani

Ano

Línea
pectínea

Venas
hemorroidales
internas

Esfínter
interno

Esfínter
externo

Esfínter
externo
subcutáneo

Venas hemorroidales
externas

Ello permitirá valorar inicialmente la gravedad del proceso.

Mientras se efectúa el control de las constantes vitales del enfermo se puede realizar una primera valoración de su estado general.

El estado de la conciencia, la sudoración o la ausencia de la misma, la palidez de piel y mucosas y la situación de perfusión periférica que presenta, datos que orientan la valoración del estado hemodinámico del paciente. Es importante también el reconocer el tipo de respiración del enfermo y la existencia o no de dolor en el momento de su ingreso, en caso de existir este último, su localización y características ayudarán en el examen médico a esclarecer la causa del mismo.

En presencia de dolor abdominal es importante el realizar el control de temperatura tanto a nivel axilar como rectal por si existieran diferencias significativas. En estos casos también es muy importante cuando se trate de mujeres en edad fértil determinar el estado menstrual de la paciente por si pudiera tener relación con el proceso agudo de dolor abdominal.

Se puede distinguir con relación a las constantes vitales:

- **HD leve:** Aquella que no altera la TA. Normalmente la TA sistólica se encuentra por encima de 100 mmHg y la FC inferior a 100 pulsaciones por minuto.

- **HD grave:** Puede presentarse con hipotensión y con una FC superior a 100 por minuto.

- En algunos casos graves en forma de Shock hipovolémico.

Es muy importante el continuar controlando tanto la TA como la FC sobre todo en los pacientes con hemorragia digestiva porque pueden variar de manera brusca ante nuevos episodios de sangrado y en relación a las posibles patologías previas del enfermo.

2. Oxigenación:

Se comprobará el estado de oxigenación del enfermo. La presencia de taquipnea o dificultad respiratoria nos obligarán a realizar un control de la saturación de oxígeno, actualmente se disponen de saturímetros en las salas de urgencia, que a través de la piel nos indican el estado de saturación de oxigeno.

Casi todos los pacientes con hemorragia y pérdida de sangre y debido a la anemia que se instaura pueden presentar alteración en la saturación de oxigeno.

En las sala de urgencias se compensará aumentando los niveles de saturación con la administración de oxígeno suplementario.

Múltiples son las posibilidades para ello, desde mascarillas de diferentes concentraciones hasta gafas nasales y mascarillas de alta concentración de oxígeno, si fueran precisas.

Pensemos que en ocasiones se producen vómitos, y puede existir un cierto grado de obstrucción a nivel de vías aéreas superiores que tendremos que solucionar antes de administrar el suplemento de oxígeno.

En casos mas graves, cuando existe alteración del estado de conciencia del enfermo y grave alteración hemodinámica con compromiso respiratorio, nos encontraremos ante una urgencia vital y activaremos los circuitos necesarios. Será precisa la intubación y deberemos preparar todo el material para realizar dicha técnica.

3. Canalización de via venosa:

En este tipo de pacientes y sobretodo en los pacientes con HD intentaremos canalizar dos vías de acceso venoso, ello nos permitir la administración por un lado de soluciones cristaloides o de sangre y por la otra vía de la medicación que fuera necesaria.

Para las transfusiones sanguíneas o deri-

vados será preferible la canalización venosa con una vía corta de calibre grueso tipo Abbocath del nº 14 o 16.

Para la administración de medicación vasoactiva o sueroterapia será preferible en estos enfermos la canalización de una vía central con Drum que permitirá al personal facultativo el control de presión venosa central si se considera necesario.

En el momento en que se realiza el primer acceso venoso se obtendrá una muestra de sangre para control analítico (Hematocrito, Hemoglobina y Pruebas de coagulación que son fundamentales) y aquellas otras determinaciones que se consideren oportunas.

4. Colocación de Sondas:

- **Sondaje vesical:** Es importante para conocer el estado hemodinámico del paciente, determinar la diuresis, y dada la posible inestabilidad del enfermo la mejor manera de controlarla es realizando una monitorización permanente. Es importante para ello colocar una sonda vesical y controlar la diuresis, al mismo tiempo permitirá valorar el aspecto de la misma.

En los pacientes con hipovolemia se considera que la reposición de volumen es suficiente cuando se produce una diuresis superior a 0,5 ml/Kg/h.

En presencia de dolor abdominal de posible etiología urinaria el aspecto de la orina puede ser de mucha información.

En pacientes con ascitis es preferible no realizar sondaje vesical por la gran disponibilidad de estos pacientes para contraer infecciones.

- **Sondaje nasogástrico:** Es importante su colocación cuando se presume la existencia de sangrado digestivo. La colocación de la SNG permitirá el vaciado del contenido gástrico, lo que nos permitirá conocer las características del sangrado, así como el grado de retención del mismo. Si el pacien-

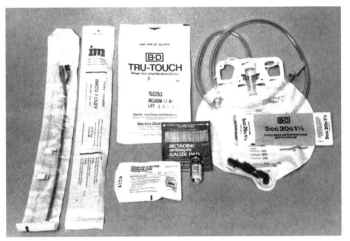

Sonda vesical.

este segundo balón. Es un procedimiento no exento de complicaciones y unicamente se utilizara en caso de ausencia de respuesta a los tratamientos farmacológicos o técnicas endoscópicas realizadas.

La finalidad de la colocación de este tipo de sondas es conseguir la hemostasia a través de la presión que ejerce el balón esofágico. Una vez colocada debemos comprobar el inflado de los balones y que su permanencia no supere las 24h, ante la posibilidad de lesiones a nivel de la mucosa esofágica. En los enfermos con encefalopatía hepática puede ser una técnica peligrosa ya que favorece la broncoaspiración.

- **Sonda de Linton:** Parecida a la anterior, pero dotada únicamente con un gran balón gástrico que debe inflarse con aproximadamente 600 ml de aire en la cavidad gástrica y posteriormente realizar tracción por el extremo proximal nasal, para intentar realizar compresión a nivel de las varices gástricas cardiales y con ello el cese de la hemorragia digestiva.

Estas últimas técnicas pueden ser de gran utilidad en centros que no dispongan de servicios de endoscopia digestiva permanentes.

5. Controles radiológicos:

Para completar la actuación en la sala de urgencias y una vez realizados los estudios radiológicos pertinentes el personal de enfermería deberá valorar la correcta colocación de vías centrales, de sondas nasogástricas y en caso de intubación de la correcta ubicación del tubo endotraqueal.

6.4. DIARREA AGUDA

La diarrea es un signo que revela una alteración fisiopatológica de una o varias funciones del intestino. Por definición la diarrea es el aumento de volumen, fluidez

te se encuentra en estado estuporoso o en coma por depresión del estado de conciencia se evitará que se produzcan vómitos con el problema sobreañadido que pudiera comportar.

En algunos casos de hemorragia digestiva alta permitirá la sonda nasogástrica la realización de actitudes terapéuticas realizando lavados con suero frío intermitentes.

Existen dos tipos diferenciados de sondas nasogástricas que son útiles en el caso de HDA por varices gástricas o esofágicas y que pueden ayudar a la estabilización del paciente antes de realizar actitudes terapéuticas mas concretas.

- **Sonda de Sengstaken-Blakemore:** Sonda parecida a la SNG normal, que se introduce de la misma forma con la diferencia de que posee dos balones. Una vez introducida hasta el estómago y aspirado su contenido se realizará el inflado del balón gástrico (ya viene indicado en las sondas) con aproximadamente 250-300 ml de aire, se procederá su fijación en la nariz y se colocará una tracción a distancia consiguiendo de esta manera que el balón esofágico se localice exactamente en el territorio esofágico. Entonces se procederá al inflado de o frecuencia de las deposiciones en relación con el hábito intestinal normal de cada individuo.

La diarrea afecta a todas las edades y razas constituyendo una causa importante de morbilidad y mortalidad a escala mundial.

Diferenciaremos el proceso diarreico agudo que se presenta de instauración brusca, de menos de dos semanas de evolución y sin antecedentes de episodios repetidos similares, de proceso diarreico crónico cuando la duración es superior a dos o tres semanas o es de carácter recidivante.

Fisiopatología

Los mecanismos fisiopatológicos que desencadenan una diarrea son, fundamentalmente, cuatro, a saber:

- **Diarrea osmótica:** Existen substancias no absorbibles en la luz intestinal.

- **Diarrea secretora:** Alteración en la absorción-secreción de iones intestinales.

- **Diarrea exudativa:** La alteración inflamatoria de la mucosa intestinal puede producir exudación de moco, sangre y proteínas.

- **Diarrea motora:** Causada por la alteración en la motilidad intestinal.

Evaluación del paciente con diarrea

Es prioritaria una Historia clínica detallada del proceso diarreico. En primer lugar nos será de gran utilidad el poder discernir si nos encontramos ante un proceso diarreico agudo la gran mayoría de los cuales suelen ser de origen infeccioso y normalmente se autolimitan, o ante un proceso crónico donde la etiología puede ser muy diversa y precisaremos de estudios mas profundos.

Historia

En relación a la historia clínica del proceso debemos insistir, sobre todo, en los siguientes puntos:

- **Factores de riesgo:** De forma especial en pacientes con viajes recientes al extranjero; en los niños cuando acudan a guarderías y colonias y más importante cuanto mas pequeños; y también en pacientes homosexuales y con inmunodeficiencias.

- **Enfermedades concomitantes:** Nos interesa conocer las enfermedades crónicas de los pacientes que pudieran agravarse por el proceso diarreico.

- **Ingesta alimentaria:** El periodo de incubación dependerá del agente causante y de la cantidad de toxina ingerida. Por norma general puede oscilar entre horas y 6-7 días.

- **Ingesta de fármacos o aditivos dietéticos:** Destacamos en este punto la posibilidad de procesos diarreicos por el consumo de antibióticos con la aparición de colitis pseudomembranosa. Otros fármacos también pueden ocasionar trastornos diarreicos y tienden a mejorar con la supresión de los mismos.

Cuadro clínico

Es importante conocer las características de las deposiciones (número de deposiciones al día, su consistencia, su volumen y la presencia de sangre o mucosidades) que pudieran orientarnos para establecer el diagnostico etiológico del proceso diarreico. Valoraremos igualmente todos aquellos síntomas acompañantes, en especial la existencia o no de temperatura; de dolor abdominal y de existir con sus características en cuanto a localización, tipo de dolor, etc.; la presencia de náuseas y/o vómitos; perdida de peso; artralgias; aftas bucales y en general todo síntoma que nos pueda ayudar a conocer la etiología del proceso.

Exploración física

Evaluar en primer lugar el estado de hidratación del paciente y de mayor importancia en niños y ancianos. El grado de hipovolemia nos determinará si el paciente es tributario de tratamiento ambulatorio o por el contrario si precisará de ingreso hospitalario.

Controlaremos:

- TA. Pulso. Temperatura.
- Exploración abdominal.
- Tacto rectal e inspección anal.
- Nivel de conciencia y estado de hidratación (signo del pliegue, sequedad de mucosas, diuresis, etc.).

Indicaciones de ingreso hospitalario:

- Deshidratación.
- Vómitos incoercibles.
- Edades extremas.
- Estado tóxico.
- Enfermedad concomitante grave.

Que hacer y que no hacer ante una diarrea aguda

Diarrea aguda sin criterio de ingreso hospitalario:

Los datos de la historia clínica y la exploración física pueden ser suficientes para el diagnostico etiológico del proceso sin necesidad de realizar otras pruebas diagnósticas.

Realizaremos coprocultivo aunque el resultado del mismo llegue a nuestro conocimiento una vez resuelto el proceso diarreico. En muchas ocasiones el proceso quedará sin etiquetar.

Que hacer: Por su carácter banal y auto-limitado normalmente no precisará de tratamiento específico. Recomendaremos una dieta pobre en residuos y sin productos lácteos; asimismo indicaremos una ingesta abundante de líquidos por vía oral para la correcta rehidratación del paciente, pudiendo utilizar Sueroral® de fácil preparación y que aportara glucosa y electrolitos junto con la hidratación. Únicamente en el caso de diarrea infecciosa de etilogía conocida por coprocultivo o presencia de parásitos estará indicado el tratamiento con antibióticos.

Agentes antisecretores pueden estar indicados en la diarrea del viajero.

Que no hacer: Administrar antidiarreicos, derivados opiáceos o análogos, y frenadores del peristaltismo en toda diarrea aguda de posible origen infeccioso.

Administrar o iniciar tratamiento antibiótico sin estudios bacteriológicos específicos.

Diarrea aguda que requiere ingreso hospitalario:

Que hacer: En los supuestos que el paciente ingresara, tendremos que realizar exploraciones complementarias simultaneando con el tratamiento general establecido.

Solicitaremos estudio analítico general, con hemocultivos en caso de existir temperatura; ECG para valoración de posible hipokaliemia: Rx Tórax y simple de abdomen; examen cualitativo de heces donde se puede apreciar la presencia de sangre, sangre oculta y leucocitos que pueden orientarnos a la etiología de la diarrea. Cursaremos coprocultivo y estudio de parásitos. Otras exploraciones como la serología a Yersinia enterocolítica y colonoscopiarectoscopia según las características de la diarrea y del paciente afecto.

Tratamiento

Reposición de líquidos y electrolitos que realizaremos por vía endovenosa controlando el volumen de líquido administrado y con controles según analítica de las necesidades de electrolitos y bicarbonato.

Dieta absoluta durante 48-72 horas, reintroduciendo una dieta exenta en residuos y sin productos lácteos de manera progresiva y según tolerancia del paciente.

Tratamiento especifico conocido el agente etiológico del cuadro diarreico.

Tratamiento de los síntomas asociados que pudieran agravar el estado general del paciente.

Tratamiento de los procesos o enfermedades crónicas si existieran del paciente ingresado.

Que no hacer: Administrar antidiarreicos (derivados opiáceos) en pacientes con diarrea sanguinolenta, fiebre o toxicidad sistémica. Si hubieran recibido tratamiento, éste debe interrumpirse en pacientes que no mejoran o que pudieran empeorar con dicho tratamiento.

Iniciar tratamiento antibiótico sin conocer el agente etiológico responsable del proceso.

CAPÍTULO

7 *Intoxicaciones*
Enfoque general

7.1. INTRODUCCIÓN

Se denomina tóxico a cualquier sustancia que al contacto con el organismo provoca una reacción química perjudicial para el individuo.

El conjunto de signos y síntomas que produce la sustancia tóxica en el organismo constituyen la intoxicación.

Por desgracia, las intoxicaciones de tipo accidental o suicida continúan siendo extraordinariamente frecuentes y cualquier profesional de enfermería puede encontrarse en situación de tener que hacer frente a una emergencia de este tipo.

Según los datos estadísticos en España se deben producir no menos de 125.000 intoxicaciones agudas o sobredosis que precisan de consulta médica hospitalaria, de ellas aproximadamente 2.500 son tributa-rias de ingreso en Unidades de Cuidados Intensivos por su gravedad y al menos 1.000 muertes son atribuibles a dicha causa.

La sobredosificación intencional es la causa más frecuente de intoxicación aguda en los adultos, a diferencia de los niños en los que la causa más frecuente es la exposición accidental.

Las manifestaciones clínicas que presenta el intoxicado estarán en función del mecanismo fisiopatológico del propio tóxico, de la dosis absorbida del mismo y de la presencia de complicaciones.

Ante la gran cantidad de substancias que pueden ocasionar intoxicaciones en nuestro medio, consideramos que un enfoque general de la actitud ante las mismas puede ser de más utilidad que una somera relación de las diferentes intoxicaciones.

7.2. DIAGNÓSTICO DE LA INTOXICACIÓN

En la gran mayoría de los casos se llega al diagnóstico de intoxicación aguda a partir de la anamnesis del paciente, del interrogatorio de los testigos o por pruebas circunstanciales.

Los resultados de la exploración física pueden ayudar a corroborar la naturaleza del tóxico pero por sí solos no son suficientemente característicos para establecer con exactitud la naturaleza de este. Los datos analíticos y en concreto los screening de tóxicos que se realizan en sangre y orina de los pacientes intoxicados pueden determinar con exactitud el tipo de tóxico que provocó la intoxicación.

7.3. ANAMNESIS

Adultos: Un porcentaje muy elevado de adultos que ingieren tóxicos están conscientes al llegar al hospital y normalmente no es difícil esclarecer la causa de la intoxicación. Se puede conocer la naturaleza del tóxico y la cantidad del tóxico ingerida aunque se deba mantener cierto grado de escepticismo al respecto y más aún si coincide con la ingesta de alcohol.

En los pacientes inconscientes y ante la falta de historia previa, el diagnóstico de intoxicación comprenderá la exclusión de otras posibles causas de coma y la consideración de otras pruebas circunstanciales. El interrogatorio a los familiares o posibles testigos es fundamental. La existencia de restos de medicamentos o productos tóxicos al lado del individuo en coma pueden orientar a la causa de la intoxicación. Las notas referentes al suicidio pueden aclarar sus acciones e intenciones.

Niños: La intoxicación accidental en los niños es un hecho presumible normalmente. Podemos encontrar restos del tóxico en las manos, ropa del niño que orienten hacia la ingesta del mismo.

Capitulo aparte, por su gran complejidad, mencionaremos los casos de intoxicación homicida y la no accidental que pueden ser muy difíciles de reconocer y que requieren un elevado índice de sospecha. Los adultos pueden de alguna manera indicar el temor al que se encuentran expuestos pero de mucha mayor complejidad es el caso de los niños donde únicamente podremos guiarnos mediante signos o síntomas inexplicables.

7.4. MANIFESTACIONES CLÍNICAS

Muchos tóxicos afectan a múltiples sistemas del organismo y las manifestaciones clínicas son con frecuencia numerosas e inespecíficas. Los signos y síntomas que en muchas ocasiones aparecen agrupados pueden ser de gran utilidad en los pacientes inconscientes para establecer un diagnóstico de la intoxicación.

Manifestaciones digestivas

Por ser una de las vías de entrada más habitual del producto tóxico, es importante realizar una exploración detallada.

El dolor y ulceración de la cavidad bucal, con afectación de faringe se presenta tras la ingestión de productos alcalinos o ácidos fuertes (paraquat, fenoles, etc.). Cuando se producen quemaduras bucales, estas pueden ser indoloras por destrucción de fibras nerviosas.

En ocasiones se aprecia una hipersialorrea tras la ingesta de grandes cantidades de inhibidores de la colinesterasa que se encuentran presentes en insecticidas organofosforados.

Por el contrario la sequedad de la boca y la lengua se debe a menudo a la ingesta de compuestos anticolinérgicos, pero que debemos interpretar con cautela en presencia de trastornos ventilatorios.

Las náuseas y los vómitos pueden ser los síntomas digestivos más comunes en las intoxicaciones. Se diferenciarán los propiamente digestivos por irritación gástrica de aquellos de origen central que aparecen tras la absorción del tóxico (narcóticos, digoxina) y que no son inmediatos a la ingesta.

El dolor abdominal generalizado y la diarrea se debe habitualmente a corrosivos que irritan el tracto intestinal (laxantes, alcalinos y ácidos fuertes, colchicina). El dolor de aparición mas tardía y dependiendo de la localización nos puede orientar hacia afectación hepática o renal (necrosis tubular aguda).

El hipoperistaltismo intestinal es propio de pacientes comatosos (opiáceos, anticolinergicos) y por lo general recupera la normalidad al recobrar la conciencia el individuo afecto.

Por ultimo la ictericia por afectación hepatocelular suele aparecer a los 2 ó 3 días de la intoxicación (paracetamol, hidrocarburos y algunas setas venenosas del género amanita entre la que destaca la letal Amanita Phalloides). En algunos casos la ictericia puede ser consecuencia de hemólisis (cloratos, arsénico).

Manifestaciones respiratorias

La tos, la expectoración y la disnea pueden aparecer después de la inhalación de gases irritantes (humo de los incendios, amoniaco, el cloro, etc), y en algunos casos pueden agravar una patología respiratoria crónica previa.

La cianosis en el paciente inconsciente se debe normalmente a una combinación de varios factores, pueden coexistir factores obstructivos de la vía aérea, factores que alteren la relación ventilación-perfusión, la hipotensión, la vasoconstricción periférica. Normalmente puede solucionarse con oxigenación y ventilación asistida; en caso de persistir debemos sospechar la presencia de metahemoglobinemia provocada por tóxicos como los fenoles, anilinas o paraquat.

Trastornos de hipoventilación o hiperventilación se presentan cuando se produce afectación del SNC (hipoventilación en las sustancias depresoras del SNC, hiperventilación secundaria a intoxicación por salicilatos o fármacos estimulantes del SNC como el cianuro y algunos herbicidas). En ocasiones serán mecanismos compensadores de los trastornos ácido-básicos establecidos.

Por último, se puede presentar edema pulmonar no cardiogénico por lesión del epitelio respiratorio (cloro, amoniaco y óxidos del nitrógeno) o por rotura de la integridad de los capilares (analgésicos narcóticos, salicilatos).

Manifestaciones cardiovasculares

Entre las manifestaciones cardiovasculares mas frecuentes mencionaremos por su importancia las alteraciones del ritmo cardiaco y de la tensión arterial. Podemos encontrarnos con taquicardia en la intoxicación por salicilatos y fármacos simpaticomiméticos; bradicardia que puede estar provocada por glucósidos cardiacos, bloqueadores beta adrenérgicos y en intoxicaciones por insecticidas organofosforados. En casos extremos las alteraciones del ritmo pueden ocasionar ausencia de pulso por afectación circulatoria periférica como en las sobredosis con depresores del SNC.

En otras intoxicaciones se pueden presentar arritmias cardiacas como en la intoxicación digitálica, los antidepresivos tricíclicos y antipalúdicos.

La hipotensión puede aparecer en cualquier tipo de intoxicación grave y se encuentra relacionada con la depresión del SNC y el grado de coma que presente el individuo intoxicado.

En otros casos la hipotensión es producto de la disminución del volumen sanguíneo circulante por perdidas gastrointestinales o por sobredosis de diuréticos.

La hipertensión es menos frecuente en la intoxicaciones aguda, pero puede ser provocada por fármacos como los inhibidores de la MAO.

Manifestaciones del SNC

El coma es uno de los signos mas comunes de intoxicación y está provocado por una acción directa depresora sobre el SNC de la sustancia tóxica (hipnóticos, antidepresivos, tranquilizantes, opiáceos, alcoholes, etc). En algunos casos el coma puede ser secundario a trastornos metabólicos como ocurre en el coma hipoglucémico tras la administración de insulina y sulfonilurias.

Las convulsiones también pueden ser debidas a la acción directa del tóxico, como en el caso de los opiáceos o de los inhibidores de la MAO; o de manera indirecta, por ejemplo, secundarias a un trastorno hipoxémico o en la misma hipoglucemia.

Puede afectarse la marcha y equilibrio del individuo (intoxicación alcohólica), presentarse vértigos y trastornos de los reflejos. Se presentarán hipotonía e hiporreflexia en las intoxicaciones de barbitúricos e hipnóticos en general. Las mioclonías y la hiperreflexia se deben comúnmente a la intoxicación por compuestos anticolinergicos.

Se pueden presentar reacciones distónicas causadas por la metoclopramida en niños y ancianos.

Por último, apuntar la posibilidad de delirios y alucinaciones en relacion al LSD, o drogas sintéticas y que normalmente se acompañan de ingesta alcoholica.

Manifestaciones oculares

El individuo intoxicado puede presentar visión borrosa después de una sobredosis de fármacos psicotropos por depresión del SNC.

La pérdida parcial o total de la visión por afectación del nervio óptico puede estar presente en la intoxicación por metanol o a la quinina.

Los cambios pupilares son evidentes por ejemplo en la intoxicación por opiáceos donde se observarán unas pupilas mioticas y puntiformes; por el contrario las pupilas dilatadas o midriáticas se observan en la intoxicación por el LSD, las anfetaminas y teofilinas entre otros. De presentarse anisocoria esta puede orientarnos a una causa no tóxica del coma que presente el individuo.

Otras manifestaciones

Existen otros signos y síntomas que pueden presentarse en intoxicaciones específicas. Es importante el examen detallado de la

---

FIGURA 20. Plan de actuación

1. Asegurar la permeabilidad de la vía aérea y el control de la ventilación.

2. Control circulatorio y de la tensión arterial.

3. Valoración del nivel de conciencia.

4. Obtener información del tóxico.

5. Si se dispone de antídoto, considerar si es necesario o apropiado.

6. Considerar la necesidad de evitar la absorción del tóxico.

7. Solicitar alguna prueba toxicológica de urgencia.

8. Programa de asistencia continuada.

9. Considerar si es posible o necesario forzar la eliminación del tóxico.

piel para esclarecer posibles autolesiones, o para descartar un cuadro de drogadicción.

En algunos casos apreciaremos trastornos urinarios como puede ser la coluria (intoxicación por setas o como consecuencia de hepatoxicidad), la anuria en caso de producirse necrosis tubular aguda por múltiples tóxicos, y en ocasiones también poliurias.

Por último comentar que se presentan en algunas intoxicaciones trastornos de hipotermia como es el caso de sobredosis de fármacos depresores del SNC (alcohol) o hipertemia que ocasionalmente acompaña a las intoxicaciones por salicilatos en los niños.

7.5. EXPLORACIONES COMPLEMENTARIAS

En todo paciente intoxicado realizaremos análisis general en sangre y orina con estudio toxicológico dirigido hacia la sustancia que se sospecha causante de la intoxicación. En todos los casos se deberá controlar el estado del equilibrio ácido-base para determinar posibles alteraciones metabólicas y/o respiratorias. En función de la sospecha diagnóstica se solicitarán los controles toxicológicos dada la amplia posibilidad de pruebas actuales.

Se debe realizar estudio radiológico de tórax, sobre todo en pacientes comatosos y con sospecha de inhalación de tóxicos irritantes, para determinar el grado de afectación pulmonar y en su caso de las posibles complicaciones.

Por último se precisará de estudio electrocardiográfico para el control de posibles arritmias, trastornos de la conducción o alteraciones de la repolarización que pudieran orientar al diagnóstico de la intoxicación.

Tratamiento: Hablaremos de los aspectos generales de la actitud terapéutica en los cuadros de intoxicación aguda. Cabe señalar que aproximadamente el 80% de los cuadros de intoxicación aguda en niños y adultos, son casos leves y que requieren una mínima atención médica. Pero existe un 10% de enfermos con grave afectación, con compromiso de uno o mas órganos y que precisarán de control médico en UCI para su estabilización y posterior control de posibles complicaciones.

Mantenimiento de las funciones vitales

En cualquier paciente gravemente intoxicado, lo primero que hay que hacer es asegurar la permeabilidad de sus vías aéreas, asegurar la ventilación y el control cardiocirculatorio para mantener la vida del paciente y decidir su tratamiento posterior (Fig. 20).

Vía aérea

Asegurar la permeabilidad de la vía aérea, sobre todo en el individuo inconsciente que colocaremos en la posición lateral de seguridad para evitar la broncoaspiración.

Revisaremos la existencia de cuerpos extraños o secreciones en cavidad bucal.

Procederemos a la aspiración de secreciones. Utilización de tubo de Mayo o cánula de Guedel y si se precisara de tubo endotraqueal para la intubación del paciente.

Ventilación y oxigenación

La causa mas frecuente de hipoventilación es la intoxicación por substancias depresoras del SNC como son los hipnosedantes, el alcohol, los opiáceos y algunos disolventes. En otros procesos la hipoventilación se producirá por obstrucción de la vía aérea y que se intentará solucionar tal como describimos anteriormente.

La hipoxemia en ocasiones es secundaria a la hipoventilación o puede ser secundaria a complicaciones de la intoxicación como por ejemplo la broncoaspiración.

Por tratarse de una urgencia vital la hipoventilación central precisará de intubación endotraqueal y ventilación mecánica.

Disponemos de dos antídotos específicos, la naloxona (Naloxone-Abelló®) en las intoxicaciones por opiáceos y el flumazenilo (Anexate®) en las intoxicaciones por benzodiacepinas que pueden revertir la hipoventilación.

La hipoxemia se tratará con oxigenoterapia que de hecho actuará como antídoto en las intoxicaciones por monóxido de carbono (CO).

En los casos en los que se presente broncoaspiración con posibilidad de distrés respiratorio será precisa la ventilación mecánica y la profilaxis antibiótica.

Cardiocirculatorio

La manifestación más frecuente es la hipotensión, en ocasiones por depresión miocárdica, o por trastornos del ritmo cardiaco y en ocasiones por trastorno hipovolemico como es el caso de vómitos severos o trastornos diarreicos importantes.

La correcta evaluación del trastorno hemodinámico así como su tratamiento mantendrán estable al individuo intoxicado hasta la eliminación del tóxico o hasta la desaparición de los trastornos ocasionados. Si se produjera paro cardiaco se deben iniciar las maniobras de soporte vital avanzado con la peculiaridad de mantenerlas durante un periodo más prolongado que el establecido en el SVA general.

Sistema Nervioso Central

Dos situaciones obligan a actuar sin demora. En primer lugar, la situación de coma y en ausencia de diagnóstico de la intoxicación, que obligará a la administración de Glucosa hipertónica por vía endovenosa y a la administración de naloxona y flumazenilo. Si el coma fuera profundo, además de las medidas de soporte vital precisaríamos de profilaxis antiembólica y protección gástrica. En segundo lugar se tratarán las convulsiones, si existieran, con diazepan o clonacepan y en casos refractarios a estos tratamientos con pentobarbital.

Descontaminación

En procesos con afectación dérmica es importante el realizar una descontaminación de la piel, el personal que la realiza debe usar elementos de protección. Lavado de la piel con agua y jabón y retirada de las ropas posiblemente contaminadas. El contacto con cáusticos requiere irrigación continua durante 20-25 min.

Si la afectación es ocular se debe, igualmente, efectuar lavado ocular continuado con agua o suero fisiológico durante 15 minutos a media hora, antes de la instilación de colirios.

7.6. INTERRUPCIÓN DE LA ABSORCIÓN DEL TÓXICO

Absorción digestiva

Administración de eméticos

La más frecuente en nuestro medio. Se intentará realizar el vaciado gástrico. Para ello se dispone de los eméticos, que únicamente se utilizarán en los individuos conscientes para evitar una posible broncoaspiración. El emético de elección es el jarabe de ipecacuana y debe utilizarse solamente si el tiempo transcurrido desde la toma de tóxico no excede a las tres horas aproximadamente. Está contraindicado en caso de ingesta de cáusticos, aguarrás u otros hidrocarburos. La complicación mas frecuente de este tratamiento como ya hemos descrito es la broncoaspiración. Si no pueden administrar eméticos por las circunstancias de la intoxicación procederemos a realizar un lavado gástrico.

Lavado gástrico

En los pacientes en coma antes de proceder al lavado deberemos realizar intubación endotraqueal para evitar la broncoaspiración. La colocación de la sonda gástrica para lavado permite la administración de carbón activado a través de la misma.

El carbón activado es un absorbente utilizado en un gran numero de intoxicaciones digestivas. Esta contraindicado en la ingesta de cáusticos, de etanol o metanol y derivados del petróleo entre otros. Normalmente la dosis administrada es de 1g/kg diluido en 250cc de agua y administrado en dosis única. Debemos evitar la broncoaspiración como complicación mas frecuente y grave. La administración de carbón activado normalmente se acompaña de estreñimiento por lo que en ocasiones se asocia con la administración de catárticos.

Absorción respiratoria

La absorción de humos o gases tóxicos sólo se suprimirá separando al individuo del lugar contaminado. Ello exige adoptar todas y cada una de las precauciones necesarias para entrar en tal atmósfera.

Absorción cutánea

Realizar las recomendaciones de descontaminación que hemos mencionado anteriormente.

Absorción parenteral

En el caso de drogas administradas por vía parenteral, la absorción de las mismas es inmediata y no podemos actuar para evitar o disminuir dicha absorción.

7.7. UTILIZACIÓN DE ANTÍDOTOS

Consideramos antídotos aquellas sustancias medicamentosas que impiden, mejoran o hacen desaparecer algunos de los síntomas de las intoxicaciones. No están exentos de efectos secundarios y su utilización dependerá de la magnitud de la intoxicación y de los niveles tóxicos sanguíneos alcanzados.

Existen varios antídotos en nuestro medio de mayor utilidad. Unicamente mencionaremos aquellos que se podrían considerar necesarios en todo centro de atención de urgencias (Fig. 21).

7.8. MEDIDAS PARA AUMENTAR LA ELIMINACIÓN

Dos son las posibilidades para acelerar la eliminación del tóxico:

1. La diuresis forzada: Estará indicada en aquellos casos en que la substancia tóxica o sus metabolitos se eliminen por vía renal.

Intentaremos conseguir un mayor aporte sanguíneo a nivel renal para aumentar el filtrado glomerular de la substancia e intentaremos disminuir la reabsorción tubular con la utilización de diuréticos y con corrección del pH urinario.

El tipo de diuresis forzada dependerá de las características del producto tóxico y de las condiciones del individuo afectado. Se realizará con monitorización de los parámetros hemodinámicos del paciente para evitar posibles complicaciones, como puede ser la sobrecarga de volumen, los trastornos hidroelectrolíticos y el edema pulmonar. En algunos casos existirá contraindicación absoluta a la práctica de la diuresis forzada, es el caso de edema pulmonar o cerebral establecidos, en estados de shock o de fracaso renal agudo.

2. Depuración extrarrenal: Sólo se podrá realizar en centros hospitalarios dotados de las condiciones y aparatos técnicos precisos. Sus indicaciones de aplicación estarán en relación al tóxico, de la cantidad o dosis absorbida y si esta es potencialmente mor-

FIGURA 21	
Antídoto	**Indicaciones**
Glucosa	➡ Coma de origen desconocido ➡ Insulina ➡ Antidiabéticos orales
Naloxona	➡ Coma de origen desconocido ➡ Opiáceos
Flumazenilo	➡ Coma de origen desconocido ➡ Benzodiazepinas
Hidroxicobalamina	➡ Cianuro
Azul de metileno	➡ Metahemoglobinizantes
Oxígeno	➡ Monóxido de carbono ➡ Cianuros ➡ Ácido sulfhídrico

tal para el individuo; cuando las técnicas de soporte realizadas no sean suficientes para vencer o superar la intoxicación; o cuando la aparición de insuficiencia renal y/o hepática limitan claramente la posibilidad de eliminación del tóxico.

Entre las técnicas de depuración extrarrenal podemos mencionar:

- La hemodiálisis que será de utilidad para eliminar toxinas hidrosolubles de bajo peso molecular y que se unan a las proteínas plasmáticas, es el caso de bromuro, etanol, etilenglicol, litio y salicilatos entre otros y también nos servirá para contrarrestar trastornos metabólicos que se pudieran presentar en el curso de la intoxicación.

- La hemoperfusión que será útil en las intoxicaciones por barbitúricos hipnosedantes y fármacos liposolubles.

- La plasmaferesis que puede estar indicada en las intoxicaciones por L-tiroxina, Amanita Phalloides o digitoxina, permitien-

do una más rápida extracción del tóxico.

- La exanguinotransfusión que puede ser utilizada en las metahemoglobinemias severas, en las hemólisis tóxicas o intoxicaciones por fósforo y hierro. Técnica de más fácil aplicación en los niños.

A tener en cuenta

Un gran porcentaje de las intoxicaciones atendidas en los servicios de urgencia hospitalarios pueden ser de carácter voluntario con o sin intención de suicidio. Tras las consideraciones terapéuticas aplicadas según la situación del paciente debe siempre realizarse una valoración psiquiátrica del mismo y siempre antes de proceder al alta hospitalaria.

Desde el punto de vista penal la atención a todo intoxicado presupone la necesidad de extender un parte al juzgado de guardia, donde especificaremos el día y la hora de la asistencia, la causa, las lesiones producidas, su pronóstico y el destino del enfermo.

8 *Urgencias médicas del aparato respiratorio*

8.1. Introducción
8.2. Insuficiencia respiratoria
8.3. Pauta de actuación del personal de enfermería en las enfermedades respiratorias

8.1. INTRODUCCIÓN

Son múltiples los procesos pulmonares que producen alteración de la función pulmonar.

Los trastornos de ventilación/perfusión a escala pulmonar, en unas ocasiones se deberán a trastornos propiamente pulmonares y en otras ocasiones a trastornos de otros aparatos o sistemas pero que afectarán la función pulmonar.

El estado de afectación condicionará el nivel de actuación en la sala de urgencias. Un buen porcentaje de las consultas en los servicios de urgencias será de carácter leve o moderado, pero en ocasiones nos encontraremos con procesos de extrema gravedad.

Una correcta valoración del enfermo en la sala de urgencias, así como la iniciación de las medidas oportunas evitarán en muchos casos el realizar actos o actuaciones no necesarios y mejorará el tratamiento y pronóstico del paciente afectado.

Intentaremos describir los patrones respiratorios principales, la actitud del personal de enfermería en la sala de urgencias y las medidas a adoptar. En muchos casos pueden ser repetitivas pero consideramos que establecer un plan de actuación puede ser de gran utilidad, sobre todo en los centros donde no se disponga de protocolos de actuación, y evitarán en muchos casos actuaciones fuera de lugar.

8.2. INSUFICIENCIA RESPIRATORIA

Cuando se produce una alteración de la función respiratoria nos encontramos ante un proceso de Insuficiencia respiratoria.

Diferenciaremos la IRA (insuficiencia respiratoria aguda) de la IRC (insuficiencia respiratoria crónica) también conocida como BCNO o EPOC por trastornos pulmonares previos en el paciente que en ocasiones por cuadros de reagudización se descompensan.

El grado de afectación puede ser de extrema gravedad como en el caso de asfixia, obstrucción de vías aéreas o paro respiratorio. Dada la complejidad de estos procesos hemos considerado oportuno desarrollarlos en capítulos independientes. En muchos centros de asistencia existen protocolos especiales de actuación que deben activarse ante la presencia de una urgencia vital.

Valoración del paciente

Se trata de una Urgencia Vital. Esta es la primera valoración que se debe realizar. Si es así, deberán activarse los protocolos existentes en el centro. El plan de actuación se describe en el capítulo correspondiente (Asfixia y maniobras de soporte vital, pág 15).

En los otros procesos intentaremos realizar un examen del individuo con valoración de todas sus funciones de manera rápida, actuando en aquellas circunstancias que ya puedan ser de utilidad para el paciente.

Estado mental

En ocasiones el paciente puede presentarse con afectación del estado de conciencia. Es importante en los pacientes comatosos el realizar control de las vías aéreas, por la posibilidad de cuerpos extraños y colocarlos en la posición lateral de seguridad para evitar complicaciones por broncoaspirado.

En otras ocasiones el paciente puede encontrarse agitado con ansiedad (por ejemplo en las crisis asmáticas o en los Bronquíticos crónicos) en estos procesos se

debe intentar calmar al paciente mientras se sigue actuando.

Piel y mucosas

Podemos encontrarnos con pacientes con palidez secundaria a la hipotensión o a un estado anémico o por el contrario con cianosis (coloración azulada de la piel secundaria a hipoxia). En algunos casos pueden existir afectaciones multisistémicas que enmascaren estas alteraciones de la piel.

Movimientos torácicos

Cuando el individuo presenta dificultad respiratoria suele utilizar la musculatura accesoria, pudiendo observarse aleteo nasal, tiraje a nivel del cuello y musculatura intercostal y respiración paradójica o abdominal. La presencia de estos movimientos y en ocasiones la falta de movimiento de un hemitórax pueden indicarnos la gravedad del proceso e intuir la posible localización del proceso (por ejemplo, en un neumotórax a tensión).

Patrones respiratorios

La valoración de la frecuencia y el ritmo respiratorio pueden orientarnos hacia la patología del paciente en estudio.

- **Respiración eupneica o normal:**
- En adultos, de 15 a 17 respiraciones /min.
- En adolescentes, de 12 a 20 res./min.
- En niños de 2 a 12 años, de 20 a 30 res./min.
- En recién nacidos, de 30 a 50 respiraciones/min. con suspiros.

- **Taquipnea:** Frecuencia respiratoria

aumentada como ocurre en enfermos con fiebre.

- **Bradipnea:** Frecuencia respiratoria disminuida con patrón regular, que podemos considerar normal durante el sueño pero que podemos encontrar en enfermos con depresión central o intoxicaciones.

- **Apnea:** O ausencia de respiración como en el paro respiratorio.

- **Hiperpnea:** Respiraciones profundas con frecuencia normal.

- **Cheyne-Stokes:** Aumento de intensidad y frecuencia hasta un límite cuando decrece hasta periodo de apnea y vuelve a iniciar el ciclo. Puede orientar a lesión estructural cerebral o trastornos metabólicos principalmente.

- **Respiración apnéusica:** Existe una bradipnea de base con esfuerzos inspiratorios profundos, normalmente por lesiones cerebrales o hipoxia severa.

- **Kussmaul:** Respiraciones rápidas y profundas sin periodos de pausa como puede ocurrir en trastornos metabólicos.

Realizada la valoración desde el punto de vista respiratorio se completará la valoración inicial con los parámetros hemodinámicos generales como son la TA y frecuencia cardiaca. También será importante conocer la temperatura del enfermo.

8.3. PAUTA DE ACTUACIÓN DEL PERSONAL DE ENFERMERÍA EN LAS ENFERMEDADES RESPIRATORIAS

1. Monitorización cardiaca:

Es importante la frecuencia cardiaca, ya que muchas patologías respiratorias van asociadas a taquicardia. También monitorizaremos la TA, la frecuencia de la toma de tensión arterial dependerá siempre del estado del paciente.

2. Control de oximetría:

Colocación de pulsioxímetro para saber la saturación de oxígeno y así decidir el tratamiento de oxígeno adecuado. En este momento hemos de valorar si hay o no cianosis y si está es muy acusada o no. La cianosis es el cambio de la coloración normal a una grisácea-azulada en labios y uñas de manos y pies, principalmente.

3. Control de temperatura:

La fiebre indica que el cuadro patológico puede deberse a una proceso infeccioso, por lo que el tratamiento se verá íntimamente relacionado con la presencia de fiebre.

4. Valoración del tipo y frecuencia de la respiración:

- **Eupnea:** Es la frecuencia respiratoria normal, entre 12-16 respiraciones por minuto.

- **Taquipnea:** Es la frecuencia respiratoria superior a 16 respiraciones por minuto.

- **Bradipnea:** Es la frecuencia respiratoria inferior a 12 respiraciones por minuto.

- **Disnea:** Existencia de dificultad respiratoria. La frecuencia respiratoria puede encontrarse en límites normales.

- **Apnea:** Ausencia de respiración.

- **Respiración paradójica abdominal:** Es

la alternancia de movimientos ventilatorios torácicos y abdominales.

- Utilización de la musculatura accesoria de la ventilación: Se produce tiraje supraclavicular, supraesternal e intercostal, aleteo nasal e hipertonía del músculo esternocleidomastoideo.

5. Contol de sintomatología asociada:

- Sudoración
- Agitación
- Confusión
- Tos irritativa o productiva
- Expectoración y color del esputo
- Presencia de sibilantes
- Dolor

6. Asegurar la permeabilidad de la vía aérea:

En estados de confusión, agitación, disminución de la conciencia, etc., se ha de extraer la dentadura postiza para evitar que ésta obstruya la entrada de aire.

Si el paciente esta inconsciente y respira mantendremos la vía aérea permeable mediante la colocación del tubo de Mayo, el cual evitará la caída de la lengua y la consiguiente obstrucción de la laringe, lo que provocaría la muerte. Mantendremos también la posición lateral de seguridad (enfermo en decúbito lateral) para evitar la broncoaspiración en el caso de que el paciente vomitara.

Cuando nos encontremos con obstrucción de la vía aérea por un cuerpo extraño, debemos:

- Colocar al paciente en posición de Fowler: Paciente sentado con una almohada debajo de las rodillas.
- Procurar una buena iluminación para la extracción del cuerpo.
- Tener preparado laringoscopio y tubo de Mayo.
- Realizar maniobras de Heimlich.

7. Canalizar vía venosa periférica y administración de medicación

8. Realizar analítica completa y gasometría arterial:

La gasometría arterial nos permite determinar la presión de oxígeno (PO2), la presión de dióxido de carbono (PCO2), el PH sanguíneo y el bicarbonato (HCO3).

Los valores normales son:

- PO2:   entre 80-100 mmHg
- PCO2:   entre 35-45 mmHg
- PH: entre 7,35-7,45
- HCO3:   entre 23-25 mEq/l
- HCO3:   standard entre 21-27 mEq/l
- Exceso de base +/- 3 mEq/l

En las alteraciones de la gasometría arterial nos encontramos con:

- Hipoxemia: PO2 < 80 mmHg
- Hiperoxia: PO2 > 100 mmHg
- Hipocapnia: PCO2 < 35 mmHg
- Hipercapnia: PCO2 > 45 mmHg
- Acidosis: pH < 7,35
- Alcalosis: pH > 7,45

La acidosis y la alcalosis pueden ser provocadas por un problema respiratorio o metabólico:

Acidosis respiratoria:

- Compensada: pH < 7,35, PCO2 > 45 mmHg y un aumento de HCO3.
- No compensada: PH < 7,35, PCO2 > 45 mmHg y HCO3 normal.

Acidosis metabólica:

- Compensada: pH < 7,35, HCO3 < 22 mEq/l PCO2 < 35 mmHg.
- No compensada: pH < 7,35, HCO3 < 22 mEq/l y PCO2 normal.

Alcalosis respiratoria:

- Compensada: pH > 7,45, PCO2 < 35 mmHg y disminución de HCO3.
- No compensada: pH > 7,45, PCO2 < 35 mmHg y HCO3 normal.

Alcalosis metabólica:

- Compensada: pH > 7,45, HCO3 > 26 mEq/l y PCO2 > 45 mmHg.
- No compensada: pH > 7,45, HCO3 > 26 mEq/l y PCO2 normal.

9. Oxigenación:

El objetivo de este tratamiento es el incremento del oxígeno en sangre. Para tal fin disponemos de varias opciones:

- **Gafas nasales:** Son las más cómodas para el paciente ya que permiten comer, hablar, etc.

Con este dispositivo sólo se puede aumentar hasta 4 L por minuto. Hay que tener en cuenta que el aumento de 1 L por minuto conseguiremos un incremento del 4% en la concentración de O2.

- **Máscara Venturi:** Llamada así por estar basada en el efecto Venturi producido por la entrada de un chorro de O2, que a su vez facilita la entrada de aire ambiental por unos orificios adicionales de los que van provistos. Las concentraciones de O2 suministradas con este tipo de máscaras depende del flujo de la fuente de O2 y de la mezcla de O2 con aire ambiental. Con 4 litros por minuto de O2 podemos poner 24% ó 28%

de mezcla. Con 8 litros por minuto de O2 podremos poner 35% ó 45% de mezcla.

- **Máscara de alta concentración:** En este tipo de máscaras no existe la posibilidad de mezcla de O2 con aire ambiente, por lo que administraremos el 100% de O2. Graduaremos la toma de oxígeno entre 10 - 12 litros por minuto.

- **Ventilación mecánica:** Es la de elección cuando hay depresión respiratoria o cuando con los mecanismos anteriores no podemos revertir la hipoxemia. Es necesario de un respirador que hará la función de los pulmones.

Para utilizar este método el paciente tendrá que estar intubado y generalmente sedado, para permitir una correcta oxigenación. Es muy importante que el tubo orotraqueal esté bien fijado para evitar extracción accidental y mantener el circuito permeable, limpio de secreciones mediante la aspiración de las mismas. Los respiradores disponen de la posibilidad de programar las características de ventilación deseadas según la patología del enfermo. En el caso que se produzca algún fallo en la ventilación programada, el respirador está provisto de alarmas para avisar y poder reestablecer la ventilación correcta.

10. Radiografía del tórax:

Para valorar neumotórax, hemotórax, atelectasias, neumonía, condesaciones, etc.

También nos servirá para saber si una vía central está correctamente colocada, si el paciente está correctamente intubado y no se produce una intubación selectiva (sólo se ventilaría un pulmón).

11. Fisioterapia respiratoria:

Para disminuir el trabajo respiratorio y mejorar la ventilación. Disponemos de:

- Nebulizaciones con broncodilatadores.

- CPAP: Consiste en crear una presión positiva continua en la vía aérea. La respiración es espontánea y se mantiene una presión supra-atmosférica durante todo el ciclo ventilatorio.

- Respiración controlada y expectoración de secreciones. Valorar la aspiración de secreciones en enfermos con imposibilidad de expectorar y que las secreciones están invadiendo las vías altas.

- Humidificación de secreciones.

En el caso que haya un deterioro del paciente y a pesar de haber agotado las posibilidades anteriores, el médico valorará la necesidad de la intubación orotraqueal o la realización de traqueostomía de urgencia y ventilación mecánica.

12. Anamnesis del paciente y de la familia:

Este apartado se hará lo antes posible, dependiendo de la gravedad del enfermo.
Pondremos especial atención en:

- Alergias.
- Qué fue lo que provocó la crisis.
- Cuando empezó y cuanto ha durado.
- Sintomatología que ha presentado.
- Presencia de fiebre.
- Cuándo fué la última ingesta y si ha vomitado.
- Si hay dolor torácico.
- Antecedentes médicos: Enfermedades cardíacas, EPOC, cardiopatía reumática, asma, insuficiencia renal,...

13. Posición del paciente:

Hemos de mantener al paciente en decúbito supino con el cabezal de la camilla levantado 45º o más, según tolerancia, e intentar disminuir la ansiedad provocada por la sensación de ahogo.

9 *Urgencias médicas cardiocirculatorias*

9.1. Introducción
9.2. Cardiopatía hisquémica
9.3. Estudio del dolor
9.4. Insuficiencia cardíaca

9.1. INTRODUCCIÓN

Las enfermedades cardiocirculatorias son unas de las causas mas frecuentes de actuación en los servicios de urgencia en nuestro medio.

Desde el enfermo que acude por dolor torácico inespecífico hasta los enfermos con cardiopatía isquémica de mayor o menor importancia precisarán de asistencia en la unidad de urgencias. La pronta actuación de enfermería permitirá su correcta valoración y el inicio de las medidas oportunas para la estabilización del proceso.

Intentaremos dar una visión general de los procesos más frecuentes y como en los capítulos anteriores dar una posible pauta de actuación en el momento de recibir a dichos enfermos en la unidad de urgencias.

Distinguiremos por su importancia los procesos secundarios a cardiopatía isquémica, a la aparición de arritmias o insuficiencia cardíaca.

9.2. CARDIOPATÍA ISQUÉMICA

La correcta actividad del músculo del miocardio dependerá del equilibrio entre las necesidades de oxigenación del mismo y las ofertas de sangre que se realizan a través de su vascularización por las arterias coronarias. Si existe una alteración en dicho equilibrio se traduce por hipoxia miocárdica con los síntomas que ello produce y que conocemos como cardiopatía isquémica.

Entre las causas etiológicas más frecuentes de alteración de la circulación coronaria podemos destacar los procesos de arteroesclerosis que producen disminución del calibre de las arterias coronarias con la consecuente disminución del riego vascular para situaciones específicas.

Las formas más conocidas de presentación de los procesos de cardiopatía isquémica los conocemos como Angina de pecho o Angor y el Infarto Agudo de Miocardio (IAM). Para diferenciarlos precisaremos de los datos ECG y analíticos del paciente afectado. A grandes rasgos podemos decir que en el caso del Angor la insuficiencia vascular coronaria es de corta duración lo cual no da lugar a la existencia de necrosis de las células miocárdicas y por tanto es importante la rápida actuación para evitar la prolongación del proceso que pudiera dar lugar a la presencia de necrosis miocárdica, en cuyo caso hablaríamos de IAM.

El síntoma principal en las cardiopatías isquémicas es el dolor. Dependiendo de la gravedad del proceso en algunos casos, como en el shock cardiogénico o en estados de urgencia vital, la rápida actuación del personal de enfermería en las salas de urgencia será prioritario para la estabilización del enfermo; en otros casos menos graves la identificación de las características del dolor que presenta pueden orientar a la naturaleza del proceso.

9.3. ESTUDIO DEL DOLOR

- Enfermedades: Comienzo y duración del dolor.

- Enfermedades: Forma en que el paciente experimenta el dolor torácico.

- Enfermedades: Localización del dolor y posibles irradiaciones.

- Tipo de dolor (opresivo, constrictivo).

- Factores acompañantes, en relación a los esfuerzos, a la ingesta de alimentos, con el frío, etc.

- Factores que lo disminuyen, por ejemplo el reposo o la toma de Nitroglicerina.

- Síntomas acompañantes como las nauseas o vómitos, la sudoración, etc.

- Alteraciones de signos vitales como la taquicardia o alteraciones de la frecuencia respiratoria.

- Y también de gran utilidad, la posibilidad de conocer los antecedentes del paciente y sus posibles factores de riesgo.

Tras la sospecha por el tipo de dolor de posible enfermedad miocárdica se procederá al estudio electrocardiográfico y analítico para la confirmación del diagnóstico e iniciar el tratamiento indicado por el personal médico. Las medidas de actuación las describiremos posteriormente por considerarlas en parte similares a los pacientes con enfermedad cardiovascular.

9.4. INSUFICIENCIA CARDÍACA

La insuficiencia cardíaca se produce por una incapacidad del corazón para mantener las necesidades de perfusión del organismo normalmente por una alteración de la función ventricular (derecha, izquierda o mixta) dando lugar a múltiples manifestaciones por la alteración producida en los diferentes órganos del enfermo.

Son múltiples los procesos que pueden producir Insuficiencia cardíaca congestiva (ICC) por alteración de la función ventricular.

Etiología:

1. **Disminución de la contractibilidad miocárdica**
   - Enfermedad coronaria
   - Miocarditis
   - Miocardiopatías
   - Latrogénicas como las provocadas por fármacos.

2. **Aumento del trabajo miocárdico**
   - Hipertensión arterial
   - Hipertensión pulmonar (cor pulmonale)
   - Enfermedades valvulares

- Malformaciones congénitas
- En presencia de aumento del gasto cardíaco como en la anemia, en estados sépticos, etc.

3. Otras causas
  - Taponamiento cardíaco
  - Pericarditis constrictiva
  - Arritmias persistentes

Valoración de la insuficiencia cardíaca:

Según la evolución del proceso distinguiremos la insuficiencia cardíaca aguda de la crónica. Dependiendo de su localización, la insuficiencia cardíaca derecha, de la izquierda, y en ocasiones de la global.

IC izquierda

La alteración del VI produce un incremento de la presión en la AI que se transmite a la circulación pulmonar produciendo éstasis pulmonar que será el responsable de las manifestaciones de la insuficiencia cardíaca.

- **Disnea o respiración fatigosa:** producida por el éstasis pulmonar y ocupación de los alvéolos. Según la intensidad de la misma la conocemos de esfuerzo o de reposo.

- **Fatiga** por disminución del gasto cardíaco y falta de riego a nivel muscular que produce la astenia o dificultad a los movimientos.

- **Tos seca irritativa** en ocasiones productiva y que aparece con el decúbito sobretodo por las noches al acostarse.

- **Ortopnea:** sensación de ahogo al estirarse que impide el poder dormir acostado. A veces se producen crisis de disnea nocturna que obliga a los pacientes a levantarse y a dormir sentados.

- **Retención de líquidos** en zonas declives.

- **Alteraciones en el ritmo respiratorio.**

IC derecha

Se produce una congestión venosa en la circulación sistémica por alteración de la función del ventrículo derecho que se pone de manifiesto por distensión de las venas yugulares, la aparición de edemas en extremidades inferiores y zonas declives con posibilidad de ascitis y también con la posibilidad de hepatomegalia.

Parte de los síntomas por alteración cardiorrespiratorios. Los pacientes con insuficiencia cardíaca congestiva pueden presentar síntomas por alteración de otros órganos o sistemas del organismo.

- **Neurológicos:** Alteración del estado de conciencia, en ocasiones presentan irritabilidad o perdida de memoria.

- **Gastrointestinales:** Distensión abdominal, presencia de nauseas o vómitos, ascitis y hepatomegalia dolorosa a la palpación.

- **Renales:** Disminución de la diuresis secundaria a bajo gasto cardíaco.

Arritmias cardiacas

Otra de las urgencias cardiovasculares más frecuentes que pueden presentarse en los servicios de urgencias son las derivadas de la alteración del ritmo cardíaco normal. Las arritmias cardíacas se pueden presentar cuando se altera la formación del impulso eléctrico, la conducción del mismo o la frecuencia de los impulsos.

Cuando se presenta una arritmia cardíaca, la gravedad de la misma nos obligará a la toma de medidas para la rápida estabilidad hemodinámica del individuo afectado. Existen algunas arritmias que son urgencias vitales siendo preciso el poner en funcionamiento los protocolos de urgencia vital del centro; en otros casos la arritmia puede ser bien tolerada por el individuo y la función de enfermería en los servicios de urgencia será la primera valoración del paciente y la de realizar el estudio ECG completo para llegar al diagnóstico del evento para su posterior tratamiento.

Etiología:

La etiología de las arritmias cardíacas es variada; entre ellas destacan:

- **Hipoxia miocárdica:** Enfermedad coronaria, shock, anemia.

- **Alteraciones metabólicas y electrolíticas:** Trastornos del potasio, del calcio, trastornos endocrinos.

- **Estimulación de catecolaminas:** Hipotensión e hipertensión, medicamentos simpaticomiméticos, estimulantes.

- **Alteraciones vagales:** Maniobras vagales (aspiración de secreciones, enemas de limpieza, distensión abdominal).

Clasificación Taquiarritmias:

a. Supraventriculares:
- Extrasístoles auriculares
- Taquicardia sinusal
- Fibrilación auricular
- Flutter auricular
- Taquicardia paroxística supraventricular
- Síndrome de WPW

b. Ventriculares:
- Extrasístoles ventriculares
- Taquicardia ventricular
- Fibrilacion ventricular

c. Bradiarritmias:
- Bradicardia sinusal

- Bloqueo sino-auricular
- Bloqueo auriculo ventricular
- Ritmos nodales
- Asistolia

Actitud de enfermeria en la enfermedad cardiovascular

1. Monitorización cardíaca:

El objetivo de la monitorización cardíaca es la vigilancia continua de la actividad eléctrica del corazón. Hay sistemas de monitorización de tres o cinco electrodos. Todas las derivaciones se colocan en el tórax del paciente, de tal manera que los electrodos no interfieran en las maniobras terapéuticas (maniobras de resucitación, hacer un electrocardiograma...). La colocación de los electrodos es la siguiente:

- Rojo: Zona superior derecha.
- Amarillo: Zona superior izquierda.
- Verde: Zona inferior izquierda.
- Negro: Zona inferior derecha.
- Blanco: En el centro.

En el caso de tres electrodos sólo nos encontraremos con el rojo, amarillo y verde, y estos se colocan de igual manera.

De la monitorización cardíaca tenemos que tener en cuenta:

- **Frecuencia cardíaca** (la frecuencia sinusal normal se encuentra entre 60-100 latidos por minuto. Si nos encontramos una frecuencia inferior a 60 por minuto hablaremos de bradicardia y si esta es superior a 100 latidos por minuto, en reposo, hablaremos de taquicardia).

- **Análisis del ritmo cardíaco:** Origen (si el latido proviene del nódulo sinusal, del nódulo auriculo-ventricular, de algún foco ventricular...) y regularidad.

- **Análisis de las ondas.**

- **Interpretación.**

2. Control de la tensión arterial:

El valor de la tensión arterial ha de ser un dato que debemos obtener rápidamente y dependiendo del estado del paciente la toma de presión arterial se hará más o menos frecuente. Consideraremos hipertensión arterial una tensión superior a 140/90 mmHg. La hipotensión no se considera una urgencia a no ser que provoque sintomatología como: lipotimias, vértigos, visión borrosa, aturdimiento mental, nauseas, síncope, convulsiones...

3. Control de oximetría:

Mediante un pulsioxímetro se ha de monitorizar de manera continua la saturación de oxígeno. Se consideran valores normales entre 95%-100%.

4. Control de la frecuencia respiratoria:

Control del número de respiraciones en un minuto y características de la ventilación. La frecuencia respiratoria normal es la que esta entre 12 y 16 respiraciones por minuto.

5. Electrocardiograma (ECG):

Hacer un ECG, consiste en registrar en 12 derivaciones impresas, la actividad eléctrica del corazón. Estas derivaciones son: DI, DII, DIII, aVR, aVL, aVF, V1,V2,V3, V4, V5, V6.

Se ha de interpretar la posibilidad de:

- Bloqueo.
- AC x FA (arritmia completa por fibrilación auricular).
- Flutter auricular.
- Extrasístoles auriculares o ventriculares.
- Isquemia cardíaca: T negativa, segmento ST elevado o deprimido o presencia de onda Q.

Siempre tendremos que hacer un ECG si aparece un dolor torácico, si este cambia o se hace más fuerte, para poder valorar posibles variaciones electrocardiográficas comparando con ECG anteriores.

6. Oxigenación:

El objetivo es conseguir una saturación de O2 del paciente por encima de 95%. La necesidad y cantidad de oxígeno que se administrará dependerá siempre de la saturación de O2 del paciente, nunca se hará de manera automática, sin tener datos que la requieran.

Hay diferentes posibilidades para oxigenar a un paciente, estas quedan explicadas en el apartado 9 de Urgencias médicas del Aparato Respiratorio. (pág. 93)

7. Canalizar vía venosa:

Preferiblemente en el enfermo cardiológico se canalizan dos vías venosas periféricas, una quedará destinada a la administración de medicación y la otra será utilizada exclusivamente para la extracción de analíticas. Nos encontramos enfermos con edema agudo de pulmón o shock cardiogénico en los que se debería valorar la necesidad de canalizar una vía venosa central para conocer la Presión Venosa Central (PVC). La PVC se mide con mmHg y sus valores normales oscilan entre 10-12 mmHg. Esta presión es la creada por la parte derecha del corazón, ya que la PVC mide la presión existente en la aurícula derecha, que es el lugar en el que se debe encontrar la parte más distal de catéter.

8. Analítica:

Se hará una analítica completa para valorar el estado general del paciente, pero prestaremos especial atención a los enzimas cardíacos (CK, CK mb, troponina...) y a la coagulación, para valorar la posibilidad de tratamientos anticoagulantes.

Normalmente se establecen controles analíticos periódicos cada 6 horas.

9. Administración de medicación:

Administrar la medicación pautada lo antes posible y sobre todo administrar analgesia hasta que el dolor desaparezca. También es muy importante mantener al paciente en reposo absoluto y disminuir la ansiedad.

10. Radiografía de tórax:

En enfermería es importante para asegurarnos de que una vía central está correctamente colocada (veremos el recorrido del catéter, y este debe de finalizar en la cavidad de la aurícula derecha del corazón), de que una sonda nasogástrica se encuentra en el estómago o de que un tubo de intubación orotraqueal está correctamente colocado en la traquea, sobre la carina, que es la zona en la que la traquea se divide en los dos bronquios y no se produzca una intubación selectiva (aquella en la que el tubo de intubación está colocado en un sólo bronquio, lo que produciría una errónea oxigenación y un problema añadido sobre el pulmón no ventilado).

11. Control de diuresis:

Valorar, según el estado del paciente la posibilidad de colocar una sonda vesical para control estricto de líquidos. El sondaje vesical será necesario en un paciente incontinente y que existe la necesidad de controlar el volumen de orina, en enfermos inestables hemodinámicamente, en estado de shock o en aquellos tratados con diuréticos a dosis altas.

12. Anamnesis exhaustiva:

Es de gran importancia y no se debe olvidar nunca la entrevista exhaustiva del paciente y/o familia y esta se ha de hacer lo antes posible, dependiendo del estado del paciente, ya que nos puede facilitar el diagnóstico y tratamiento del paciente, así como su recuperación. En el caso de enfermos cardiovasculares, pondremos especial atención en:

- Alergias.
- Tipo e intensidad del dolor.
- Localización del dolor.
- Frecuencia y duración del dolor.
- Inicio y evolución hasta la llegada al servicio de urgencias.
- Factores agravantes o alternantes.
- Sintomatología asociada: Disnea, sudoración, palpitaciones,...
- Antecedentes patológicos personales y familiares respecto a enfermedades cardiacas, respiratorias, vasculares y renales.
- Medicación actual.

13. En el caso de shock cardiogénico se procederá a la intubación orotraqueal del paciente y ventilación mecánica y a realizar las maniobras de soporte vital avanzado, dentro de estas nos encontramos con el desfibrilador, que es un aparato que mediante una descarga eléctrica intenta que el corazón recupere su actividad eléctrica normal o en su defecto, alguna que produzca latidos compatibles con la vida. Para realizar una cardioversión, tenemos que poner dos placas conductoras en el tórax del paciente, una se colocará en la zona esternal ligeramente hacia la derecha y la otra en la zona submamaria izquierda. Si colocamos las palas sobre el tórax del paciente obtendremos su ritmo cardiaco, en caso de que lo haya. La carga del desfibrilador vendrá siempre indicada por el médico y se suele poder cargar desde las mismas palas. Es muy importante estar atento en el momento de la desfibrilación y permanecer todo el mundo alejado de la cama o camilla donde se encuentre el paciente, asegurándose de no estar tocando nada metálico.

10 *Urgencias neurológicas*

10.1. Introducción
10.2. Actuación del personal de enfermería ante una urgencia neurológica

10.1. INTRODUCCIÓN

El enfermo con patología neurológica, por la complejidad del mismo y en muchas ocasiones por la dificultad en poder realizar una historia clínica con el enfermo (estados de alteración de la conciencia) es sin duda un proceso en el que la valoración y control por el personal de enfermería en las salas de urgencia es de vital importancia para su diagnóstico y sobre todo para evitar las posibles complicaciones que pudieran derivarse del estado del enfermo.

En ocasiones nos encontraremos ante una urgencia vital, que pone en peligro la vida del enfermo, teniendo que activar las medidas de emergencias propias del centro de trabajo donde se desarrolla la actividad asistencial. Una vez estabilizado el enfermo, su seguimiento y control evolutivo serán de primordial atención por el personal de enfermería dados los súbitos cambios que este tipo de pacientes pueden presentar.

Creemos que puede ser más de utilidad centrarnos en la valoración del enfermo neu-
rológico por el personal de enfermería que el realizar una lista de las diferentes alteraciones y enfermedades que pueden acompañarse de manifestaciones neurológicas.

En capítulo diferenciado realizamos un enfoque general del paciente intoxicado donde se valora igualmente el estado de conciencia del enfermo.

Puede ser de utilidad el recordar cuatro puntos para iniciar la valoración del enfermo neurológico.

1. La mayoría de los trastornos neurológicos se deben a alteraciones metabólicas o intoxicaciones medicamentosas o por drogas.

2. La valoración del enfermo se debe realizar en orden riguroso comenzando con los signos vitales, después la valoración general y por último el examen neurológico.

3. La respuesta pupilar a la luz nos diferenciará un coma estructural del coma tóxico-metabólico.

4. El examen neurológico del paciente en coma va dirigido a:

- El nivel de conciencia.
- El examen de las pupilas.
- Los movimientos oculares.
- La respuesta motora.
- El patrón respiratorio.

10.2. ACTUACIÓN DEL PERSONAL DE ENFERMERIA ANTE UNA URGENCIA NEUROLÓGICA

1. Monitorización Constantes vitales

En los enfermos con patología neurológica es prioritaria la monitorización y control de sus constantes vitales.

Debemos obtener información sobre:
1. Tensión arterial.
2. Frecuencia cardíaca.
3. Frecuencia y tipo de respiración.
4. Temperatura.
5. Saturación de oxígeno (saturímetro transdérmico).

La correcta y rápida valoración de las constantes vitales deben ser suficientes para iniciar las maniobras de RCP si estas fueran necesarias.

En algunos casos y cuando el personal médico lo considere necesario, se deberá proceder a la colocación de un catéter intracraneal para conseguir una monitorización continua de la presión intracraneal (PIC). Técnica no exenta de riesgos pero de gran utilidad en los pacientes en coma con lesiones intracraneales (hemorragias cerebrales) para el control evolutivo del proceso. El personal de enfermería ayudará a la implantación del mismo con las máximas medidas de asepsia y controlará las alteraciones que se pudieran producir en los niveles de la presión intracraneal.

2. Oxigenación

En los enfermos con alteración del estado de conciencia será de vital importancia

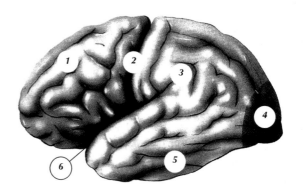

> **1** Lóbulo frontal / **2** Cisura de Rolando / **3** Lóbulo parietal / **4** Lóbulo occipital / **5** Lóbulo temporal / **6** Cisura de Silvio

Vista del cerebro.

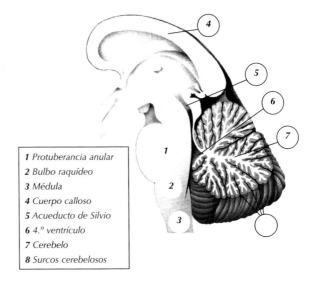

> **1** Protuberancia anular
> **2** Bulbo raquídeo
> **3** Médula
> **4** Cuerpo calloso
> **5** Acueducto de Silvio
> **6** 4.º ventrículo
> **7** Cerebelo
> **8** Surcos cerebelosos

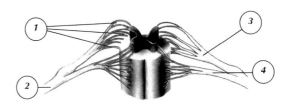

> **1** Filetes nerviosos de las raíces / **2** Nervio raquídeo **3** Raíz posterior / **4** Raíz anterior

Sección de la médula espinal.

el mantener las vías aéreas permeables en todo momento para conseguir una correcta oxigenación. En ocasiones únicamente con la posición correcta del enfermo conseguiremos la óptima oxigenación y en todos los casos ante la presencia de secreciones bronquiales estas deberán ser aspiradas correctamente para evitar la obstrucción de las vías aéreas.

Vigilar según el estado de conciencia la posibilidad de vómitos con el peligro de broncoaspiración que pudiera derivarse.

Control continuo de la saturación de oxigeno y de las características de la respiración por si se producen alteraciones por tratarse de enfermos con alto compromiso respiratorio.

En enfermos con afectación neurológica podemos encontrarnos diferentes patrones respiratorios:

- Respiración periódica o Cheyne-Stokes: Aumento de intensidad y frecuencia hasta un limite para disminuir a continuación del mismo modo hasta la apnea.

- Hiperventilación neurógena central.

- Respiración apneústica: Bradipnea de base. Inspiración profunda mantenida en fase de esfuerzo.

- Respiración atáxica: Patrón muy irregular. Anuncio de parada respiratoria.

- Paro respiratorio.

3. Canalización vía venosa

Será imprescindible canalizar como mínimo una vía venosa, en algunos casos y si existe compromiso hemodinámico será preferible canalizar más de una vía venosa y si es posible una de ellas que sea central. En el momento de realizar la canaliza-

ción aprovecharemos para extraer muestras de sangre para los controles analíticos posteriores.

Aconsejamos extraer mas cantidad de sangre por si fuera necesario el realizar estudio de niveles de tóxicos en sangre.

4. Sonda Nasogástrica

En algunos enfermos será necesaria la colocación de una sonda nasogástrica. En todos los pacientes en estado de coma es obligado para evitar la posibilidad de broncoaspirado y evitar complicaciones. En los enfermos que deban ser intubados también deberá colocarse sonda nasogástrica para aspiración del contenido gástrico. Por último en los enfermos tributarios de lavado gástrico por posibilidad de intoxicación deberá colocarse para proceder al mismo.

5. Sonda Vesical

Para el control de la diuresis colocaremos sonda vesical en los enfermos en coma y con compromiso hemodinámico. También nos servirá para control del aspecto de la orina y determinación de tóxicos si fuera necesario.

6. Examen neurológico

Realizado el examen general del enfermo con afectación neurológica debemos realizar el examen neurológico que ante su complejidad y diversidad debe realizarse siguiendo un protocolo de actuación donde examinemos (Fig. 22):

1. Estado de conciencia
2. Tamaño pupilar y reactividad
3. Movimientos oculares
4. Respuesta motora
5. Patrón respiratorio

Estado conciencia:

En el paciente neurológico podemos diferenciar 3 niveles de alteración del estado de conciencia.

- Obnubilación y estupor
- Confusión
- Coma

- **Obnubilación y estupor:** El enfermo se encuentra somnoliento en mayor o menor grado, respondiendo a estímulos externos. Al ceder los estímulos externos el enfermo regresa al estado somnoliento.

- **Confusión:** El enfermo permanece con los ojos abiertos, puede obedecer a ordenes pero con defectos de atención, memoria o de orientación.

- **Coma:** Estado caracterizado por la ausencia de conciencia en el que el enfermo no responde a ordenes ni estímulos externos.

Tamaño pupilar y reactividad:

El estado de las pupilas y su reactividad a estímulos luminosos nos puede dar información muy valida sobre la etiología de la afectación.

Tamaño:
- Puntiformes
- Mióticas
- Intermedias
- Midriáticas

Reactividad a la luz: Es la contracción que sufren las pupilas al aplicarles luz. Una respuesta lenta puede ser causa de lesión intracraneal.

Simetría: Ambas pupilas deben ser de igual tamaño en condiciones normales y reaccionar a la luz con la misma rapidez.

Son las denominadas pupilas isocóricas.

Por el contrario la asimetría de más de 1 mm de diámetro es anormal y se denomina anisocoria.

Movimientos oculares:

Debemos valorar la posición ocular en reposo que debe ser de mirada al frente, cualquier desviación de la mirada será signo de posible lesión cerebral (descartar estrabismo persistente).

La desviación de la mirada puede ser conjugada cuando los dos ojos dirigen la mirada de forma simétrica, o desconjugada cuando cada ojo mira de forma asimétrica a distintos puntos.

- **Refejo corneal:** Al estimular la córnea se produce parpadeo. La falta de este reflejo es signo de lesión cerebral.

- **Reflejos óculo-cefálicos:** Se valora haciendo girar bruscamente la cabeza y los movimientos oculares se producirán en sentido opuesto al giro de la cabeza. Este reflejo no está presente en los individuos despiertos.

Tener presente la posibilidad de lesión traumática a nivel cervical antes de realizar las maniobras de girar la cabeza.

Respuesta motora:

La valoraremos con la exploración de extremidades para determinar el grado de afectación de las mismas y que podemos clasificar de menor a mayor afectación.

Extremidades superiores:
1. Fuerza normal
2. Discreta disminución de la fuerza
3. Importante disminución de la fuerza
4. Flexión espástica
5. Extensión
6. No respuesta

FIGURA 22. Escala de Glasgow

Para determinar el estado de gravedad del enfermo neurológico y poder realizar una valoración pronóstica del mismo disponemos de la conocida Escala de Glasgow, que a través de puntuación de los diferentes parámetros estudiados determinará el estado de gravedad.

Fue diseñada en 1974 en la Universidad de Glasgow (Escocia), y desde entonces se ha implantado en los servicios de urgencia, unidades de cuidados intensivos, unidades de politraumatizados y servicios de neurología de toda nuestra nación.

Extremidades inferiores:
1. Fuerza normal
2. Discreta disminución de la fuerza
3. Importante disminución de la fuerza
4. Extensión
5. No respuesta

Con estas valoraciones de los movimientos de las extremidades podremos determinar el grado de afectación del enfermo y catalogarlo:

- Hemiparesia
- Hemiplejia
- Paraplejia
- Tetraplejia

La vigilancia de los enfermos con afectación neurológica corresponde fundamentalmente al personal de enfermería que con los parámetros reseñados y controlándolos periódicamente (por ejemplo cada hora) podrá y deberá determinar los cambios evolutivos que pudieran presentarse y comunicarlo al personal médico responsable del enfermo.

Para facilitar dicha tarea se han realizado protocolos de control del paciente neurológico.

Apertura de los ojos:

Espontáneamente	4
A estímulo verbal	13
A estímulo doloroso	2
Nula	1

Respuesta verbal:

Orientado	5
Desorientado, pero conversa	4
Palabras inapropiadas	3
Sonidos incomprensibles	2
Nula	1

Respuesta motora:

Obedece ordenes	6
Localiza el dolor	5
Retirada al dolor	4
Flexión anormal al dolor	3
Extensión al dolor	2
Nula	1

El valor máximo es de 15 puntos y el mínimo de 3 puntos (equivalente a muerte cerebral). Valores inferiores a 7 puntos son indicativos de situación de coma. Será importante que se repita la valoración de los parámetros regularmente como indicamos anteriormente y ante la disminución de la puntuación, que indicará la gravación del proceso, se deberá comunicar al personal médico responsable.

CAPÍTULO **11**

Mal de altura

11.1. Introducción
11.2. Fisiopatología
11.3. Exploración física
11.4. Tratamientos

11.1. INTRODUCCIÓN

El término mal de altura hace referencia a una serie de síndromes diversos que trascienden del agotamiento, la deshidratación, la hipoxia o de la combinación de diferentes cambios fisiológicos en el organismo como consuecuencia de la mala adaptación a la altura. Recibe también nombres como mal de montaña, edema cerebral por altitud y otros.

Tales síndromes se desarrollan a altitudes superiores a los 2500 metros y toda persona en ascenso por encima de tal altitud se encuentra en riesgo de padecer alguna de las formas del cuadro con independencia de su experiencia previa en la montaña y de su preparación física (Fig. 23).

11.2. FISIOPATOLOGÍA

Agotamiento

Generalmente los afectados son alpinistas o montañeros deshidratados. Si el agota-

miento persevera puede conducir a la muerte por deshidratación e hipotermia.

Mal agudo de altura

La ascensión rápida en altura conduce a sobrepasar la capacidad del organismo para adaptarse a la deficiencia creciente de oxígeno. Las formas cerebrales del mal de altura se deben al parecer a cambios inducidos por la hipoxia en la permeabilidad sanguínea cerebral lo que conduce al edema cerebral y se manifiestan en alturas alrededor de 2500 metros o superiores.

Manifestaciones clínicas:

Los síntomas normales de exposición a la altura incluyen:

- Disnea de esfuerzo.
- Diuresis espontánea.
- Alteraciones nocturnas del ritmo respiratorio (Cheynes-Stoke).
- Sueño excitado que produce frecuentes despertares.

- Sueños incongruentes o anómalos.

En el ascenso rápido, el diagnóstico de mal de altura agudo se determina por cefalea y alguno de los síntomas siguientes:

- Trastornos gastrointestinales (naúseas, vómitos...)
- Mareo y/o desorientación
- Debilidad o fatiga
- Insomnio
- El edema cerebral se produce en el contexto de ascensos a alturas superiores a 2000 o 2500 metros, con ascensos rápidos e incrementos superiores a 300 metros entre nido y nido (lugar para dormir en la montaña), es decir 300 metros por día en alturas superiores a 3000 metros. Frecuentemente, los pacientes manifiestan carecer de los episodios típicos de diuresis espontánea.
- Un ascenso montañero en el que se refiere sintomatología de mal de montaña como dolor de cabeza, pérdida de aliento y nausea es el más común de los casos. Sin embargo, puede evolucionar rápidamente hacia el edema cerebral e incluso producirse este último sin síntomas clásicos de mal de altura en ascensos rápidos. Como se ha comentado, se recomienda no realizar ascensos de más de 300 metros al día en valor absoluto. El ascenso en valor de metros por hora no es importante.
- El edema cerebral se desarrolla habitualmente después del edema pulmonar previo y la hipoxemia severa producida.
- La confusión, lasitud y otras condiciones cerebrales pueden indicar edema cerebral por altura.
- Ataxia.

11.3. EXPLORACIÓN FÍSICA

Mal de altura agudo:

- El paciente parece sentirse enfermo pero no existen hallazgos relevantes.

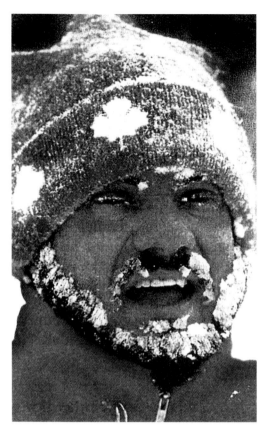

Los montañeros pueden verse obligados a soportar condiciones extremas.

- Examen neurológico y cardíaco normales.

Sin embargo, se registran accidentes isquémicos en pacientes de edades superiores a 50 años, mal entrenados, que son elevados mediante teleférico a la altitud donde realizan ejercicio físico lo que conduce a la apariciones de dolores precordiales que ceden al abandonar el esfuerzo aunque en algunos casos evolucionan hasta el infarto de miocardio.

- En algunos casos se auscultan crepitantes.
- No suele presentar fiebre.

Edema cerebral como consecuencia de la altitud:

- El paciente con sintomatología de MMA presenta ataxia vacilante (por ejemplo es incapaz de caminar en el modo pun-

FIGURA 23. Prevención

Ascensión gradual:

- Debe recomendarse a los pacientes en futuras ascensiones la planificación correcta de los descansos e instruirlos en la atención estricta a los síntomas.

- Evitar ascensos hasta descansos por encima de 3000 metros y permanecer por lo menos veinticuatro horas entre 2500 y 3000 metros antes de reiniciar el ascenso.

- Por encima de 3000 metros nos se deben efectuar ascensos sin descanso por encima de 300 o 400 metros al dia.

- Para mejorar la aclimatación se debe pasar una segunda noche en el mismo descanso cada 1000 metros por encima de 3000.

- Facilita la aclimatación el ascenso -dentro de los límites establecidos- con un ligero descenso al lugar de descanso.

tillas a talón en línea recta) o presenta otras alteraciones mentales. En ausencia de MMA tales síntomas sugieren ECA.

- Habitualmente, el examen neurológico es normal.

Causas:

- Ascenso rápido a gran altura.
- El aumento de la altura incrementa el riesgo de MMA o ECA.
- El ascenso continuado aún sin síntomas de mal de altura puede desencadenar ECA. En alturas superiores a 5000 metros, pequeños ascensos con síntomas de MMA pueden precipitar ECA.
- La ECA es frecuentemente secundaria a la EPA probablemente debido al rápido empeoramiento de la hipoxia en relación con el ascenso continuo.

11.4. TRATAMIENTOS

Tratamiento prehospitalario

En los casos leves por lo general es suficiente la administración de analgésicos suaves, descanso e hidratación. En ningún caso deberá el paciente continuar el ascenso hasta que se encuentre restablecido y asintomático.

En casos más severos cabe administrar dexametasona, oxígeno y tratamiento hiperbárico. Suelen obtenerse resultados en el plazo de 12 a 24 horas con la administración de acetazolamida, de 2 a 6 horas con dexametasona y en un plazo mucho más rápido con el descenso, oxígeno y el tratamiento hiperbárico.

El tratamiento del edema cerebral como consecuencia de la altura se basa esencialmente y de forma específica en el descenso (Es conocido en medicina de montaña y entre los montañeros el "tratamiento primario": Descenso, descenso y descenso).

- Administrar dexametasona de forma precoz y, si se dispone del mismo, oxígeno y tratamiento hiperbárico.

Tratamiento de urgencia hospitalaria

Por lo general, cuando el paciente "desciende" para alcanzar el hospital los síntomas han mejorado considerablemente lo que hace a menudo innecesario la administración de tratamiento. Para pacientes en los que persisten tras el descenso síntomas severos de edema se administrará la medicación recomendada en el tratamiento prehospitalario y oxígeno al flujo necesario para mantener una saturación de O2 superior al 90%.

La recuperación suele ser excelente. En algunos casos persisten cefaleas o crisis nauseosas.

12 *Congelación e Hipotermia*

12.1. **Congelación local**
12.2. **Hipotermia**
12.3. **Reanimaciones**

12.1. CONGELACIÓN LOCAL

La congelación es una lesión local debido a la acción del frío por debajo de los 0º C. Las congelaciones, como las quemaduras, se clasifican en tres grados atendiendo a su severidad.

Igual que sucede también con las quemaduras se reserva un cuarto grado para congelaciones locales extremas.

Congelación de primer grado:

Se caracteriza por una palidez o coloración cianótica transitoria de la piel, pérdida de la sensibilidad, eritema durante el recalentamiento y curación sin secuelas en pocas semanas.

Congelación de segundo grado:

Se subdivide en segundo grado superficial y segundo grado profundo. La característica más llamativa es la aparición de ampollas o flictenas a las primeras horas.

La recuperación de la sensibilidad en la congelación de segundo grado superficial es más tardía aunque la evolución es similar a la congelación de primer grado. La congelación de segundo grado profundo ocasiona anestesia completa, ampollas hemáticas y edema importante.

En la congelación de tercer grado el efecto del frío ocasiona necrosis.

Factores predisponentes:

- La temperatura externa.
- El viento.
- La humedad.
- El estado y peculiaridades del paciente:
  • Hidratación
  • Hipoxia
  • Equipo
  • Estado circulatorio

- Tabaquismo
- Congelaciones anteriores

El diagnóstico es evidente. El propio paciente reconoce con rapidez la congelación en los dedos de las manos. El autoreconocimiento del proceso es más lento para los dedos de los pies, siendo estas por ello las más abundantes, seguidas de las congelaciones de las manos y de la cara (nariz, pabellón auricular).

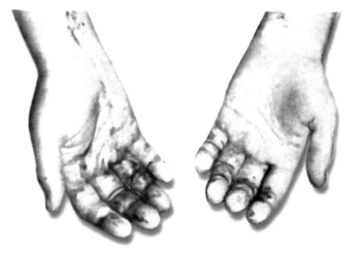
Lesiones de primer y de segundo grado.

Fisiopatología:

Fase primaria: Enfriamiento

La vasoconstricción periférica es la primera reacción del organismo a la exposición al frío.

Dicha vasoconstricción causa una serie de fenómenos a nivel capilar que redunda en un incremento de la viscosidad sanguínea, acidosis e hipoxia. El hielo actúa en el espacio extracelular produciendo por osmolaridad pérdida del agua intracelular con deshidratación y muerte celular.

Fase secundaria: Recalentamiento

La vasoconstricción efecto del frío se transforma en hiperemia reactiva consecuencia del calor. Diversos factores se combinan a nivel extra e intracelular dando como resultado lesiones de reperfusión que acaban con la disminución o eliminación completa de la circulación microcapilar. En consecuencia, se desarrolla necrosis tisular.

Fase terciaria o final: Lesiones irreversibles

Con posterioridad a los fenómenos producidos en la fase calentamiento se produce el avance y establecimiento de lesiones necróticas (edema, flictena, necrosis). Las lesiones en esta fase son a menudo irreversibles y no responden al tratamiento.

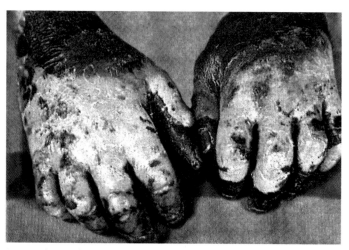
Lesiones de segundo y tercer grado.

Tratamiento prehospitalario:

- El tratamiento de la congelación local se basa prioritariamente en el recalentamiento inmediato en agua templada a 38º. Este tratamiento debe realizarse cuanto antes.

- Una vez efectuado es de la máxima importancia que el paciente no se congele de nuevo.

- Se iniciará tratamiento con Aspirina® y/o Aines.

- Deben respetarse todas las normas de asepsia en evitación de complicaciones infecciosas. Se aplicarán baños a presión controlada dos veces al día para la limpieza y desbridado suave de las heridas. Las ampollas no se resecarán excepto en caso de encontrarse infectadas o de producir estiramiento o compresión de estructuras subyacentes.

- Se mantendrán las extremidades heladas edematosas en posición elevada.

Tratamiento hospitalario:

- La gammagrafía ósea sirve para determinar la necesidad de amputación o el mantenimiento del tratamiento conservador.

- Se inicia tratamiento anticoagulante con heparina de bajo peso molecular.

- Cirugía conservadora de las flictenas y necrosis superficiales.

- Amputación en casos inevitables. (Debe esperarse a la formación de la necrosis seca que determinará la delimitación).

- Tratamiento de soporte psicológico del paciente.

12.2. HIPOTERMIA

Disminución de la temperatura corporal por debajo de 35º C. Se considera hipotermia moderada si la temperatura se encuentra entre 35º y 32º, grave entre 32º y 26º y muy grave por debajo de dicha temperatura.

La temperatura central del organismo depende del balance entre la termogénesis (generación de calor) y la termolisis (disipación del calor) y se mantiene alrededor de 37 grados en el interior del cráneo, tórax y abdomen aunque se produzcan variaciones periféricas marcadas en las extremidades. El incremento o pérdida del calor central depende de diversos factores fisiológicos y metabólicos.

La termolisis o pérdida de calor se incrementa considerablemente en condiciones de frío intenso, agotamiento y disminución de

oxígeno, condiciones corrientes de los climas fríos y de la montaña. Las condiciones personales, edad, estado de salud y de entrenamiento y las ambientales como la humedad, el viento, etc., inciden profundamente en el desarrollo del estado de hipotermia.

Clínica

La disminución de la temperatura central conduce a un cuadro que en función de la severidad y del estado del paciente se manifiesta con:

- Agitación y temblor (tiritona) con temperatura central alrededor de 34º.

- Coma, alrededor de 25º.

- Cuando la temperatura central alcanza los 20º el paciente presenta un aspecto de muerte con midriasis pupilar, pulso y respiración prácticamente inapreciables.

La hipotermia conduce a la fibrilación ventricular cuando se alcanzan los 28º, rebelde a la desfibrilación y a menudo mortal. Cabe considerar aquí sin embargo, que el metabolismo basal disminuye en un 50% a temperatura inferior a 30º y a un 25% de su nivel normal a 20º. Esta "congelación" del metabolismo es la razón por la que se han conseguido recuperaciones después de largos períodos de reanimación.

Clasificación

1. Hipotermia aguda: Se produce en condiciones de frío muy severas de modo que el organismo no puede mantener la termogénesis. La temperatura central disminuye hasta niveles críticos antes incluso de que el organismo haya consumido todas las reservas de energía. Es la hipotermia típica del montañero herido e inmovilizado en lugares donde el frío es extremo.

2. Hipotermia sub-aguda: Típica también de los montañeros cuando como en el caso anterior se encuentran inmovilizados aunque ilesos. Se manifiesta solamente cuando se han agotado las reservas de energía del organismo de manera que su instauración depende de la condición física de la persona, pero se producirá indefectiblemente con el tiempo necesario.

3. Hipotermia sub-crónica: Típica de los sin hogar y de los sectores sociales deprimidos en invierno en ciudades frías. El inicio es mucho más lento que en los casos agudo y sub-agudo.

Atención prehospitalaria

Si es posible, debe determinarse la temperatura central. No es habitual disponer de termómetros adecuados (esofágico, timpánico) excepto en hospitales o dispensarios de montaña equipados.

Se iniciará el tratamiento con:
- El aislamiento térmico del paciente del entorno frío.
- La relajación o sedación del paciente.
Procurar calma para el afectado es de la máxima importancia. Los movimientos que el paciente realice o que se realicen sobre él son susceptibles de generar arritmias malignas. El recalentamiento puede desencadenar fibrilación ventricular.
- SVB o SVCA si se ha producido el paro cardíaco.
- El traslado al hospital debe ser extremadamente cuidadoso evitando todo movimiento intempestivo y brusco o continuado.

El recalentamiento externo agresivo está contraindicado. Se produce riesgo elevado de hipovolemia por el calentamiento de la periferia antes del centro y el desencadenamiento de arritmias malignas por los movimientos bruscos producidos. Sólo en el caso de hipotermia muy ligera (por encima de 32 o 33º) se recomienda calentamiento

directo pasivo mediante abrigo. El aislamiento es imprescindible cuando el paciente se encuentra en el entorno frío.

Deberá ser aislado del frío sin movimientos bruscos, mediante la interposición de barreras entre el cuerpo de la víctima y los elementos generadores de frío directo sobre ésta.

Tratamiento hospitalario

Recalentamiento pasivo

En caso de hipotermia sin fracaso circulatorio el paciente se recalienta con la recuperación gradual de su propio calor mediante su colocación en habitáculo calentado artificialmente. Debe procurarse el calentamiento distal antes del calentamiento central.

Recalentamiento interno activo

En caso de fracaso cardiocirculatorio se impone el recalentamiento activo respetando el calentamiento del centro antes que el de la periferia mediante irrigación caliente de las cavidades o circuito extra-corpóreo.

- **Circulación extracorpórea:** Es el tratamiento de referencia de las hipotermias con fallo cardíaco. Se han informado recuperaciones notables. Por desgracia exige un equipo material y humano importante que muy a menudo se encuentra alejado del lugar del accidente térmico. No es tan viable en el caso del trauma múltiple.

- **Hemodiálisis y hemofiltración:** Recalentamiento mediante desviación arteriovenosa o veno-venosa. Tiene la ventaja de poder usarse en todos los hospitales que disponen de unidades de vigilancia intensiva. No imposibilita el masaje cardíaco y permite el re-equilibrio hidráulico-electrolítico.

- **Irrigación interna:** Combinación de masaje cardíaco e irrigación peritoneal y gástrica. Se trata de una técnica simple para cualquier hospital primario. Se han utilizado diversos métodos: gástrico, peritoneal, mediastinal e irrigaciones pleurales.

El pronóstico es bueno en hipotermia no asociada a traumatismo y en pacientes en buen estado de salud. El traumatismo asociado incrementa de modo considerable la mortalidad. En ocasiones, se observa la reaparición de lesiones que el metabolismo basal disminuido de la hipotermia mantenía ocultas o que puede obligar a conservar la hipotermia hasta la corrección.

12.3. REANIMACIONES

Se han conseguido reanimación con hipotermias de hasta 15º con períodos de parada circulatoria superiores a dos horas. Todo paciente frío debe ser reanimado hasta que no sea certificada su muerte por el médico sobre el cadáver caliente. Sin embargo, ello implica que a menudo se inician largas sesiones de reanimación sobre personas muertas antes de la hipotermia. En el hospital se dispone de un parámetro determinante: si la kaliemia es superior a 10 mmol/l no existen posibilidades de reanimación.

CAPÍTULO **13** *Accidentes ocasionados por el calor*

13.1. Termorregulación
13.2. Cuadros menores
13.3. Agotamiento por el calor
13.4. Golpe de calor

13.1. TERMORREGULACIÓN

El centro regulador de la temperatura situado en el hipotálamo mantiene la temperatura corporal dentro de unos rangos precisos a pesar de cambios intensos producidos en el exterior. El desarrollo de las funciones orgánicas se produce a temperaturas que se encuentran situadas alrededor de 37°. Las temperaturas corporales compatibles con la vida oscilan entre 25° C y 44° C. La termorregulación se mantiene y equilibra mediante mecanismos de vasodilatación-vasoconstricción y sudoración. La vasodilatación consecuencia del calor exterior estimula la sudoración; a través de la sudoración el organismo pierde calor. La vasoconstricción inhibe la sudoración conservando calor.

Entre los diversos cuadros producidos por el calor se encuentran los calambres y rampas y cuadros más severos como el agotamiento por calor y el golpe de calor en los que se produce ya deshidratación general, pérdidas electrolíticas y fracaso de la termorregulación.

Factores predisponentes:

- Aumento de la temperatura y de la humedad.
- Sudoración profusa con dificultad o imposibilidad de reposición de la pérdida salina.
- Permanencia estática prolongada al sol.
- Obesidad.
- Trabajo o actividades extenuantes.
- Hemodilución.
- Enfriamiento de los músculos implicados en el trabajo.

13.2. CUADROS MENORES

Lipotimia inducida por el calor

Se produce en ambiente caluroso y viene precedido por desorientación e inestabilidad o se produce sin causa aparente. Ocurre frecuentemente en pacientes con enfermedad cardiaca previa o en tratamiento con diuréticos o pacientes sanos en exposiciones prolongadas al sol.

Tratamiento:

Reposo en lugar fresco, en decúbito supino, elevación de los miembros inferiores. Disminuir la temperatura corporal con aplicación de friegas o paños húmedos.

Por lo general, el paciente se recupera con rapidez. La persistencia de la lipotimia puede ser indicativa de otras alteraciones añadidas.

Se mantendrá el control del estado cardiocirculatorio y respiratorio en todo momento.

Edema por calor

De manifestación frecuente en personas con trastornos circulatorios distales y mal aclimatadas al calor.

Tratamiento:

Reposo en lugar fresco, en decúbito supino. Elevación y medidas de refresco de la temperatura de las piernas.

Control de las constantes y reposición de líquidos salinos por vía oral o intravenosa.

Agarrotamiento músculo-tendinoso por calor (rampas)

El mecanismo etiológico de las típicas rampas no es bien conocido pero parece estar relacionado con la disminución de sodio. Se producen especialmente en las piernas.

Tratamiento:

Control de las constantes y reposición de líquidos salinos por vía oral o intravenosa si no es posible la primera.

Reposo en lugar fresco.

13.3. AGOTAMIENTO POR EL CALOR

La forma más común deviene como consecuencia del trabajo intenso con exposición a altas temperaturas y asociación cardiovascular.

Tal exposición produce deshidratación y deplección salina habitualmente en combinación. Son raras las formas puras.

La deshidratación se produce como consecuencia de la falta de reposición de agua.

En síntesis, el agotamiento por calor es una agresión aguda por el calor con hipertermia consecuencia de la deshidratación. Los ancianos y lactantes forman las franjas de edad más expuestas a estos trastornos.

Síntomas:

- Exposición al calor
- Oliguria y sed intensa.
- Naúseas y vómitos.
- Fatiga y debilidad.
- Ansiedad, cambios de conducta.
- Hiperventilación, parestesias, tetania, agitación, histeria e incoordinación muscular.
- Puede aparecer delirio, fiebre y coma. Si no se trata puede evolucionar hacia el golpe de calor grave.

Tratamiento:

- Control de las constantes vitales.
- Administración controlada de agua por vía oral si el paciente se encuentra cons-

ciente y no vomita o presenta evidente riesgo de vómito.

- Soluciones salinas si presenta hipotensión ortostática hasta la recuperación del nivel de sodio en sangre. Vigilancia de la glicemia y de la hipercaliemia.

Deplección salina

La deplección salina se produce cuando la pérdida de grandes cantidades de agua se trata con aporte hídrico sin las sales necesarias. Se acompaña, a diferencia de la rampa músculo-tendinosa por calor, de sintomatología general y tiene mayor incidencia sobre personas no aclimatadas al calor.

Síntomas:

- Debilidad intensa, fatiga.
- Cefalea intensa en región frontal.
- Vértigo, naúseas, vómitos y/o diarreas.
- Rampas músculoesqueléticas.
- Hipotensión y taquicardia.

Tratamiento:

Se administrarán líquidos salinos por vía oral o vía endovenosa si las condiciones del paciente no permiten la vía oral.

13.4. GOLPE DE CALOR

De menor prevalencia que otros trastornos por el calor se trata, sin embargo, de un cuadro muy grave que implica hipertermia severa y fracaso termorregulador que se traducirá en el fracaso de diversos sistemas, muy especialmente del SNC y puede desembocar en un rápido desenlace fatal, si no se reconoce oportunamente. La temperatura corporal puede alcanzar los 40,6° C y superiores. El cuadro puede evolucionar hacia el shock cardiogénico, con lesiones cerebrales e insuficiencia renal. Debe sospecharse el cuadro en personas que han estado expuestas a temperaturas elevadas y presentan hipertermia y especialmente, alteraciones de la consciencia. Se produce con cierta frecuencia en el trabajo durante operaciones enclaustradas en espacios muy calurosos y con escasa circulación de aire.

Entre los diversos factores predisponentes se encuentran la edad, la deplección de agua y sal, las infecciones, la obesidad, la fatiga, etc y enfermedades de base como diabetes mellitus, alteraciones cardiovasculares, malnutrición, alcoholismo agudo o crónico, hipertiroidismo, hipercaliemia.

Se reconocen dos tipos de golpe de calor:

Golpe de calor clásico

Se produce con temperaturas ambientales elevadas de forma persistente por encima de 37° C o temperaturas inferiores pero coexistiendo con un grado de humedad relativa elevado. En tales condiciones, la sudoración fina es permanente pero puede detenerse favoreciendo el incremento abrupto de la temperatura corporal de la que se han registrado medidas de hasta 44° C. En muchos casos se produce el síncope acompañado de delirio y evolución hacia el coma o crisis comiciales. En otros casos el paciente presenta debilidad, náuseas, cefalea en región frontal. El síntoma relevante en este cuadro es la disfunción del Sistema Nervioso Central que se traduce en comportamiento anómalo, extravagante, alucinaciones, confusión, desorientación y coma. Puede persistir la sudoración aunque es más frecuente la piel seca y caliente.

Golpe de calor como consecuencia del ejercicio físico

Suele producirse cuando los requisitos energéticos incrementan la producción interna de calor en un ambiente externo caluroso y generalmente durante la práctica de deportes de fondo, ejercicios militares, etc. El golpe de calor viene precedido por el ejercicio físico sostenido, casi siempre por personas jóvenes, atletas poco aclimatados, etc. La sintomatología general es básicamente la misma que la correspondiente al golpe de calor clásico aunque en este caso se observa en ocasiones el hecho de que la temperatura central, sin alcanzar cifras tan elevadas como en el cuadro denominado clásico, puede tener graves consecuencias. Se han reportado cuadros fatales con temperaturas centrales escasamente superiores a los 40º C. La reposición de sal sin el adecuado aporte de agua puede ser letal. Por otra parte, si no se induce un enfriamiento rápido puede producirse necrosis tisulares extensas. El paciente presenta hipotensión, shock y en algunos casos edema pulmonar y rabdomiólisis.

Tratamiento:

El rápido enfriamiento es el factor más importante en el tratamiento y la diferencia precisa entre la aparición de lesiones severas o de la muerte del paciente. Según se desprende de ello es de la máxima importancia la valoración correcta del cuadro y la disposición de medios para efectuar dicho enfriamiento. Los métodos de elección si se encuentran disponibles, son la inmersión en agua helada, en agua fría o enfriamiento mediante vapor de agua helado lanzado sobre el paciente por medio de ventiladores. El proceso de enfriamiento deberá detenerse cuando se alcanza una temperatura central entre 39º C y 40º C.

Tratamiento hospitalario:

- Enfriamiento hasta 39º C por medios físicos y control de la temperatura rectal.
- Control de constantes: TA, pulso, FR, saturación de O2, BM test.
- Vía endovenosa con Aboccath grueso; perfusión de fluidos fríos según criterio médico (suero glucosado si lo indica la glucemia o glucosalino, Ringer lactato).
- Control de la posible automordedura si convulsiona: Cánula de Guedel o de tubo de Mayo.
- Control de la vía aérea con intubación si es necesario, O2 según gasometría. Control de las convulsiones. Anticonvulsionantes: Rivotril®, diazepam.

14

Electrocución

14.1. INTRODUCCIÓN

Por fortuna, el accidente eléctrico no es frecuente pero se trata de un cuadro serio en el entorno de la medicina y enfermería de emergencias. Tradicionalmente, las lesiones por la electricidad se dividen en las producidas por alto y bajo voltaje y la fulguración por el rayo.

Fisiopatología

El efecto de los electrones al atravesar el interior del organismo es la producción de lesiones internas, heridas de entrada y salida y/o la muerte a lo que se añade la despolarización eléctrica de músculos y nervios, la inducción de ritmos eléctricos anormales en el tejido cerebral y cardíaco y quemaduras eléctricas.

La corriente eléctrica de alto o bajo voltaje indistintamente a su paso a través del tejido cerebral produce inconsciencia inmediata como consecuencia de la despolarización de las neuronas. La corriente alterna produce fibrilación ventricular si el paso de la corriente transcurre a través de uno de los ejes del tórax: de brazo a pierna, de brazo a brazo y de cabeza a brazo. Si el paso de la corriente interfiere la capacidad respiratoria se produce también hipoxia cerebral.

Los circuitos eléctricos en el interior del cuerpo producen lesiones internas (quemaduras eléctricas) que pueden conllevar destrucción masiva de tejido debido a la propiedad de calentamiento por fricción de los electrones y a la destrucción de las membranas celulares.

La morbilidad y mortalidad dependen específicamente de cada caso.

Fulguración por el rayo: Contrariamente a lo que pueda suponerse, la tasa de supervivencia es superior al 50%. En el caso de parada cardiorrespiratoria, se han reportado recuperaciones tras reanimaciones prolongadas.

Desgraciadamente, ello no evita las posibles lesiones y secuelas cerebrales.

Lesión eléctrica por electricidad de bajo voltaje con parada cardiaca o respiratoria: A menudo estos pacientes no son trasladados al hospital ni atendidos correctamente in situ por el hecho de su muerte aparente. En el caso de producirse el inicio precoz de las maniobras de SVB y el traslado al hospital, se consiguen recuperaciones completas. Al igual que ocurre con el accidente por el rayo, la demora en la aplicación de la SVB redunda en lesiones cerebrales y sus probables secuelas.

Lesión eléctrica por electricidad de bajo voltaje sin parada cardiaca o respiratoria: El cuadro suele implicar por lo general quemaduras eléctricas locales, a menudo de tal severidad que se requiere cirugía plástica posterior; por lo general no se producen manifestaciones sistémicas.

Lesión eléctrica por electricidad de alto voltaje: Las lesiones por alto voltaje, aunque no producen parada cardiorrespiratoria con la misma frecuencia que el accidente eléctrico de bajo voltaje, ocasionas lesiones extensas y severas y los problemas agudos y crónicos derivados de la mioglobinuria. Las quemaduras eléctricas por alto voltaje suelen ser mucho más severas de lo que aparentan en primera instancia.

Incidencia:

Existe mayor incidencia del accidente eléctrico en el género masculino probablemente por la mayor exposición tradicional. Las mujeres parecen más sensibles a la corriente eléctrica de bajo voltaje. Los accidentes eléctricos son más frecuentes en adultos entre 15 y 55 años. Probable-

mente ello se debe a mayor exposición (laboral en especial) más que a una especial sensibilidad.

Historia:

- Los pacientes conducidos por testigos a los servicios de urgencia tras un accidente por fulguración por el rayo lo hacen por lo general en estado de inconsciencia y/o parada cardiorrespiratoria. Deben obtenerse las características del accidente y de la actuación posterior mediante el relato de los testigos del mismo.

- Los accidentes producidos por la corriente alterna de bajo voltaje, menor de 600 V que suele ser la que se encuentra en hogares e industrias se dividen como veíamos anteriormente en accidentes que producen parada cardiorrespiratoria y pérdida de consciencia y accidentes que no producen parada cardiorrespiratoria ni pérdida de consciencia. Entre estos últimos se encuentran a menudo niños pequeños que pinzan, cortan o muerden cables eléctricos. Las heridas eléctricas suelen ser circunscritas. Los jóvenes y adultos suelen sufrir accidentes eléctricos mientras trabajan en aplicaciones domésticas o pequeñas reparaciones eléctricas y se produce un circuito sin implicar al cerebro o al corazón.

- La pérdida de consciencia producida por corriente alterna de bajo voltaje cuyo circuito afecta áreas cerebrales o cardíacas puede ser tan brusca que en el diagnóstico llegue a ser ignorada la causa eléctrica. Se debe tener presente en el interrogatorio de familiares y testigos que la parada cardiorrespiratoria súbita puede ser consecuencia de un circuito eléctrico, por lo que no debe olvidarse en la anamnesis inquirir la posibilidad de que la víctima estuviera realizando alguna actividad eléctrica.

- **Corriente alterna de alto voltaje:** Implica intensidades superiores o muy superiores a 600 V. Por lo general las lesiones son llamativas y típicas. Existen, sin embargo dos tipos:

- **Accidente por alto voltaje sin pérdida de consciencia ni PCR:** La situación típica de los accidentes por alto voltaje es que la corriente, a menos que encuentre gran resistencia al paso, no causa PCR. En estos casos el paciente mismo puede explicar la historia.

- **Accidente por alto voltaje con pérdida de consciencia y PCR:** Es el accidente menos común. Sin embargo, si el circuito eléctrico atraviesa la cabeza, se produce pérdida de consciencia y amnesia de los acontecimientos previos al accidente. Las características del accidente deberán ser referidas por la familia, compañeros de trabajo u otros testigos.

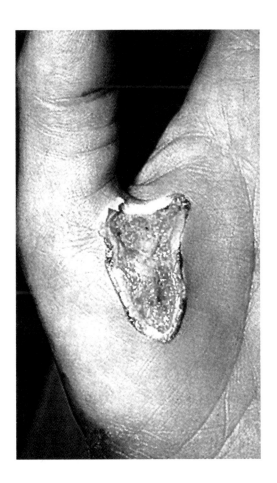

14.2. QUEMADURAS ELÉCTRICAS

Quemadura por destello (flash)

Estas quemaduras ocasionadas en diversas lesiones eléctricas producen sintomatología similar a cualquier quemadura térmica. No suelen coexistir con lesiones internas severas.

La gravedad y extensión de las quemaduras externas se valora del mismo modo que cualquier quemadura.

Quemadura por arco:

Estas quemaduras presentan de manera clásica un área central apergaminada y una areola eritematosa periférica. La región apergaminada puede alcanzar una superficie tan escasa como un milímetro cuadrado hasta varios centímetros. Es importante el reconocimiento de estas quemaduras para la valoración de las lesiones internas.

Quemaduras por contacto:

Las quemaduras por contacto suelen plasmar en la piel el dibujo del objeto contactado y su extensión es más limitada que las quemaduras por destello aunque su apariencia es similar. Un medio para la distinción entre ambas quemaduras es el vello de la barba. En esta zona, una quemadura de contacto presenta vello no quemado mientras la quemadura en destello chamusca indefectiblemente el vello que a menudo desparece. Las quemaduras por arco y de contacto se asocian o pueden asociarse a lesiones internas. Las quemaduras por destello, no.

Se observan quemaduras térmicas como producto del arco voltaico en el que la víctima es el conductor a tierra de la corriente. Suelen ser quemaduras de tipo destello.

Las quemaduras por contacto directo se

observan exclusivamente cuando el circuito eléctrico del que forma parte la víctima se prolonga durante algo más que escasos segundos.

La corriente eléctrica de bajo voltaje no contiene suficiente calor como para producir rápidas quemaduras eléctricas. Por ello, las áreas que han mantenido el contacto son, o inapreciables a la exploración o presentan un ligero eritema.

En la fulguración por rayo, las quemaduras son muy variables y generalmente del tipo destello. A menudo se observa el chamuscado del vello sin quemadura. Es frecuente encontrar quemaduras en la región escrotal y perineal en el hombre. Otro rasgo ocasional es la presencia de lesiones timpánicas y de hemorragia del oído medio aún con la presencia de un tímpano intacto.

Tratamiento prehospitalario:

- La acción indispensable es desconectar la corriente o separar al accidentado de la misma si permanece en tensión. No actuar sin ayuda profesional en caso de duda.

- Ante la parada cardíaca (FV frecuente) aplicar de inmediato las maniobras de Soporte Vital Básico y en cuanto las circunstancias lo permitan, Avanzado. Debe tenerse presente que la parada cardíaca derivada del accidente eléctrico no se ha producido, a priori, por causa orgánica alguna sino por el efecto de la corriente por lo que la recuperación suele mostrar índices superiores a los de otros casos de reanimación. Todo paciente inconsciente que no se encuentre en parada requerirá colocación en posición lateral de seguridad, vigilancia permanente y atención al resto de lesiones que presente.

- Los pacientes con quemaduras en cuello y cara requieren ventilación asistida en muchos casos u O2 por las posibles lesiones de la vía aérea superior.

- Muchos accidentes eléctricos ocasionan además lesiones traumáticas de otra índole como consecuencia de caídas e impactos que requerirán tratamiento según prioridad.

Tratamiento hospitalario:

- Estabilización del paciente con quemaduras eléctricas de importancia o traslado a centro de quemados.

- Hidratación del paciente. En pacientes sin alteraciones del sistema nervioso central, la administración de fluidos fisiológicos se aconseja durante el proceso de reanimación inicial (Ringer lactato 10 ml / kg / hora). En los pacientes con alteraciones del SNC se valorará la hidratación frente a la posibilidad de empeorar un posible edema cerebral. El edema pulmonar también es motivo de discusión como contraindicación a la administración de fluidos isotónicos.

- Diuréticos. Se administrarán diuréticos osmóticos o de asa como manitol o furose-

---

FIGURA 24. Pruebas complementarias

Laboratorio:
- Serie roja
- Serie blanca
- Electrólitos
- Creatinina
- Urinoanálisis
- Mioglobinuria

Si existe inconsciencia, valorar:
- Gasometría
- Consumo de drogas

RX de tórax

Electrocardiograma

Electroencefalograma si está indicado.

mida a los pacientes con CPQ y mioglobinemia elevados. Dichos fármacos facilitan la eliminación mediante diuresis de la mioglobina tóxica lo que previene la necrosis del túbulo renal y el fracaso renal secundario a mioglobinuria.

- El tratamiento del paciente fulgurado por el rayo se basará en el tratamiento sintomático de las alteraciones del SCN. La inconsciencia del paciente indica la necesidad de ingreso obligatorio aunque no exista otra sintomatología cerebral.

- El paciente expuesto a tensión de bajo voltaje, sin pérdida de consciencia y sin quemaduras mayores será tratado en función de los resultados del CPQ y de la sintomatología del SCN. Las irregularidades en la frecuencia cardíaca, cambios electrocardiográficos, mioglobinuria o las alteraciones del sistema nervioso central, requieren la hospitalización. En el paciente recuperado y consciente, cuyo CPQ no es superior al doble de la normalidad y sin trazas de hemoglobina en orina, se mantendrá en un período de observación breve.

- Las quemaduras producidas por la corriente de alto voltaje, requieren tratamiento especializado y a menudo fasciotomía temprana.

14.3. FULGURACIÓN POR EL RAYO

Las lesiones producidas por la fulguración por el rayo, cuando tiene lugar en la alta montaña, suelen ser las traumáticas propias de caídas importantes.

La supervivencia suele superar el 50% si no existen otras agresiones.

A menudo se producen quemaduras por arco o flash que no acostumbran a ser graves cuando el rayo permanece sobre la superficie.

Si el rayo toma tierra a través del cuerpo humano como conductor, las lesiones que causa son profundas y de gran severidad. El transcurso de la corriente eléctrica puede inducir el paro cardíaco con asistolia o la fibrilación ventricular. También produce lesión miocárdica directa. Las lesiones pulmonares son corrientes. Neurológicamente, el efecto del rayo va desde la ligera desorientación a la amnesia y el coma superficial o profundo. A nivel renal se produce lesión tubular y del parénquima renal. Se producen lesiones musculares importantes, oftalmológicas y auditivas (ruptura del tímpano). A nivel cutáneo, se producen quemaduras de diferente extensión y profundidad y los dibujos en arborización que se denominan líneas de Lichtenberg que parten de aquellos puntos donde se encuentran efectos metálicos.

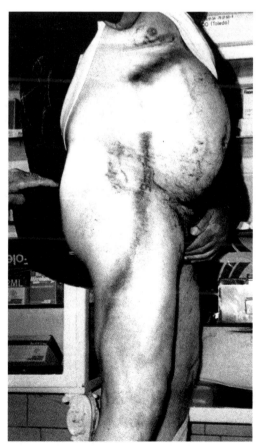

Fulguración por el rayo (líneas de Lichtenberg)

15

Quemaduras

15.1. INTRODUCCIÓN

Una quemadura es básicamente la aplicación de energía calorífica a los tejidos del cuerpo con una intensidad tal que produce en estos diferentes grados de destrucción.

Las quemaduras suponen uno de las principales asistencias en los servicios de urgencia.

Un elevado porcentaje de quemaduras suponen lesiones menores que requieren pocos días y sencillo tratamiento para su curación definitiva y sin secuelas.

Otras suponen urgencias de carácter gravísimo con tratamientos a menudo quirúrgicos muy largos y secuelas físicas y psicológicas muy importantes. Las quemaduras importantes, según se describirá a continuación ponen en inmediato peligro la vida. Cualquier elemento susceptible de producir calor sobre el organismo puede producir quemaduras: calor, fuego, corriente eléctrica, radiaciones, energía solar, energía nuclear, productos químicos, radiaciones ionizantes, etc.

Recuerdo anatómico y fisiológico de la piel:

La piel se divide en tres capas:
- Epidermis o estrato externo de la piel formado por células córneas.
- Dermis o capa media. Se encuentran los capilares sanguíneos y las terminaciones nerviosas.

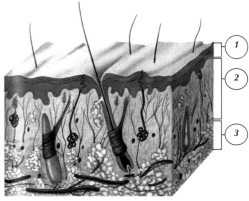

1 Epidermis / 2 Dermis / 3 Tejido celular subcutáneo profundo
Corte anatómico de la piel.

- Tejido celular subcutáneo profundo que es una capa soporte formada por tejido graso y conectivo entre la piel y las estructuras inmediatas.

Entre otros anexos, la piel contiene folículos pilosos dónde se encuentran los pelos o filamentos córneos flexibles. Los diminutos músculos erectores del pelo producen el fenómeno de la piloerección. Las uñas, las glandulas sebáceas, las glándulas sudoríparas, son tambien anexos de la piel.

La piel es esencial para diversas funciones: sirve de barrera contra las infecciones, contribuye a la regulación de la temperatura y alberga el sentido del tacto.

15.2. MORTALIDAD / MORBILIDAD

El número de muertes por causa del fuego ha disminuido en función inversa a la difusión de la prevención de incendios en el medio urbano y de las condiciones técnicas. A este respecto, debe entenderse que la causa principal de muerte en incendios no son las quemaduras sino la inhalación de humo, especialmente CO. Así pues, las condiciones técnicas de detección y aviso han favorecido considerablemente la disminución de muertes por dicha causa. La adaptación de secciones hospitalarias u centros completos dedicados al tratamiento de los quemados ha mejorado también dichos los resultados. Aún así, las quemaduras suponen todavía un costo excesivo en sufrimiento para un porcentaje aún demasiado elevado de la población.

Incidencia:

La población juvenil está más expuesta a quemaduras leves como resultado de su exposición en labores culinarias o laborales combinada con cierto grado de inexperiencia. Las festividades con presencia de fuego (hogueras, fuegos artificiales, etc.) causan gran número de quemaduras en niños y adolescentes y en menor número en adultos. Las quemaduras en niños pequeños son consecuencia directa por lo general de imprudencias en el hogar y van desde escaldaduras leves a quemaduras muy graves casi siempre producto de la presencia de pequeños en la cocina o de la acción de la corriente eléctrica (menos frecuente por los sistemas de protección). La educación de la población en la prevención contribuye a disminuir las ratios de accidentes con quemaduras, especialmente en el hogar.

Historia:

Es importante (y por lo general, fácil) determinar el mecanismo de producción de la quemadura dado que el tratamiento no es exactamente el mismo para todas ellas. Sin embargo, existen normas generales para el manejo inicial correcto del paciente quemado.

La primera medida, si se sospecha que ha existido inhalación de humos es la de garantizar la permeabilidad de la vía aérea, aunque el paciente se encuentre por el momento asintomático.

La investigación posterior incluirá el estado previo del paciente, medicación o enfermedades de base, estado de inmunización antitetánica, alergias, lesiones añadidas etc.

En niños pequeños es por desgracia relativamente frecuente que tras algunas lesiones se escondan agresiones de abuso. Debe sospecharse de ciertas quemaduras características como por ejemplo las circunscritas al área genital o pequeñas quemaduras repetidas como las causadas en diversos puntos del cuerpo con cigarrillos. Cuando en la anamnesis diferentes testigos exponen teorías causales muy dispares o cuando se observan quemaduras diversas que no han sido observadas o quemaduras imposibles por la edad y el desarrollo psicomotriz del niño, deben hacer sospechar que ocultan potenciales agresiones.

Exploración física:

Las quemaduras se clasifican según sus características (eléctrica, térmica, química, etc.), su extensión y su profundidad.

Características de la quemadura según su agente productor:

Escaldadura:

Las escaldaduras se producen como resultado del contacto de la piel con un líquido caliente. Como caso típico se da la escaldadura por agua caliente en el baño cuando el accidentado se introduce en la bañera o se ducha con agua mucho más caliente de lo previsto.

En otros casos es el derrame de líquidos calientes, como aceite de cocina, agua hirviendo, etc. el que produce quemaduras típicas repartidas por toda una región del cuerpo al extenderse en el derramamiento. Las escaldaduras por líquidos muy calientes y viscosos (mayor tiempo de permanencia sobre la piel) producen lesiones características con aparición rápida de signos de segundo grado profundo con escaso tiempo de exposición.

Llama:

Si la llama alcanza la piel desnuda producirá una lesión típica de quemadura que irá desde la escaldadura leve a la carbonización del tejido según el tiempo de exposición. Si la llama se transmite a través de la ropa dependerá del tipo de la misma en su efecto. Las fibras naturales (bases orgánicas) arden con llama mientras que las sintéticas se inflaman y disuelven en caliente con lo que añaden quemadura por contacto y el problema de la adherencia de estos tejidos sintéticos a la piel.

Quemaduras por contacto:

Son las producidas por el contacto directo sobre la piel de un objeto caliente o una brasa.

Se circunscriben al área de contacto.

Quemaduras por flash:

El flash o destello es la consecuencia de la rápida ignición de un gas o líquido a lo que añadir, en ocasiones, efectos de carácter explosivo.

Quemaduras eléctricas:

Producen lesiones en la profundidad de los tejidos al paso de la corriente.

Quemaduras por exposición a vapores y gases:

Suelen ser producto de procesos laborales o culinarios. Uno de los casos más corrientes es la quemadura por el vapor liberado al abrir el radiador de un vehículo sobrecalentado antes de que se enfríe. Causan lesiones muy extensas por la considerable dispersión del vapor y su inhalación puede provocar lesiones respiratorias incluso a nivel bronquial. En la quemadura por gas caliente cabe añadir al efecto del vapor de agua el compromiso vital por irritación edematosa de la mucosa por el efecto irritativo del gas y/o la toxicidad del mismo, como efecto colateral sistémico.

15.3. PROFUNDIDAD

Las quemaduras se describen tradicionalmente, según su profundidad, en tres grados: primero, segundo y tercer grado. Algunos autores consideran un cuarto grado.

- En las quemaduras de primer grado se encuentra implicada la epidermis. Generalmente son escaldaduras ligeras. Son dolorosas y eritematosas pero no existe lesión seria de los tejidos. La quemadura producida por el sol o eritema solar es un ejemplo típico.

- Las quemaduras de segundo grado presentan penetración parcial de los efectos lesivos del calor en la dermis lo que implica a menudo la destrucción de glándulas sebáceas, folículos pilosos y otras estructuras de la dermis. Se observan flictenas y son exudativas e hiperémicas y muy dolorosas. Según el grado de profundización, algunos autores clasifican a su vez como quemaduras dérmica superficial y quemadura dérmica profunda. El edema que acompaña las lesiones puede ser intenso e implicar mayor profundización de las lesiones si el tratamiento no es adecuado.

- Las quemaduras de tercer grado se caracterizan por la destrucción en profundidad de las estructuras de la piel. Presentan a menudo un aspecto blanquecino y traslúcido y a través de la piel pueden observarse los vasos sanguíneos, más oscuros, coagulados. El dolor del que se queja el paciente proviene de quemaduras anexas de segundo o primer grado; el área de la quemadura de tercer grado es insensible por la destrucción completa de las terminaciones nerviosas. Tales quemaduras producen cicatrices muy importantes y necesitan tratamiento plástico en fases posteriores a la curación.

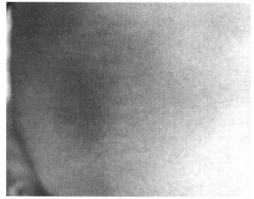
Quemaduras de primer grado.

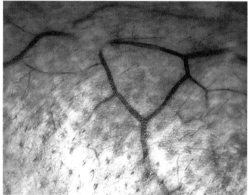

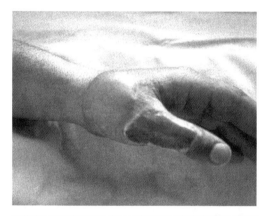
Quemaduras de segundo grado superficial y profunda.

15.4. EXTENSIÓN

La extensión de las quemaduras infiere directamente con las posibilidades de supervivencia de la víctima. A mayor superficie quemada, mayor morbilidad y mortalidad. De ahí se deriva la importancia de valorar correctamente la extensión de una quemadura sin sobrevalorarla o subestimarla. Se medirá la extensión de la quemadura en sujetos con quemaduras de segundo o tercer grado.

Métodos para la valoración de la extensión:

1. Regla de los Nueves. División del cuerpo en nueves o múltiplos de nueve para valorar el porcentaje quemado.

En los niños y lactantes, la proporción de la extensión representada por la cabeza es muy superior a la del adulto. Por ello, se utiliza la modificación realizada por Lund y

Browder mediante un diagrama. Si no se dispone del mismo se aplica al niño la regla de los nueves considerando las siguientes modificaciones:

- En lactantes (hasta 1 año) la cabeza representa el 18% de la superficie total del cuerpo. Cada pierna representa el 14% del cuerpo. El resto (tronco y brazos) igual que en el adulto. Para cada año de edad se añade un 0'5% a cada pierna y se resta un 1% a la cabeza.

2. La regla de la palma de la mano. Este método sencillo sirve para una valoración

rápida. La palma de la mano de un individuo (con desviaciones en algunos casos) representa el 1% de la superficie corporal. No hay que olvidar que se trata de la palma de la mano del paciente, no la del examinador.

La gravedad de la quemadura "per se" se valorará en función de su extensión y profundidad.

Se consideran quemaduras críticas las siguientes:

- Quemaduras de tercer grado con más de un 5% de superficie quemada.
- Quemaduras de segundo grado profundo con más de un 10% de superficie quemada.
- Pacientes con compromiso respiratorio o circulatorio.
- Cualquier quemadura de tercer grado o segundo grado sobre regiones consideradas de riesgo, como las manos, muñecas, pies, tobillos, cara, genitales y región perineal. Son de valoración especializada las mismas quemaduras sobre articulaciones. Todas ellas son susceptibles de presentar posteriormente problemas de funcionalidad o estética que se deben tener muy presentes.
- Quemaduras circunferenciales en tórax, abdomen o extremidades.
- Quemaduras eléctricas, químicas, fulguración por el rayo.
- Quemaduras con traumatismos coexistentes.
- Quemaduras en personas de corta o avanzada edad o con enfermedades de base.

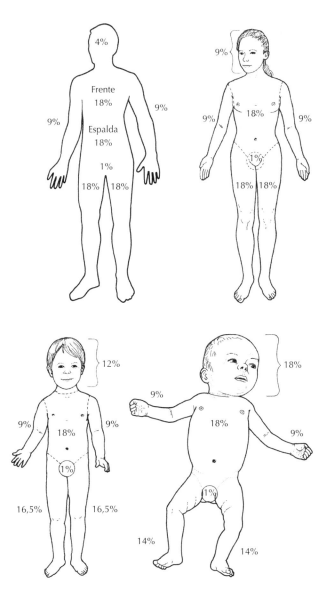

Tratamiento prehospitalario:

- Retirar a la víctima de la causa que provoca la quemadura. Se efectuará procurando el mínimo riesgo para el personal auxiliador.
- Una vez conseguido debe valorarse la situación vital de la víctima (traumatismos graves, compromiso de la vía aérea) y conseguir la estabilización.

- Deben valorarse en todo momento los signos de inhalación como esputo oscuro o sanguinolento, vello facial, cejas, pestañas, barba y nasal quemado o chamuscado, aro oscuro, como de carbón alrededor de la boca o en el interior de la misma, signos de edema faríngeo u otros. Si se sospechan lesiones inhalatorias o existe un porcentaje elevado de superficie quemada, se intubará al paciente in situ si el equipo de rescate dispone de condiciones para ello.

Igualmente se administrará oxígeno a alto flujo con saturación cercana al 100%. Debe sospecharse la inhalación de humos en todo accidentado que ha permanecido encerrado en el lugar del incendio.

- Valoración primaria: ABC: vía aérea, ventilación, estado hemodinámico.

- Si es posible, recabar información mientras se explora en relación a las características del accidente, tiempo de exposición, mecanismo de producción, posible traumatismo coexistente y otras circunstancias como por ejemplo la actuación de los testigos si la ha habido, etc.

- Retirar las ropas que ejerzan constricción y si es posible, desnudar al paciente y colocarlo sobre sábanas limpias o similares. Deben retirarse las ropas quemadas o impregnadas de cáustico o neutralizarse el efecto del mismo mediante irrigación.

- Valoración de las lesiones (profundidad, extensión).

- Tener presente que mantener la irrigación en un gran quemado o envolverlo en sábanas húmedas incrementa gravemente el riesgo de hipotermia.

- Canalización de una vía endovenosa e inicio inmediato de la reposición hidroelectrolítica (solución de Ringer o solución salina isotónica)

- Si es posible, sondaje vesical.

- Conseguida la estabilización se procederá a un primer tratamiento de las lesiones menores durante la espera o el traslado, sin aplicación de preparados tópicos, sólo limpieza y vendaje.

Tratamiento hospitalario:

- Si el estado vital del paciente está estabilizado, se procederá a la **valoración** precisa de las características relevantes de la quemadura.

- Valorar la necesidad de intubación en el paciente sospechoso de haber inhalado productos de la combustión. Puede ser necesaria la exploración laringoscópica para evaluar las lesiones tisulares de la vía aérea. Debe prevalecer el criterio de intubación en los casos dudosos frente a la dilación del mismo ya que la intubación se complica si el tejido se torna edematoso. La traqueotomía sólo se realiza en pacientes en los que resulta imposible la intubación.

- Canalización de uno o dos **accesos venosos** según criterio médico preferiblemente en las extremidades superiores y en territorio no quemado.

- **Sondaje vesical:** Inserción de sonda de Foley con técnica aséptica.

- **Fluidoterapia:** Administración inmediata de solución de Ringer lactado. Existen múltiples fórmulas para la reposición en el paciente quemado (fórmulas de Parkland, Evans, Brooke, etc.). Ninguna de ellas es infalible en todos los casos. Lo que se debe perseguir es la consecución de diuresis de 35 a 50 ml/hora, de 15 a 25 ml/hora para niños mayores de dos años y para los menores de esa edad diuresis de 1 ml/kg/hora. Se exceptúan los quemados por electricidad y los pacientes con traumatismo coexistente importante.

La fórmula de Parkland es la siguiente:

$$\frac{4 \times \text{Porcentaje de superfície quemada} \times \text{peso en Kg}}{24 \text{ horas}}$$

Por ejemplo: Un hombre de 80 kg con un 25% de su superficie corporal quemada requerirá 8000 cc en las primeras 24 horas. En algunas unidades de quemados recomiendan administrar la mitad en las primeras ocho horas y la segunda mitad en las 16 horas siguientes. En el ejemplo citado arriba ello supondría una perfusión de 500 cc/hora para las primeras ocho horas y de 250 cc/hora para las dieciseis horas restantes. Por otra parte se utilizan fórmulas alternativas para pediatría basadas en la extensión de la superficie quemada en lugar de en el peso del niño.

- **Control del peso:** El control inmediato del peso es básico para la valoración de la perfusión según la mayoría de fórmulas que lo utilizan como uno de los parámetros componentes de la fórmula. El control del peso exige el pesaje del paciente y no la valoración aproximada.

- **Tratamiento quirúrgico de urgencia:** Escarotomía. Las quemaduras dérmicas profundas (segundo grado profundo) o de tercer grado, circunferenciales sobre el pecho, el cuello o las extremidades, producidas por llama, lumbre baja o producto de la electricidad (a menudo en fulguración por el rayo) conforman características especiales que

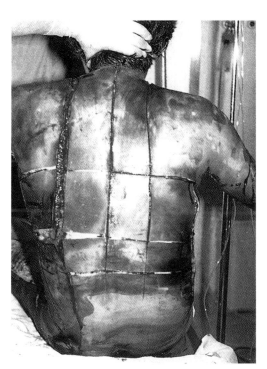

Escarotomías.

exigen la evaluación inmediata de la necesidad de realizar escarotomía quirúrgica o no. La formación del edema y la pérdida de elasticidad de la piel requieren en ocasiones la liberación quirúrgica de la tensión provocada que puede llegar a comprometer la respiración en quemaduras torácicas o provocar grados importantes de isquemia circulartoria en las extremidades dónde la escara se convierte en un verdadero torniquete. La escarotomía es el término quirúgico que define la realización de incisiones longitudinales con bisturí alcanzando en profundidad atravesando la grasa subcutánea hasta la aparición de la fascia. El uso del electrocauterio evita el sangrado profuso que puede acompañar a las incisiones. Si el tejido muscular se encuentra también comprometido por el edema se liberará de la tensión mediante fasciotomía o apertura quirúrgica de la fascia mucular. Los síndromes compartimentales producidos a menudo en las manos y antebrazos por quemaduras profundas se previenen mediante la liberación quirúrgica del túnel carpiano (ligamento anular) En las piernas, ante el riesgo de síndrome compartimental, se liberará la fascia del compartimento tibial anterior.

- Control horario de **pulsos** distales en extremidades (en ocasiones es necesario el uso de la técnica Doppler dado que el pulso no es palpable).

- **Profilaxis tromboembólica:** Heparina cálcica subcutánea.

- **Profilaxis antimicrobiana:** Terapia antibiótica y antimicótica por vía oral en cuanto el estado del enfermo lo permita.

Pruebas complementarias y otras medidas

Estudios de laboratorio

Todas las quemaduras severas requieren estudio de laboratorio completo, incluyendo bioquímica, gases, pruebas de coagulación, CPQ, urinoanálisis y mioglobinuria en quemadura eléctrica.

Estudios por la imagen, si es necesario

Broncoscopia de fibra óptica en el paciente sospechoso de quemadura por inhalación o compromiso de vía aérea.

15.5. LESIONES MENORES

- Afortunadamente, la mayor parte de las quemaduras son menores y evolucionan favorablemente con el adecuado tratamiento y seguimiento. No se deben aplicar pomadas, geles, ungüentos, etc. de inmediato. Se enfriará la quemadura con agua o solución salina mediante chorro muy suave y a corta distancia o gasas empapadas. Se evitará la inmersión en agua helada.

- Las áreas de carácter crítico por las posibles secuelas como cara, genitales, etc. deben ser evaluadas por el especialista si el médico de urgencias lo considera necesario. Las quemaduras faciales menores responden bien al tratamiento simple: lavado del área y aplicación de sulfadiazina argéntica.

- Existe un amplio debate entre los profesionales en cuanto a desbridar o no una flictena intacta. A favor de desbridar se arguye que la flictena ralentiza la cicatrización y que la medicación tópica no alcanza el tejido quemado. En contra, que la barrera dérmica protege por sí misma de la infección a la que se expone el tejido una vez desbridada. Existen terceras vías como por ejemplo la que preconiza la sustitución del suero de la flictena por suero salino isotónico, con técnica aséptica. La absorción del salino es más rápida y la piel de la flictena no degenera en el mismo grado en que lo hace si evoluciona por sí misma. En cualquier caso, el personal de enfermería en tratamientos menores deberá seguir el criterio marcado por la experiencia y si se encuentra en el departamento de urgencias el esti-

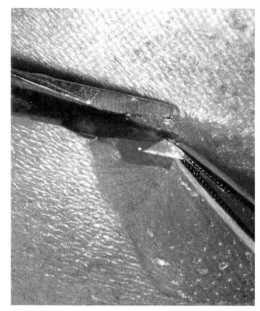

Flictena desbridada.

pulado por el protocolo o el que recomiende el médico. La posibilidad de ruptura espontánea accidental de la flictena debida a la movilidad del área en que se encuentra también debe ser consisderada en la decisión de desbridar o no.

- Las flictenas abiertas deberán desbridarse. A partir de aquí se tratarán como una herida.
- Aplicación de sulfadiazina argéntica al 1% en crema (Silverderma®) de modo generoso sobre la quemadura. Cura diaria.
- Inmunización antitetánica.

Medicación

La batería farmacológica en el quemado son los analgésicos desde la morfina por vía endovenosa y sus derivados hasta los analgésicos moderados, aintiinflamatorios no esteroideos y los antibióticos tópicos.

Entre estos últimos cabe citar por su uso recomendado la sulfadiazina argéntica (Silvederma®), y en menor escala la povidona yodada, la nitrofurazona (Furacín®), la neomicina (Iruxol Neo®).

15.6. QUEMADURAS QUÍMICAS

Los ácidos se reconocen químicamente como donantes de protones (H⁺) mientras que las bases o álcalis son químicamente consideradas receptoras de protones (OH⁻). Ácidos y bases poseen propiedades cáusticas sobre el tejido biológico. La escala pH indica la fuerza de ácidos y bases. La escala logarítmica pH va de 1 a 14. El pH 7 expresa neutralidad. Un pH de 1 indica un ácido fuerte, mientras que una base muy fuerte tendrá un pH de 14. (Fig. 25)

Fisiopatología

La mayoría de los ácidos producen la desnaturalización de las proteínas determinando la aparición de un coágulo que limita la penetración del ácido. Los álcalis fuertes producen lesiones más severas pues además de la desnaturalización de las proteínas se produce saponificación de la grasa subcutánea lo que no ocasiona efecto barrera ni limita la penetración del álcali. De ahí se deduce la importancia de reconocer las características del agresor químico. El ácido fluorhídrico actúa de modo distinto al de los demás ácidos produciendo un efecto similar al de las bases.

En adelante, si no se define específicamente el término cáustico se refiere tanto a una base como a un ácido.

La quemadura química, también denominada caustificación presentará mayor o menor severidad en función de diversos factores:

- La concentración y el pH del cáustico.
- El tiempo de exposición.
- La cantidad de cáustico.
- Las características físicas o químicas del mismo.
- Otros, como la protección de la víctima (vestuario), la actuación de primeros auxilios, etc.

Los efectos de las quemaduras químicas acostumbran a ser severos pudiendo generar defectos cicatriciales importantes según la zona en la que tenga lugar la exposición. Las caustificaciones sobre zonas mucosas dan como resultado deformaciones relevantes en la estructura de los tejidos. La quemaduras oculares suponen la máxima expresión de la urgencia oftalmológica, si exceptuamos los traumatismos graves del globo ocular o de la órbita y son susceptibles de causar la pérdida completa de la visión.

Historia:

La clínica varía considerablemente según el cáustico implicado, la combinación de diversos productos, el curso y el tiempo de exposición, la actuación del paciente y testigos, etc.

Debería obetenerse del paciente o de testigos información relativa a:

- El cáustico, su presentación y pH.
- El trayecto del mismo: Vía digestiva, inhalatoria (vapores), dérmica.
- El volúmen aproximado de cáustico.
- El tiempo transcurrido desde que se produjo la exposición.
- La actuación realizada por paciente o testigos.

Exploración:

Ingestión y/o inhalación

La primera medida será garantizar una vía aérea permeable. Si se constata la presencia de signos de limitación de la vía aérea (edema glótico, etc.) se plantea de inmediato la necesidad de instaurar una vía permeable definitiva (intubación, traqueostomía).

- Auscultación respiratoria estridor, sibilantes, disnea y alteraciones del ritmo respiratorio.

Ingestión del caústico:

- Examen de la región perioral y de la cavidad bucal. Existencia de quemaduras faciales, perilabiales, en el interior de la cavidad oral.

- Edemas labial, lingual, sialorrea, salivación.

- Disfagia, defensa, crepitación abdominal o presencia de aire subcutáneo a la auscultación y percusión (signo denominado crujido de Hamman).

Cutánea

Valoración de la quemadura:
- Extensión y profundidad.
- Localización.
- Exposición de mucosas (especialmente de la mucosa ocular).

Ocular

- Exposición de los ojos a la acción del cáustico. Lesiones periorbitales, lesiones internas, exploración de la córnea y esclerótica. Estado de la conjuntiva palpebral.

- Permanencia del cáustico (por mínima que sea sigue produciendo lesión térmica).

- Valoración de la visión (perdida parcial o completa de la agudeza visual, ausencia de respuesta pupilar).

- Rotura del globo ocular y derrame de humor vítreo.

Causas:

Innumerables productos del hogar y de la industria son susceptibles de producir lesiones cáusticas. Entre otros, cabe citar: (Fig. 20)

Pruebas complementarias

Laboratorio: (en función de la severidad de las quemaduras)
- Electrolitos

FIGURA 25	
Bases:	**Ácidos:**
- Hidróxido de sodio	- Sulfúrico (H_2SO_4)
- Hidróxido de potasio	- Nítrico (HNO_3)
- Hidróxido de calcio	- Clorhídrico (CLH)
- Óxido de calcio	- Fluorhídrico
- Hipoclorito de sodio	- Fosfórico
- Hipoclorito de calcio	- Acético
- Amoníaco	- Dicloroacético, tricloroacético
- Fosfatos y silicatos	- Fórmico

- Creatinina
- Glucosa
- Urinálisis
- Creatina fosfoquinasa
- Pruebas de coagulación
- Otras a criterio médico

Radiología:
Radiología de tórax y abdomen si existen síntomas específicos.

Otras pruebas:
Endoscopia (en ingestiones).

Tratamiento prehospitalario

Causticaciones dérmicas:

- Descontaminación precoz: irrigación inmediata, profusa y continuada hasta la eliminación completa del cáustico. La persistencia del cáustico sobre la piel continúa su efecto de destrucción tisular.

- Retirar las ropas contaminadas.

- Prevenir la contaminación indirecta mediante la irrigación que arrastra el cáustico a zonas sanas de la piel.

Causticaciones inhalatorias o digestivas:

- No provocar el vómito.
- Neutralizar el cáustico digestivo con agua albuminosa o leche.
- Si existe compromiso respiratorio el mantenimiento de una vía aérea permeable es prioritario.

Tratamiento hospitalario:

- Intubación endotraqueal si existe compromiso respiratorio severo.
- Descontaminación mediante irrigación. La eliminación del cáustico es primordial.

Quemadura dérmica

- La descontaminación completa es clave para detener el efecto cáustico. El agua corriente o fluidos fisiológicos son idóneos para la irrigación persistente hasta la completa y total descontaminación.
- Una vez efectuada la descontaminación, la quemadura se valorará y tratará como una quemadura térmica común.

Quemaduras por fluorhídrico

Como se comentó al principio el ácido fluorhídrico presenta una acción diferente al resto de ácidos por lo que requiere de tratamiento especial.
- Se iniciará el tratamiento con el proceso de descontaminación común para todos los cáusticos.
- El ión fluoruro posee un poder de penetración que se neutraliza mediante el uso de geles de calcio o de magnesio.
- La quemadura de segundo grado profundo o superior se tratará mediante inyecciones subcutáneas de gluconato de calcio.

Tratamiento de la exposición ocular

- Irrigación permanente de globo ocular y párpados durante 20 a 40 minutos.
- Valoración por el oftalmólogo de todas las quemaduras oculares (urgente).

Causticación digestiva

- El vaciado gástrico o la provocación del vómito están contraindicados formalmente. A la mucosa quemada se añadiría nueva agresión por el paso del cáustico hacia el exterior.
- La dilución del cáustico debe realizarse, a nivel hospitalario, con agua. Deben tenerse presente alteraciones de la vía aérea. Si existe compromiso importante no se administrarán líquidos sin haber garantizado la permeabilidad de la primera. Otros elementos como el carbón activado (de escasa utilidad en causticación digestiva) o la leche dificultarán la endoscopia.
- La neutralización (ácido-base, base-ácido) no está indicada por el efecto rebote del calor producido.

Medicación

Sulfadiacina de plata (Silvederma®)

- Uso tópico.
- Útil en las quemaduras cutáneas y como preventivo de la infección en quermaduras de segundo y tercer grado.
- Bactericida ante la mayoría de gram + y gram -.
- Aplicar una capa gruesa y cubrir. Limpieza cuidadosa antes de cada nueva aplicación.
- Contraindicaciones: Alergia a los componentes.

Antiinflamatorios no esteroideos (AINEs)

Son utilizados para el alivio del dolor moderado, especialmente Ibuprofeno.

En los casos que cursan con dolor severo se utiliza el sulfato de morfina.

Antibioticoterapia a criterio médico.

V.A.T.

Prevención

Las quemaduras térmicas son producto en la mayor parte del los casos de acciones u omisiones erróneas en el desarrollo del traba- jo o de actividades recreativas o domésticas.

La prevención es la clave para evitar acciones y actitudes que terminan por generar lesiones de consecuencias trágicas, procesos de recuperación largos y doloro- sos y costes económicos y sociales muy

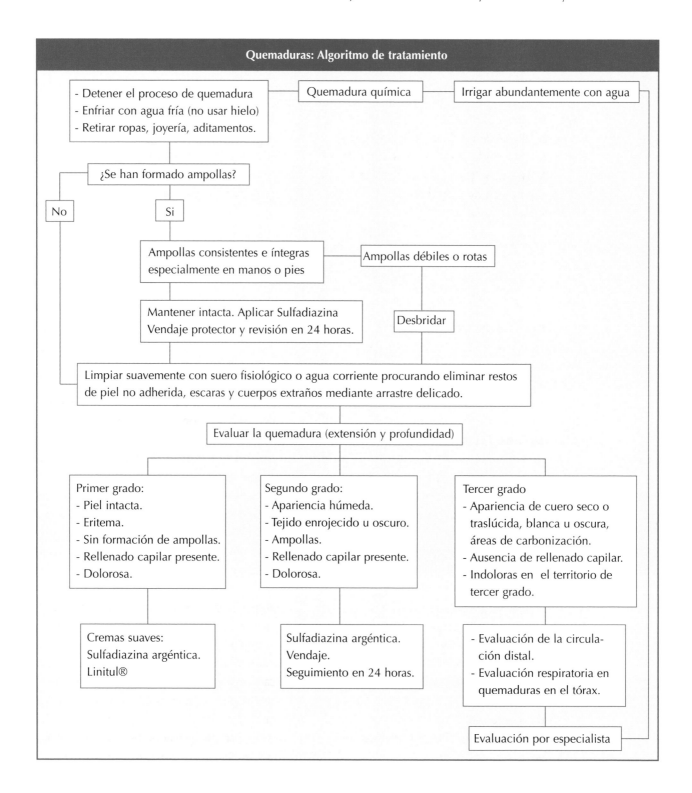

Quemaduras: Algoritmo de tratamiento

- Detener el proceso de quemadura
- Enfriar con agua fría (no usar hielo)
- Retirar ropas, joyería, aditamentos.

Quemadura química → Irrigar abundantemente con agua

¿Se han formado ampollas?

No — Si

Ampollas consistentes e íntegras especialmente en manos o pies → Ampollas débiles o rotas

Mantener intacta. Aplicar Sulfadiazina Vendaje protector y revisión en 24 horas. → Desbridar

Limpiar suavemente con suero fisiológico o agua corriente procurando eliminar restos de piel no adherida, escaras y cuerpos extraños mediante arrastre delicado.

Evaluar la quemadura (extensión y profundidad)

Primer grado:
- Piel intacta.
- Eritema.
- Sin formación de ampollas.
- Rellenado capilar presente.
- Dolorosa.

Segundo grado:
- Apariencia húmeda.
- Tejido enrojecido u oscuro.
- Ampollas.
- Rellenado capilar presente.
- Dolorosa.

Tercer grado
- Apariencia de cuero seco o traslúcida, blanca u oscura, áreas de carbonización.
- Ausencia de rellenado capilar.
- Indoloras en el territorio de tercer grado.

Cremas suaves:
Sulfadiazina argéntica.
Linitul®

Sulfadiazina argéntica.
Vendaje.
Seguimiento en 24 horas.

- Evaluación de la circula- ción distal.
- Evaluación respiratoria en quemaduras en el tórax.

Evaluación por especialista

Herida: Solución de continuidad de la piel en la que puede producirse además pérdida de sustancia y/o afectar a tejidos y estructuras adyacentes.

Etilogía de las heridas

Las heridas pueden ser producidas por:
- **Elementos cortantes:** Se trata generalmente de estructuras aplanadas con un filo cortante, por ejemplo, un cuchillo, un pedazo de vidrio.
- **Elementos punzantes:** Producen heridas perforantes (clavos, agujas).
- **Elementos contundentes:** Como, por ejemplo, un maza o un martillo. Estos elementos producen a menudo serias lesiones internas sin traducción visible en el exterior. Según el elemento y el tipo de contusión de que se trate se producirán tambien heridas contusas.
- **Elementos especiales:** Como las armas de fuego y otros.

Mecanismo de producción de las heridas

A. Por fricción: Cuando el elemento agresor posee un borde cortante, la fricción facilita la penetración del mismo en los tejidos. Si no dispone de un borde afilado y es de consistencia rugosa, causará erosiones por fricción de características parecidas a las de una quemadura.

B. Por contusión: El tipo de herida producida por un objeto que percute sobre la piel depende de diversos factores: las características del objeto, el estado de la piel, la zona del cuerpo, la fuerza aplicada, etc. Las contusiones sobre zonas en las que el plano óseo se encuentra subyacente a la piel originan a menudo lesiones contusas con gran separación de bordes por desgarramiento de la parte más débil que, en este caso es la piel. Si la contusión tiene la fuerza suficiente puede producir fisuras o fracturas óseas bajo la lesión cutánea.

C. Por compresión: Se produce como consecuencia de la presión intensa rápida o prolongada sobre una parte del organismo.

D. Por tracción: Ocasiona el arrancamiento traumático de la piel y los tejidos.

E. Combinada: Las heridas se producen muy frecuentemente como consecuencia de la acción combinada de varios agentes etiológicos.

16.1. CLASIFICACIÓN DE LAS HERIDAS

En una herida cabe considerar:
- Bordes
- Paredes
- Ángulos
- Fondo

En función de las diferentes características que presentan dichos aspectos podemos clasificar las heridas en:

1. Erosión cutánea:

Solución de continuidad sólo superficial, sin verdadera separación de bordes y con discreto sangrado y exudado.

2. Herida punzante:

Son las producidas por un agente traumático que perfora y penetra los tejidos. A menudo la solución de continuidad superficial es mínima y no suele ser indicativa la profundidad de la herida.

Las heridas punzantes pueden causar lesiones internas que no se visualizan exteriormente. Si se produce además inoculación de gérmenes patógenos en el seno de la herida estos encontrarán un medio anaerobio excelente para proliferar en una herida de este tipo.

3. Herida contusa:

Son heridas que presentan bordes irregulares y atricción de los tejidos que se encuentran desvitalizados, edematizados o

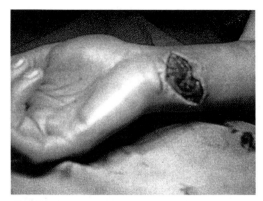

Herida contusa.

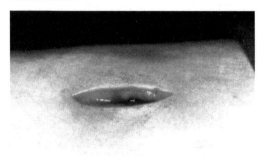

Herida incisa.

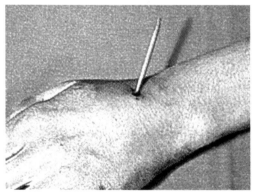

Herida transfixiante.

equimóticos. Pueden presentar un alto grado de pérdida de sustancia y existe riesgo de lesiones subyacentes. A menudo la sutura no es posible o requiere una gran regularización. Muchas veces este tipo de heridas se dejan a su cicatrizar por segunda intención.

4. Heridas incisas:

Son heridas producidas por elementos

cortantes. Presentan clara solución de continuidad, habitualmente líneas de bordes regulares. Presentan dos dimensiones que se deben valorar: extensión y profundidad. Por lo general, la primera es mayor que la segunda. Sin embargo, es muy importante valorar la profundidad o, para ser precisos, las lesiones que la herida haya podido causar en profundidad sobre tejidos que discurren bajo la piel: tendones, nervios, músculos, etc. La separación de los bordes de una herida incisa será mayor cuando ésta se produzca en perpendicular a las líneas de tensión de la piel o línea de Langer.

5. Herida de bala:

El resultado de la misma depende de muchos factores como por ejemplo, el tipo de proyectil, el lugar de penetración, la distancia, los elementos de protección, vestido, etc. que llevaba en el momento del disparo la víctima y otros. Por lo general, las balas producen heridas cavitarias, esto es en forma de cueva: una pequeña entrada y una gran cavidad en profundidad y, si existe, un orificio de salida de mayores dimensiones que el de entrada.

El fenómeno está en relación con cierto tipo de proyectiles (balas de alta velocidad y bajo calibre) así como fragmentos resultantes de explosiones (obuses de fragmentación, coches bomba, etc.). Los tejidos que se oponen a la trayectoria del proyectil resultan comprimidos lateralmente, hacia arriba y hacia abajo por la energía del proyectil. De esta manera se crea una cavidad en la que momentáneamente se generan altas presiones. La creación de esta cavidad forzada por la energía del proyectil se denomina cavitación o fenómeno cavitario.

El efecto sobre los tejidos es altamente destructivo. Las heridas de bala suelen ser muy hemorrágicas y dolorosas y los heridos son extraordinariamente proclives al shock. Se desarrollan con facilidad las complicaciones secundarias, infecciones y toxemias.

Las heridas de bala no deben cerrarse por primera intención.

6. Mordeduras:

Humanas o de animales, todas las heridas por mordedura presentan riesgo de infección. Puede dividirse la mordedura en activa y pasiva. En la primera, es el agresor el que muerde, mientras en la segunda es la víctima la que se lesiona al golpear contra el diente de otra persona o animal (típica de este caso es la lesión de quien juega con su perro y se lesiona accidentalmente con un diente del animal o de quien golpea con el puño a otra persona y se daña con los dientes de aquella). Las mordeduras animales presentan el riesgo de inoculación de la rabia u otras infecciones como la fiebre por la mordedura de rata (Sodoku) o la linforeticulosis benigna de la mordedura de los gatos. Las mordeduras deben cerrar por segunda intención.

7. Herida por asta de toro:

La categorización de las lesiones producidas por el asta de toro se dividen en: varetazo, contusión o herida contusa producida por el golpe de la pala del cuerno sin que se produzca penetración de la punta en los tejidos. El puntazo es una herida poco profunda causada por la punta del cuerno. El puntazo corrido es la herida anterior a la que se le añade desgarramiento de la piel por el balanceo de la cabeza del toro. La cornada es la herida taurina de mayor gravedad en la que el cuerno penetra en profundidad y por el cabeceo del toro al cornear ocasiona por lo general varias trayectorias.

8. Herida transfixiante:

Herida producida por un instrumento punzante que atraviesa los tejidos en su totalidad y presenta punto de entrada y salida; un ejemplo típico es la lesión laboral en la que se produce una herida transfixiante en la palma de la mano atravesada por un clavo largo.

9. Avulsión:

Se produce desgarro y mayor o menor arrancamiento de los tejidos.

Si además se produce desplazamiento del hueso de su eje natural se denomina avulsión con luxación abierta. La avulsión completa con separación del extremo distal se denomina amputación.

10. Scalp:

Palabra inglesa (cuero cabelludo; *to scalp:* arrancar el cuero cabelludo) que describe la lesión producida por el arrancamiento del cuero cabelludo, generalmente producto de accidentes en los que se produce el atrapamiento de los cabellos por un cuerpo móvil (correas de transmisión, poleas, etc.).

11. Herida complicada:

Se acompaña de complicaciones generales como el shock o la anemia aguda.

12. Heridas con inoculación de veneno:

Cuando se inoculan sustancias venenosas como en la picadura de víbora.

Por lo general, la puerta de entrada es de pequeñas dimensiones. Casi siempre son mucho más lesivos los efectos locales en el

---

FIGURA 26. Clasificación de los microorganismos

Formas bacterianas
- **Cocos:** *diplococos, estreptococos, estafilococos, etc.*
- **Bacilos:** *esterptobacilos, fusiformes, cocobacilos, etc.*
- **Vibriones y espirilos**

Según su reacción a la tinción de Gram = Gram positivos y Gram negativos.

Gram +
- Aerobios: *Staphylococcus, Streptococcus, Enterococcus. Micrococcus, etc.*
- Anaerobios: *Peptococcus, Clostridium, Actinomices, etc.*

Gram –
- Aerobios: *Neisseria gonorrhoeae, Neisseria meningitidis, Haemophilus, Pasteurella, Legionella, Pseudomonas, Acinetobactyer, Klebsiella, Enterobacter, Salmonella, etc.*
- Anaerobios: *Veillonella, bacteroides.*

Hongos
Grupos: *Zygomycota, Ascomycotas, Basidiomycota, Fungi imperfecti, etc.*

Protozoos
Tripanosoma, Tricomonas, Plasmodium, Toxoplasma, etc.

Virus
Picornavirus, retrovirus, Adenovirus, etc.

perímetro de la herida y, sobre todo, sistémicos que la propia herida. Existen multitud de animales inoculadores de veneno.

En Europa, el veneno más potente es el que posee la víbora, de la que existen varias subespecies, pero se presentan con mucha mayor frecuencia picaduras de avispa y abeja, y durante el verano inoculaciones por contacto con medusas y arañas de mar.

13. Herida infectada:

Presencia de gérmenes en los tejidos con potencial suficiente para causar respuesta inflamatoria.

La infección compromete la cicatrización e incluso el estado general del paciente convirtiendo una herida simple en otra complicada.

Las heridas contaminadas, con presencia de gérmenes en los tejidos, se infectarán en función, entre otros factores, del grado de dicha contaminación, la virulencia de los microorganismos y de la resistencia del huésped. Las infecciones por anaerobios se ve favorecida por la presencia de hematomas encapsulados, tejidos desvitalizados o necrosados.

El ambiente anaerobio favorece extraordinariamente la posibilidad de infección, especialmente la infección por el *Clostridium tetani* (tétanos) y otros Clostridios. Se producen infecciones bacterianas anaerobias y aerobias por proliferación estreptocócica o estafilocócica que producen celulitis, fascitis y gangrenas (Fig. 26).

14. Herida quirúrgica:

Es la solución de continuidad de la piel y tejidos provocada quirúrgicamente por el cirujano para abordar las estructuras subyacentes a intervenir. Existen diversos tipos de heridas quirúrgicas producidas según la técnica de abordaje seguida, entre otras las toracotomías (tórax) y las laparotomías (abdomen).

16.2. PROCESO DE CURACIÓN DE LAS HERIDAS

Las heridas muy superficiales, de bordes solapados o sin separación de bordes cierran con rapidez espontáneamente. Si la separación de bordes impide el cierre de la herida es imprescindible la acción quirúrgica para obtener el cierre. A esta intervención inmediata se denomina curación primaria o por primera intención. La curación primaria requiere ausencia de infección, hemostasia, perfecta aproximación de los bordes y de los planos anatómicos. Cuando las características de la herida desaconsejan el cierre primario, se deja ésta abierta. El cierre se produce de forma diferida mediante el proceso de granulación que recubre la pérdida de sustancia y, posteriormente, es cubierto a su vez por el epitelio hasta que se produce el cierre completo de la herida. A este proceso se le denomina curación secundaria o por segunda intención. Suele producir cicatrices de mayor tamaño y, a menudo, antiestéticas.

La cicatrización por tercera intención se produce cuando se sutura de forma secundaria una herida granulada.

La cicatrización por cuarta intención se produce cuando se acelera la curación mediante la adición quirúrgica de injertos cutáneos.

En el proceso de curación de la herida se producen los episodios siguientes que se separan con objeto descriptivo pero que en realidad se producen de forma simultánea durante gran parte del proceso:

16.3. FASE DE ELIMINACIÓN DE DETRITUS Y LIMPIEZA DE LA HERIDA

Respuesta inflamatoria

Después de producida la herida en la misma se encuentran tejidos desvitalizados, detritus y cuerpos extraños aportados por el agente lesionante, sangre extravasada y microorganismos.

Se inicia el desarrollo de un estado de inflamación aguda con el propósito de procurar la limpieza de la herida y la acumulación de material para la reparación.

- Respuesta vascular: De inmediato se produce una vasoconstricción temporal que se sigue de vasodilatación activa. Se filtra plasma que provoca la formación de un magma rico entre otras sustancias en proteínas y en agua.

- Movimientos celulares. Se produce como consecuencia de la vasodilatación la aparición de leucocitos en el foco. Se inicia la fagocitosis de microorganismos y cuerpos extraños. Si las necrotización es extensa es difícil que la fagocitosis sea completa por lo que pronto se hará manifiesta la presencia de pus (leucocitos microorganismos muertos, detritus y exudado).

Ello indica el fracaso de la limpieza espontánea. Aparecen fibroblastos en el foco de la herida en un plazo de veinticuatro a cuarenta y ocho horas. Son las células propiamente reparadoras y su función es la síntesis de los componentes del tejido conectivo. Junto a los vasos de nueva formación que se estructuran perpendicularmente al nuevo tejido conectivo, forman el tejido de granulación que puede verse en las heridas que cierran por segunda intención.

Proliferación y reconstrucción

- Se sintetiza el colágeno, lo que da consistencia a la neocicatriz e incrementa la resistencia a la separación de los bordes de la herida.
- Incremento de la resistencia a la separación de los bordes de la herida.
- Epitelización de la herida.
- En las heridas suturadas, la epitelización es rápida. A las 48 horas se completa la epitelización entre los bordes de la heri-

da incluso antes de la aparición de colágeno en el interior de la misma.

Cicatrización

Cura de la herida por regeneración de los tejidos afectados o por evolución de los tejidos conjuntivos.

La cicatriz es la aglomeración de tejido conjuntivo, fibrosado que se reviste por nueva epidermis y ocupa la solución de continuidad que produjo la herida.

Cicatriz queloide

Son cicatrices de crecimiento exagerado, benignas, con gran acúmulo de colágeno. Son producto del propio traumatismo o de microtraumatismos producidos alrededor del foco.

Algunas regiones del organismo se encuentran más predispuestas a la aparición de cicatrices queloide como la piel del tórax, cuello y brazos. Existe mayor predisposición por parte de la mujer y de individuos de raza negra.

Debe diferenciarse de la cicatriz hipertrófica que aunque engrosada no sobrepasa los límites de la lesión y tiende a mejorar espontáneamente con el tiempo. El tratamiento de la cicatriz queloide es la radioterapia y la aplicación de corticoides tópicos.

16.4. EXPLORACIÓN DE LA HERIDA

La exploración de la herida deberá considerar diversos aspectos; entre otros:

- **Hemorragia:** Según la lesión vascular ocasionada por la herida se producirá sangrado más o menos abundante; desde la hemorragia capilar, en sábana, discreta aunque persistente en algunas regiones del cuerpo como por ejemplo en el cuero cabelludo hasta las grandes hemorragias que afectan vasos mayores arteriales o venosos.

Las hemorragias deberán ser rápidamente evaluadas y contenidas enérgicamente especialmente cuando se trata de hemorragias que ponen en riesgo manifiesto la vida. Las lesiones incisas pueden seccionar vasos con toda limpieza. Dichos vasos permanecen abiertos y sangrantes. Por el contrario, las heridas contusas, muy a menudo producen lesiones en los vasos que por sus características (atricción o aplastamiento de los extremos vasculares) ocasionan por sí mismas cierta hemostasia.

- **Dolor:** El dolor estará presente en la región herida según las lesiones ocasionadas a la inervación de la zona y la afectación de las terminaciones nerviosas sensitivas. El dolor, como manifestación subjetiva, será variable en función de la sensibilidad de la zona lesionada, el tipo de herida, el nivel de umbral de dolor del sujeto y otros factores.

- **Características de la herida:** Las heridas pueden presentar formas muy diversas, lineales, estrelladas, en T, en Y, en "oreja de perro o de cerdo", etc. Pueden presentar el más perfecto trazo en línea recta o la máxima irregularidad. Por otro lado, según su profundidad las heridas pueden comprometer la piel o las estructuras adyacentes o subyacentes: fascia muscular, músculos, tendones y paquetes vasculares y nerviosos. La separación de los bordes dependerá del tipo de herida producido, del estado de la piel, las estructuras subyacentes en la zona de la herida y la posición de los bordes de la misma con relación a las líneas de Langer.

- **Estado general del paciente:** El dolor y la hemorragia pueden conducir con facilidad al shock. Estadios previos, influenciados por el aspecto de la lesión, la visión de la sangre, el dolor pueden llevar a muchos heridos al síncope. Las condiciones generales del paciente antes del accidente son también de gran importancia: edad, enfermedades de base, etc.

16.5. TRATAMIENTO DE LAS HERIDAS

Una premisa básica a tener en cuenta en el tratamiento de heridas y de otras condiciones traumáticas es la de no olvidar nunca al paciente a expensas de la herida o del trauma local. Dicha premisa sólo se invierte cuando la herida (trauma) pone en peligro inmediato la vida del paciente (hemorragias mayores).

a. Valoración del estado general del paciente:

1. Estado respiratorio: Presencia, calidad, frecuencia.

2. Estado circulatorio. Grandes hemorragias, presencia de pulso, frecuencia cardíaca.

Hemorragias de mediana entidad o en localizaciones anatómicas críticas.

3. Profilaxis del shock: tender al paciente, aflojar compresiones del vestido, abrigar, elevar las piernas 45º (si es posible).

4. Preparar al paciente para ser trasladado si nos hallamos en entorno extrahospitalario.

b. Exploración de la herida para su tratamiento definitivo de la herida no infectada:

SE UTILIZARÁN SIEMPRE GUANTES DE LÁTEX O SIMILAR

Aunque a veces la emergencia condiciona la actuación, se procurará emplear la máxima asepsia posible en todo el proceso.

Contención de la hemorragia

- Se efectuará compresión directa con una torunda de gasa sobre la herida por espacio de varios minutos (de 5 a 10 en general).

- Se debe ser paciente y mantener la compresión el tiempo necesario sin levantar la gasa para comprobar el efecto hemostático.

- Comprobar pulsos distales.

- Cuando la herida se encuentra en una extremidad favorece la hemostasia la elevación de la misma por encima del nivel del corazón.

- Aplicación de un vendaje compresivo amplio para mantener la presión (el vendaje no deberá actuar nunca como un torniquerte).

- Comprobar nuevamente pulsos distales.

- La compresión directa sobre una arteria principal en el brazo o en la pierna produce, si se aplica correctamente, isquemia distal lo que ocasiona la detención de la hemorragia y favorece la consecución de un rápido campo exangüe para practicar la ligadura del vaso sangrante por el cirujano o el *clamping* ("clampado") o compresión del vaso mediante un mosquito a la espera de la ligadura definitiva.

- En la pierna, se comprimirá con el puño la arteria femoral en el tercio medio de la línea imaginaria que une la cresta iliaca con la ingle.

- En el brazo, se comprimirá con cuatro dedos la arteria braquial o humeral (el pulgar se opone por el otro lado del brazo), sobre el húmero.

- La aplicación de un torniquete en el medio hospitalario es decisión que corresponde al médico de urgencias. Sin la presencia del médico u en otro entorno, la decisión debe tomarse tendiendo en consideración lo expuesto en el capítulo *Hemorragias*.

- Limpieza de la herida mediante irrigación con suero fisiológico, jabón antiséptico o simplemente agua y jabón. Deberán alcanzarse todos los recovecos de la herida. Si existen cuerpos extraños se intentarán arrastrar con irrigación o extraer con ayuda de pinzas, la punta de una aguja hipodérmica o de un bisturí, según experiencia y preferencias. Si no es posible conseguirlo o

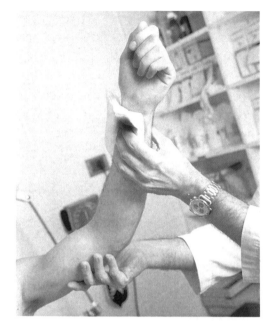

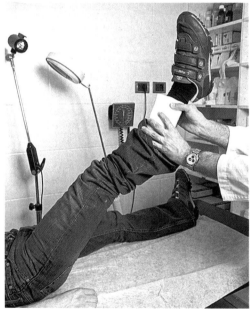

En situación real se deben utilizar siempre los guantes.

la suciedad se encuentra impactada y la herida se considera susceptible de cierre mediante sutura, se pospondrá la limpieza a fondo para después de administrada la anestesia.

- Desinfección de la herida con una solución yodada mediante irrigación de la misma y de su periferia en todo lo que se

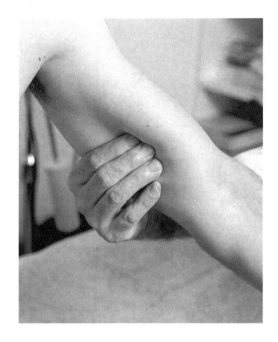

posibles efectos secundarios locales y generales y su tratamiento.

Antes de proceder al cierre definitivo de la herida se evaluarán factores como los siguientes:

Edad del paciente

La edad influye considerablemente en la pérdida de elasticidad de la piel y del tejido subcutáneo, especialmente en la edad avanzada. En algunos casos, la piel senil es tan fina en algunas regiones (cara interna de la tibia, dorso de la mano) que se conoce como "piel de pergamino". La irrigación es escasa por lo que el proceso de cicatrización será difícil o inviable.

Calidad de la irrigación sanguínea local

Algunas zonas del cuerpo se encuentran mucho mejor irrigadas que otras. En las primeras, la cicatrización se encuentra favorecida por el aporte sanguíneo y es de mayor calidad y más rápida. En otras, se deberá valorar cuidadosamente la situación general (por ejemplo, en la piel de la cara interna de la tibia).

Sobrepeso

La presencia de una amplia capa de grasa subcutánea dificulta el aporte sanguíneo y el cierre de la herida.

Estado nutricional

Los déficits nutricionales y la deshidratación interfieren en el proceso normal de cicatrización.

Enfermedades de base

Muy especialmente las enfermedades endocrinas y sobre todo la diabetes mellitus condicionan todos los parámetros normales de ciactrización.

considere quedará expuesto a través de la talla fenestrada una vez elaborado el campo estéril. Idealmente, sólo la herida debería exponerse.

- Rasurado de la zona si es preciso en zonas pilosas. Se considera preferible reducir la altura del vello mediante tijera que el rasurado completo que produce micro-heridas susceptibles de infectarse. Las cejas no se afeitan para la sutura, porque se producen cicatrices antiestéticas en las que ya no crece el vello.

16.6. CIERRE DE LA HERIDA

Sutura cutánea

En el ámbito de urgencias en muchos centros realiza suturas cutáneas el personal de enfermería con autorización del médico.

Además de dominar las técnicas básicas en el cierre de las heridas mediante sutura, deberá conocer las características del anestésico local administrado, su dosificación, correcta infiltración, período de actuación,

16.7. PRINCIPIOS BÁSICOS PARA SUTURAR

- **Asepsia:** El cierre de la herida debe efectuarse con técnica aséptica mediante la correcta preparación de un campo estéril.

- **Iluminación:** Es necesaria una buena iluminación del área quirúrgica. No debe intentarse la sutura si las condiciones de iluminación no nos permiten visualizar la herida perfectamente. Es preferible diferir la sutura a suturar "a ciegas". Deben valorarse las condiciones generales y de iluminación, el material de sutura disponible y el material de emergencia antes de anestesiar (Fig. 27).

- La colaboración de un ayudante es de gran valor.

- Antes de cerrar una herida se valorará concienzudamente la necesidad de remitir al paciente al cirujano.

- Existe cierta compulsión a cerrar las heridas llevando en ocasiones a cerrar heridas muy contaminadas como mordeduras de animales o, a otro nivel, heridas de bala creando el medio idóneo para la proliferación de infecciones graves e incluso una evolución catastrófica que comporte desastres como cicatrizaciones por cuarta intención, disfunción y deformidad.

FIGURA 27. Instrumental necesario para la sutura cutánea

Material quirúrgico básico:
- Porta-agujas.
- Pinzas de disección con y sin dientes.
- Bisturí.

Material quirúrgico secundario:
- Pinzas de mosquito.
- Tijeras.

Otros materiales:
- Aguja de sutura, curva, con hilo incorporado en unión atraumática y de diversos grosores (ceros).
- Guantes estériles.

- Tallas estériles.
- Gasas estériles.
- Materiales para realizar el apósito y vendaje posteriores.
- SF estéril.
- Solución de povidona yodada.
- V.A.T.

Para la anestesia:
- Anestesia local.
- Jeringa y aguja (de diversos calibres).
- Fármacos para el tratamiento de emergencia de reacciones adversas.

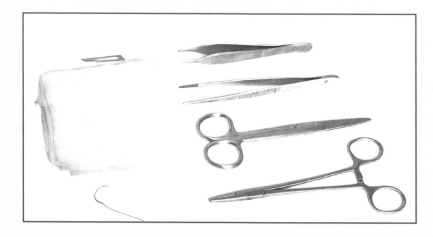

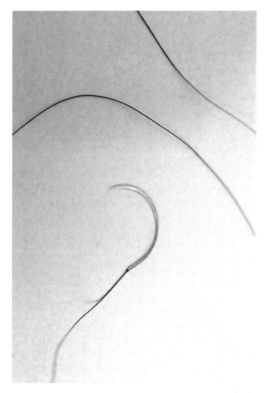

Aguja.

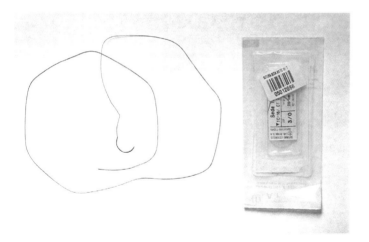

16.8. TIPOS DE SUTURA

Según el tipo de hilo empleado:

- Suturas monofilamento: Utilizadas en cirugía mayor.
- Suturas multifilamento: Formadas por varios filamentos o hilos enrollados entre sí de forma helicoidal.

Según las propiedades de absorción:

- Sutura absorbible: La sutura es digerida por enzimas que la degradan. Entre otras, cabe destacar el catgut quirúrgico simple y crómico, Vicryl, Dexon, etc.

- Sutura no absorbible: A diferencia de la anterior no se degrada enzimaticamente por lo que debe procederse a su retirada. Se utiliza sobre todo en sutura cutánea y entre los diferentes materiales empleados se encuentra el nylon, poliéster, polipropileno y la seda quirúrgica que es el más empleado especialmente fuera del hospital. También es, por otra parte, el hilo más traumático de este tipo de suturas.

Anestesia

La palabra anestesia proviene del griego "aisthesis" cuyo significado puede traducirse por insensible. El objetivo de la anestesia es privar de sensibilidad, especialmente la sensibilidad dolorosa.

Los anestésicos de elección para la infiltración son los pertenecientes al grupo amida (lidocaína, mepivacaína, bupivacaína, etc.) (Fig. 28). Poseen un potente efecto anestésico con escasos efectos secundarios. Hay que tener bien presentes los efectos secundarios que pueden producirse como consecuencia de sobredosis, inflitraicón en la luz vascular o en un territorio muy vascularizado. Los efectos sistémicos de la anestesia afectan de modo relevante al sistema nervioso central y al sistema cardiovascular.

No se recomienda la adicción de adrenalina en general. Su uso está por lo demás contraindicado en la sutura de zonas distales (dedos de las manos y de los pies, orejas, nariz, pene) ni en pacientes con patología cardíaca como angor inestable o trastornos del ritmo ni en pacientes con tratamientos con antidepresivos tricíclicos o inhibidores del la monoaminooxidasa.

CONSIDERAR SIEMPRE LA POSIBILI-
DAD DE ALERGIA.

Técnica de infiltración

Se escogerá la aguja del menor calibre
posible adecuado a la piel a infiltrar. Se
introduce la aguja en los bordes de la herida, hasta el tejido subcutáneo. El acceso a
través del tejido lesionado resulta menos
doloroso que el acceso a través del territorio periférico intacto dado que en este último las terminaciones nerviosas se encuentran intactas y responden con mayor intensidad al estímulo doloroso. Una vez introducida la aguja, se aspirará para comprobar
que la misma no se encuentra localizada en
la luz de un vaso sanguíneo. Efectuada la
aspiración, se inyecta lentamente el anestésico local.

Se espera a que éste se infiltre y disemi-
ne en el tejido y se continua infiltrando en
todos los lados de la herida. Si se utiliza el
territorio previamente infiltrado, la nueva
introducción de la aguja en el tejido ya no
es dolorosa. Si se trata de heridas pequeñas
puede inyectarse a escasa distancia formando un habón anestésico que incluya la herida. En los dedos es a menudo necesario
realizar un bloqueo troncular para conseguir la anestesia completa.

Bloqueo digital

Se infiltra 1 ml de lidocaína a cada lado
de la base del dedo avanzando suavemente
hasta conseguir un pequeño habón que cu-
bra el territorio de los colaterales. Se repite
la infiltración al otro lado. En ocasiones, en
pequeñas heridas perfectamente lateraliza-
das se puede infiltrar sólo el lado correspondiente. Existe el riesgo de que, por peculiaridades anatómicas del paciente, sea
insuficiente la infiltración de un único lado.

Se debe tener la paciencia necesaria
para dar tiempo a que el anestésico haga
efecto.

Especialmente en el bloqueo la anestesia
requiere más tiempo (de 10 a 15 minutos
para tener total seguridad) por lo que la precipitación en intervenir dará como resultado la desagradable situación para el sanitario y para el paciente que se deriva de la
manifestación de dolor del último en una
zona que a priori debería resultar insensible. En ocasiones es necesario añadir anestésico a una zona. Se intentará infiltrar
accediendo a través de tejido ya anestesia-
do. No se infiltrarán más de 20 cc de anestésico local.

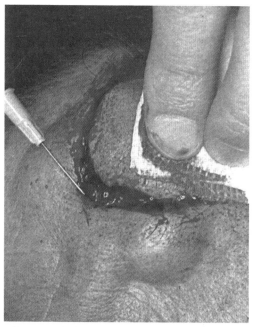

Infiltración en los bordes de la herida.

FIGURA 28. Anestésicos para infiltración cutánea

- Mepivacaína (Scandicain®) al 1, 2 o 3%. El efecto anestésico se alcanza rápidamente y dura más de una hora. Es ligeramente vasoconstrictor. Doloroso. Se utiliza de forma
  generalizada en la sutura cutánea.

- Lidocaína (Xilocaína®). Inicio rápido y duración escasa. Se
  utiliza ampliamente en odontología. Ligeramente doloroso.

- Tetracaína: Se utiliza en anestesia intradural y en lubricantes
  (geles) urológicos. Toxicidad elevada.

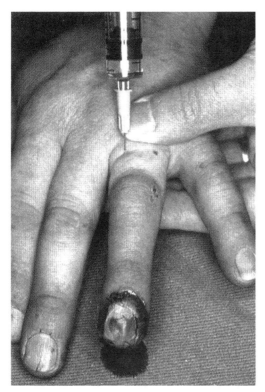

Bloqueo digital.

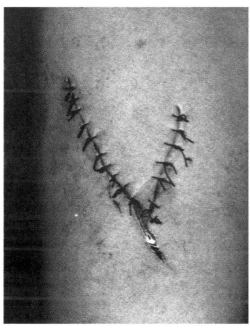

Sutura interrumpida acabada.

Extirpación de tejido no viable

Se extirpará el tejido claramente no viable o la protusión de tejido subcutáneo

mediante pinzas y bisturí o tijera, creando bordes que enfrentes perfectamente y desde un punto de vista de garantizar la máxima economía del tejido. No se extirparán grandes extensiones de piel ni otros tejidos. No se intentarán regularizaciones complicadas de la herida. Si la herida lo requiere, no se dudará en consultar al médico.

Suturas

Sutura continua: Abarca la herida completa con una sola lazada. Existen muchos tipos y no suelen emplearse en suturas cutáneas de emergencia.

En la sutura de heridas cutáneas se emplea generalmente la sutura interrumpida, en la que cada lazada penetra a un lado de la herida, reaparece al otro lado, se corta y anuda. Los orificios de entrada y salida son equidistantes de los bordes de la herida. El movimiento que se efectúa debe ser el que marca la forma de la aguja: una curva. La técnica correcta es aquella en la que toda la operación se realiza en un único movimiento: entrada, transfixión y salida.

El movimiento lo realiza el antebrazo, la presión la mano. La mano sujeta el portaagujas, según preferencias pero nunca utilizando los anillos de los dedos como si se tratara de una tijera. La punta de la aguja enfrenta la piel en vertical. El antebrazo, colocado en posición de hiperpronación braquial inicia el movimiento de rotación; la aguja penetra, avanza trazando una circunferencia y sale cuando el antebrazo alcanza la posición de supinación, en un solo movimiento. En ocasiones, según la localización de la herida esto no es posible. Entonces se sustituye el movimiento de rotación completo por fragmentos del mismo procurando siempre causar el mínimo traumatismo posible, así como cuando es necesario preparar la piel efectuando tracción con una pinza de disección con dientes para facilitar el acceso de la aguja.

Todas estas manipulaciones se realizarán con la mayor delicadeza. Una vez extraída

la aguja se recoje con el porta-agujas y se estira del hilo hasta dejar en la entrada la longitud requerida para el anudado.

Técnica de sutura interrumpida

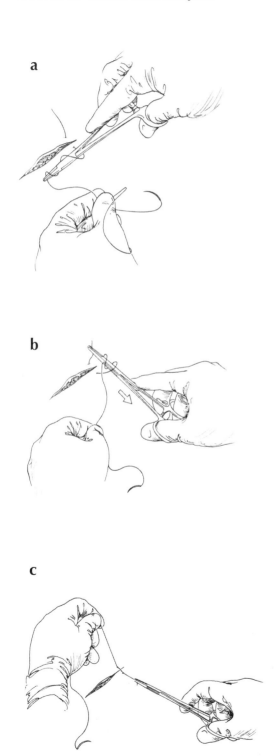

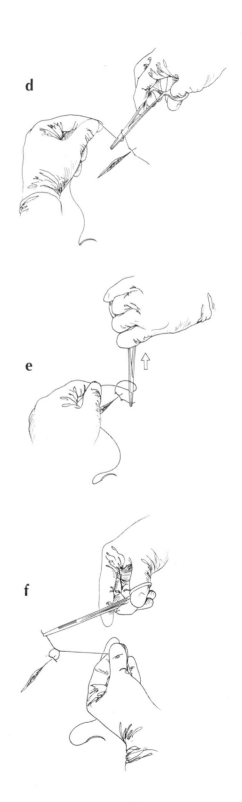

Prevención de la infección

Si el médico lo considera necesario, prescribirá antibióticos. El antibiótico de elección es la amoxicilina combinada con el ácido clavulánico (Duonasa®, Augmentine®, Clavumox®, etc.).

Se cubrirá la herida con gasas sin utilizar gasa vaselinada pues produce maceración de los tejidos y de la sutura. Vendaje semicompresivo y bien almohadillado. En las heridas de los miembros, se recomendará la elevación del mismo.

Profilaxis antitetánica

Se iniciará la profilaxis antitetánica en todas las heridas consideradas de riesgo, esto es:
- Heridas de más de seis horas de evolución.
- Heridas penetrantes, profundas y cerradas.
- Escabrosas, sucias, con tejidos desvitalizados y cuerpos extraños.
- Producidas por arma de fuego y asta de toro.
- Quemaduras y congelaciones.
- Mordeduras.
- En contacto con el suelo de establos o zonas de presencia animal, heces animales, asfalto, etc.

Se administrará vacuna e inmmunoglobulina antitetánica.

Se considerarán heridas de bajo riesgo aquellas de menos de seis horas de evolución e incisas, limpias y con escasa profundidad, de fondo sangrante y sin tejidos desvitalizados ni cuerpos extraños.

La administración en este segundo caso depende del criterio médico y del estado inmunitario del paciente.

Retirada de los puntos

Se procederá a la retirada de los puntos después del periodo prudencial para el cierre de la herida y que es variable según la localización anatómica. Una semana es el periodo general con variaciones de hasta 15 días para suturas complicadas o situadas en zonas de sustrato muscular potente y de tres a cuatro días para suturas finas de la cara.

Para retirar los puntos se procede del siguiente modo:

1. Asepsia estricta de la zona y de la técnica.

2. Se usarán pinzas sin dientes y tijera para retirar puntos o bisturí, según preferencia.

3. Con las pinzas se traccionan hacia arriba uno o los dos cabos sueltos.

4. Se corta a ras de piel uno de los cabos que forman la lazada interna.

5. Se retira el hilo sin traccionar apartándose de la herida pues se podría ocasionar dehiscencia de los bordes de la misma.

6. Se repite la operación para cada uno de los hilos.

7. Si los hilos se encuentran enganchado a una masa costrosa y/o pilosa (frecuente en el cuero cabelludo), es conveniente deshacerla previamente para evitar estirar de los hilos sin verlos perfectamente. A menudo la costra penetra en la propia herida por lo que si se estira junto con el hilo puede provocar la dehiscencia de la sutura por si misma.

17 *Tratamiento de heridas específicas*

17.1. Heridas de las extremidades
17.2. Heridas de la cara

17.1. HERIDAS DE LAS EXTREMIDADES

Las heridas de las extremidades supone un grave problema de índole personal, laboral y social por el alto número de incapacidades y disfunciones que originan. En las heridas de las extremidades se debe ser cuidadoso en exceso, pues a menudo se disimulan afectaciones tendinosas, musculares, nerviosas o vasculares y se establecen ya desde la primera cura de la herida las bases de trastornos posteriores como infecciones, síndromes compartimentales y limitaciones parciales o totales de la función.

Examen de la herida

- Inspección visual de la lesión.

- Inspección funcional distal. Muchas veces pasada por alto. Esta exploración de las funciones nerviosa y tendinosa, es altamente orientativa. El examen de la propia herida en una primera fase resulta casi siempre impreciso pues en la herida existe hemorragia, dolor y dificultad a la exploración, si ha producido secciones tendinosas, los tendones muy probablemente se encuentren retraídos, etc. De manera que puede ser imposible visualizar, antes de la anestesia, un lesión tendinosa, mientras que es perfectamente posible (y con escaso margen de error) valorar mediante sencillas exploraciones el compromiso de las funciones tendinosa y nerviosa. La sospecha de lesiones musculares en las extremidades puede valorarse explorando la funcionalidad del músculo.

- En muchas heridas es necesaria además la exploración radiológica para descartar lesiones óseas o articulares.

Lesiones tendinosas en las manos

La exploración cuidadosa permite determinar la lesión tendinosa en las manos con mayor precisión que la exploración superficial sobre la herida.

Debe tenerse presente en la exploración que la acción sustitutiva de otros tendones debe limitarse por completo para evitar errores en la valoración.

Lesiones sobre la cara palmar

La sección de los tendones flexores puede producirse en heridas sobre la muñeca, la palma de la mano o sobre la falange proximal. Se realiza el estudio con facilidad con la mano del paciente apoyada dorsalmente sobre una mesa.

- La sección del tendón flexor profundo impide la flexión de la falange distal (figura).

- La sección del tendón flexor superficial impide la flexión del dedo (es muy importante bloquear el efecto de los tendones contiguos).

- Si no es posible la flexión del dedo ni de la falange proximal ambos flexores están seccionados.

Lesiones sobre la cara dorsal

La lesión del extensor común de los dedos produce imposibilidad para la extensión de las articulaciones metacarpo-falángicas. La lesión del abductor largo del pulgar hace imposible la extensión interfalángica del pulgar mientras que la lesión del extensor corto del pulgar impide la extensión metacarpofalángica del pulgar.

Lesiones tendinosas en otras localizaciones

Las lesiones tendinosas del muslo (cuádriceps en cara anterior, bíceps femoral, semitendinoso y semimembranoso) ocasionan imposibilidad parcial o total para flexionar la rodilla.

La lesión del tibial en la cara anterior de la tibia produce imposibilidad parcial o total para extender el pie. Las lesiones del tendón de Aquiles producen imposibilidad o dificultad para la plantiflexión (puntillas). En el dorso de los pies se observa imposibilidad para la extensión. En la planta, para la flexión de los dedos.

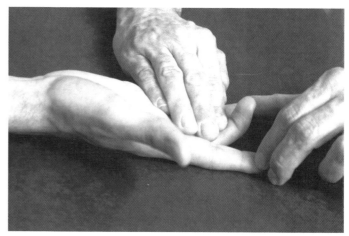
Revisión del tendón flexor profundo.

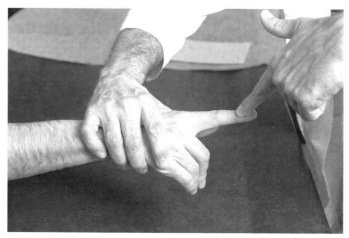
Revisión del extensor.

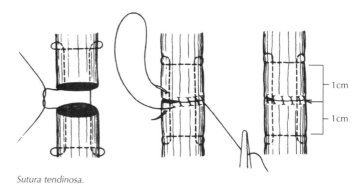
Sutura tendinosa.

Tratamiento de las lesiones tendinosas

Requieren del cirujano. Cuando se producen dichas lesiones en medios en los que

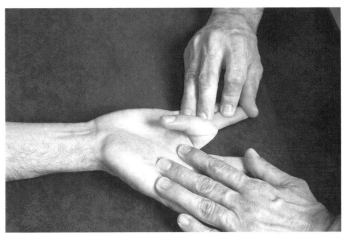

Revisión del tendón flexor superficial.

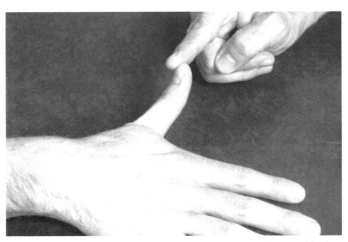

Extensor del pulgar.

la asistencia no va a ser inmediata se debe procurar el lavado de la herida, control de la hemorragia, inmovilización y trasladar al herido a un centro hospitalario, dónde se practicará tenorrafia inmediata o diferida si el cirujano lo considera oportuno.

Lesiones musculares

Estas lesiones producen malformaciones evidentes o incapacidades funcionales. La exploración de la función pone este último aspecto de manifiesto que será indicativo de la necesidad de consultar.

Brazo

- Secciones del bíceps braquial y del braquial anterior: Se produce imposibilidad de realizar la supinación o resulta difícil. Puede limitar o impedir la flexión del codo.

- Tríceps braquial: La sección del tríceps impide la flexión del codo.

Antebrazo

- Lesiones de los flexores y pronadores de la cara volar: Se produce la limitación o imposibilidad de realizar flexión de la muñeca y de los dedos.

- Lesiones de los extensores de la cara dorsal del antebrazo: Imposibilita la extensión de la muñeca y de los dedos. La sección del radial produce un efecto parecido por denervación cuyo diagnóstico diferencial requiere comprobar que se encuentra conservada la sensibilidad en el territorio del radial.

Muslo

- La lesión del cuádriceps ocasiona imposibilidad total o parcial para extender la pierna.

- Las lesiones de los músculos de la parte posterior del muslo ocasionan imposibilidad total o parcial de flexionar la rodilla.

Pierna

- Lesiones en la cara anterior: Pérdida de la extensión del pie.

- Lesiones en la cara posterior: Imposibilidad de ponerse de puntillas.

Tratamiento de las lesiones musculares

Toda lesión traumática muscular o de las fascias requiere la sutura profunda por planos por lo que será imprescindible la intervención del cirujano.

Éste decidirá también si considera oportuno o no diferir la sutura.

Lesiones nerviosas

Las lesiones nerviosas, producto del traumatismo sobre un nervio periférico producen la pérdida de las funciones del nervio, motora y sensitiva y trastornos simpáticos. Las lesiones pueden producirse por heridas incisas provocadas por elementos cortantes, por estiramiento del nervio o por traumatismos contusos. Se produce también afectación de la función si el nervio se ve sometido a un periodo prolongado de compresión.

Los grados de lesión nerviosa se clasifican en:

- **Neuropraxia:** Pérdida de la función nerviosa sin lesión aparente. Generalmente se produce como resultado de una contusión por objeto romo que no ocasiona solución de continuidad cutánea. La recuperación suele ser espontánea.

- **Axonotmesis:** Lesión de algunos axones sin interrupción completa de la conexión nerviosa. Suele producirse por estiramiento y la recuperación es más insidiosa.

- **Neurotmesis:** Sección completa del nervio. La reparación es quirúrgica.

Exploración de la función en la extremidad superior

- La función sensitiva se explora con un clip de papelería o dos agujas hipodérmicas. Se solicita al paciente que cierre los ojos y se percute levemente con el clip (o con la aguja o agujas) sobre el pulpejo de los dedos o se arrastra suavemente el clip sobre el mismo. El paciente deberá indicar

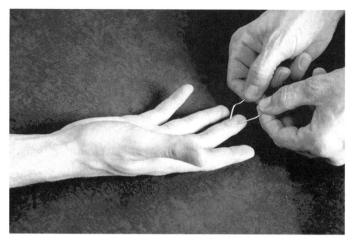
Exploración de la función nerviosa en los dedos.

cuando nota el contacto del clip. Es más precisa la discriminación de la sensibilidad sobre dos puntos. Se explorarán los territorios del mediano, del cubital y del radial.

- La función motora se explora mediante el signo de la "O". Se solicita al paciente que realice pinza (una "O") con cada uno de los dedos en oposición al pulgar. Este signo pone de manifiesto la integridad de los tres nervios.

Las pruebas específicas para cada uno son:

- **Radial:** Extender la muñeca y los dedos.
- **Cubital:** Separar los dedos.
- **Mediano:** Pinza en oposición.

No debe olvidarse consultar al paciente la posibilidad de la existencia previa de un síndrome del túnel carpiano u otro trastorno nervioso.

La sequedad de la piel puede ser signo de trastorno simpático.

Las demás regiones exigen un conocimiento preciso de las áreas de inervación y de la función motora. Remitir al médico ante la duda.

Cabe tener presente que las lesiones altas del brazo con afectación nerviosa producen también trastornos y zonas de anestesia similares.

Las lesiones de los grandes nervios de la pierna se manifiestan del siguiente modo:

- **Nervio femoral (a nivel inguinal):** Produce parálisis del cuádriceps. Impide la extensión de la rodilla. No produce insensibilidad.

- **Nervio ciático isquiático:** Imposibilidad de movimiento de tobillo y pie e insensibilidad de la pierna desde la región. A niveles más bajos (poplíteo externo) se presenta pie caído. La lesión del poplíteo interno produce imposibilidad de plantiflexión e insensibilidad en la planta del pie.

Tratamiento de las lesiones nerviosas

Como las tendinosas requieren del cirujano y del mismo modo, cuando se producen en medios en los que la asistencia no va a ser inmediata se debe procurar el lavado de la herida, control de la hemorragia, inmovilización y trasladar al herido a un centro hospitalario, dónde se practicará neurorrafia inmediata o diferida si el cirujano lo considera oportuno.

Toda lesión de un nervio periférico debe ser valorada quirúrgicamente. Sólo se cerrará la herida si no existe la menor duda de que no existen otras alteraciones que las que afectan a la piel y al tejido subcutáneo.

Lesiones articulares

Se sospechará lesión articular cuando la herida se encuentra sobre una articulación.

Según el tipo de herida puede coexistir afectación de la estructura capsular, ligamentosa u ósea. De especial consideración son las heridas punzantes sobre una articu-

lación por la penetración que pueden tener sin aparente lesión externa. Si se sutura la piel de una herida que ha causado lesiones articulares, sin revisar el estado de la articulación se generan complicaciones como la artritis séptica que puede llevar a la destrucción de la articulación.

Tratamiento de las heridas articulares

Desbridamiento y limpieza a fondo. Se mantiene la herida abierta durante 24 horas.

Ejercicios isotónicos sobre la articulación para estimular la limpieza de la misma por activación sanguínea. Cierre mediante sutura diferida o por segunda intención. Toda lesión traumática muscular o de las fascias requiere la sutura profunda por planos, por lo que será imprescindible la intervención del cirujano.

Éste decidirá también si considera oportuno diferir la sutura.

Amputación

La amputación traumática requiere el esfuerzo añadido de preparar al herido y al elemento que ha sido amputado para el intento de reimplantación. El soporte y la estabilización del paciente tiene prioridad. Existen algunas condiciones para que se intente por parte del equipo de microcirugía una reimplantación.

- No se utilizará torniquete. Se controlará la hemorragia del muñón por compresión con gasas después de lavado.
- El muñón se lavará y se trasladará en condiciones de frío pero evitando a toda costa la congelación.
- El apoyo psicológico y moral al paciente es imprescindible si éste se encuentra consciente.
- No hacer promesas vanas acerca de la reimplantación.

17.2. HERIDAS DE LA CARA

- Se extirparán los cuerpos extraños y se procederá a la limpieza meticulosa de la herida, si es necesario escindiendo económicamente los bordes para facilitar su aproximación.

- La sutura se realizará por planos en las heridas profundas (cirugía). Si la herida es superficial se suturará la piel procurando la mínima tensión posible.

- Los puntos se retirarán entre las 48 y las 72 horas.

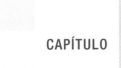

Hemorragias

18.1. Introducción
18.2. Clasificación de las hemorragias
18.3. Maniobras generales para detener
la hemorragia
18.4. Epistaxis

18.1. INTRODUCCIÓN

La hemorragia es la salida de la sangre producida como consecuencia de la ruptura de los vasos sanguíneos lo que lleva a la pérdida brusca de parte del volumen sanguíneo.

18.2. CLASIFICACIÓN DE LAS HEMORRAGIAS

Las hemorragias se pueden clasificar en función de diversos criterios

1. Según el vaso lesionado

- Hemorragia arterial: La sangre que emana es de color rojo brillante. La sangre sale en coincidencia con los latidos del corazón y en forma de chorro si la arteria es del calibre necesario.
- Hemorragia venosa: La sangre mana, casi siempre de forma babeante, sin relación con los latidos. El color que presenta es el rojo oscuro.
- Hemorragia capilar: Sangrado muy superficial, de escasa importancia.

A menudo, al menos en heridas impor-

tantes, la sangre es mixta como consecuencia de lesiones venosas y arteriales.

2. Según la exteriorización

- Hemorragia externa: La sangre se vierte al exterior del organismo.
- Hemorragia interna: La sangre se vierte en el exterior del organismo porque no existe solución de continuidad en la piel. El hematoma, muy común, es una hemorragia interna visible.

Otras no son visibles y pueden ser muy profusas. Son casi siempre la causa principal del shock post-traumático.

- Hemorragia interna exteriorizada: Es la hemorragia que se produce en el interior del organismo pero que se exterioriza a través de algún conducto natural. Entre otras, cabe destacar las siguientes:
- Hemoptisis: Procede del árbol respiratorio. Aparece con la tos.
- Hematemesis: Procede del tubo digestivo. Aparece con el vómito. La hematemesis de procedencia alta es de color rojo. La sangre digerida de aspecto oscuro se denomina hemorragia "en poso de café" e indica procedencia baja.

- Otorragia: del oído.

- Epistaxis: de las fosas nasales.

- Rectorragia: del ano. Se denomina así cuando se trata de sangre roja, no digerida y procedencia baja. Cuando se trata de procedencia alta la sangre adquiere un color negro y se denomina melena.

- Hematuria: con la orina.

- Metrorragia: de la vagina

- etc.

3. Según el momento en que se produce

- Hemorragia primaria: Hemorragia consecutiva a una lesión.

- Hemorragia secundaria: Hemorragia diferida, por la reapertura de la herida o del vaso sanguíneo.

4. Por su potencial para causar shock hipovolémico

El volumen de sangre para un adulto de 70 kg. es de aproximadamente 5 litros, lo que corresponde a un 7% del peso corporal. En el niño, se considera un volumen de sangre del 8 al 9% del peso del niño.

En el cuadro siguiente se observan los signos de shock hipovolémico según el volumen de sangre perdida (Figs 29 y 30).

Shock Hipovolémico

El shock es un trastorno complejo que se produce como consecuencia del fracaso hemodinámico grave que comporta la reducción de la perfusión hística y conduce a la anoxia celular. Si los mecanismos compensadores no lo corrigen acarreará lesiones orgánicas.

Las manifestaciones generales del fenómeno hemorrágico están relacionadas íntimamente con los mecanismos de instauración y compensación del shock hipovolémico.

En el adulto medio, la cantidad de sangre perdida a partir de la cual se inician tales manifestaciones es la correspondiente aproximadamente a más de un 15% por ciento del volumen circulante. Los signos iniciales son las variaciones en las características del pulso y la taquicardia. Se ocasionan como consecuencia del esfuerzo cardíaco para compensar la hipoxia tisular. Más tardíamente se produce la caída de la TA por lo que no es un indicador fiable al principio. Todo paciente potencial o claramente hipovolémico que presente taquicardia, frialdad y palidez de piel y mucosas o cianosis distal, puede considerarse en shock o en proceso de instauración del mismo.

FIGURA 29				
Pérdida de volumen de sangre en ml.	750 ml.	850 a 1500 ml.	1500 a 2000 ml.	+ de 2000 ml.
Piel extremidades	Normal	Palidez	Palidez	Palidez y frialdad
Piel de la cara	Normal	Palidez	Palidez	Cenicienta o amoratada
Nivel de consciencia	Conservado	Ansiedad	Ansiedad y somnolencia	Deteriorado

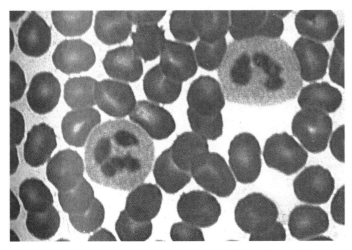

Cuerpos formes de la sangre.

El paciente puede estar asintomático. Ante la sintomatología se ponen en marcha los mecanismos compensadores controlados por el simpático originando la aceleración del ritmo cardíaco y vasoconstricción periférica para preservar la irrigación cardíaca y cerebral. En esta primera fase, la tensión arterial se mantiene o disminuye muy ligeramente.

Si no se produce perfusión de líquidos para compensar el volumen circulante perdido, la tensión arterial cae y se incrementa la taquicardia, indicadores de la severidad del shock.

Si la situación se mantiene se llega a la muerte celular tras una serie de mecanismos de defensa celular y vascular que resultan inútiles si no existe aporte compensatorio de volumen.

Clasificación del shock

Según su etiología el shock se puede clasificar en:

- Hipovolémico: Se produce por la disminución de la volemia en traumatismos como hemorragias o quemaduras y en trastornos clínicos como vómitos o diarrea.

- Neurógeno o psicógeno: Motivado por estímulos al sensorio, sección de la médula, etc.

- Distributivo: Infeccioso (sepsis), anafilaxia.

- Cardiogénico: Como consecuencia de infarto de miocardio, trastornos severos del ritmo, taponamiento cardíaco, tromboembolismo.

Signos clínicos

- Piel pálida y fría.
- Sudor frío.
- Taquicardia.
- Taquipnea, disnea.
- Ansiedad.
- Oliguria.
- Deficiente relleno capilar.
- Disminución de la tensión arterial sistólica por debajo de 90 mmHg o descenso superior a 30 mmHg respecto a la TA previa.
- Hipotermia.
- Alteraciones de la conciencia.
- Agitación.
- Convulsiones.
- Coma.

Shock hipovolémico

Concepto

Fracaso de los mecanismos de compensación frente a una disminución aguda y súbita de la volemia; esta disminución puede ser absoluta (hemorrágica) o relativa (vasodilatación).

Etiología

- Hemorragia. Quemaduras.
- Deshidratación aguda: Vómitos, diarrea, poliuria.
- Intoxicaciones: Depresores centrales, gangliopléjicos, simpaticolíticos.
- Neurológica.

FIGURA 30. Valoración de la hemorragia (para un adulto de 70 kg)			
Clase I	**Clase II**	**Clase III**	**Clase IV**
Pérdida <15 % de la volemia.	Pérdida: 15 a 30 % de la volemia.	Pérdida: 30 a 40 % de la volemia.	Pérdida > 40 % de la volemia
Apenas existe sintomatología clínica, salvo ligera taquicardia.	Taquicardia, disminución de la presión del pulso, discreta ansiedad, y enlentecimiento del relleno capilar.	Taquicardia, taquipnea, alteración evidente del sensorio e hipotensión arterial.	Taquicardia, hipotensión arterial severa, Oliguria. Depresión del sensorio. Si la pérdida no se corrige: pérdida de la conciencia, paro cardiorrespiratorio.

Según el American College of Surgeons.

Tratamiento

1. AB, del ABC: Permeabilidad de la vía aérea y ventilación.

2. Colocación del paciente en decúbito supino con las piernas elevadas en tijera 45° o en posición de Trendelemburg y abrigar.

3. Aplicar oxigenoterapia a 35% (7-8 litros).

4. Pulso.

5. Tensión arterial.

6. Temperatura.

7. BM test.

8. Canalización de una vía periférica con Abocath grueso.

9. Reposición de volumen.

La reposición de volumen se efectuará inicialmente con solución salina (Solución fisiológica o Ringer lactato). Se prefiere la administración de cristaloides. Se comenzará con la perfusión rápida de 2000 ml de cristaloides en el adulto, o 20 ml/Kg en los niños. Puede producirse hipotermia como consecuencia del enfriamiento por la reposición de líquidos por lo que es recomendable calentar las botellas a 37°.

Canalización venosa

La primera vía venosa debe ser aquella que se obtenga con mayor facilidad según las características del paciente y la habilidad del profesional de enfermería.

Se emplearán catéteres de calibre 16 o superior (14G; 12G; 10G; 8G y 6G). El diámetro del cateter determinará el flujo de infusión de líquido que se podrá introducir.

Es importante obtener por lo menos dos vías para la administración de fluidos, una a cada lado por si estuviera lesionado uno de los sistemas de las venas cavas.

Fisiopatología de las hemorragias

Coagulación

El proceso de coagulación se inicia de inmediato una vez acontencido el accidente traumático. Se produce en primer lugar una intensa vasoconstricción que disminuye el sangrado y ocasiona el fenómeno de agregación plaquetaria que es el sustrato básico del coágulo.

El proceso de coagulación está compuesto por diversas reacciones complejas que básicamente transformarán el fibrinógeno en fibrina, elemento sustentatorio del coágulo.

Las manifestaciones generales del fenómeno hemorrágico están relacionadas íntimamente con los mecanismos de instauración y compensación del shock hipovolémico.

En el adulto medio, la cantidad de sangre perdida a partir de la cual se inician tales manifestaciones es la correspondiente aproximadamente a más de un 15% por ciento del volumen circulante. Los signos iniciales son las variaciones en las características del pulso y la taquicardia. Se ocasionan como consecuencia del esfuerzo cardíaco para compensar la hipoxia tisular. Más tardíamente se produce la caída de la TA por lo que no es un indicador fiable al principio. Todo paciente potencial o claramente hipovolémico que presente taquicardia, frialdad y palidez de piel y mucosas o cianosis distal, puede considerarse en shock o en proceso de instauración del mismo.

Hemostasia

El término hemostasia hace referencia a los procedimientos empleados para detener una hemorragia. Esta interrupción de la hemorragia podrá ser espontánea o mediante procedimientos artificiales.

EL TRATAMIENTO DE LAS HEMORRAGIAS REQUIERE SIEMPRE EL USO DE GUANTES.

18.3. MANIOBRAS GENERALES PARA DETENER LA HEMORRAGIA

a) Compresión directa sobre el foco hemorrágico:

- Tamponar la herida hemorrágica con compresas de gasa.

- Mantener las gasas permanentemente en contacto sobre la misma.

- No retirar las gasas para observar la herida. Se produce desestructuración del coágulo en formación y reinicio de la hemorragia.

- Si las gasas se empapan, además de seguir con otros mecanismos de hemostasia, añadir nuevas gasas al tampón empleado, sin retirar las primeras.

- Vendaje compresivo de la herida hemorrágica en cuanto se consiga la hemostasia.

- Si no se cuenta con gasas u otras alternativas, presionar con la palma de la mano.

b) Elevación:

- Cuando se trata de una extremidad, se elevará además sobre el nivel del corazón mientras se comprime.

- Si la extremidad presenta lesiones que aconsejan no manipularla, no se realizará este procedimiento.

c) Compresión arterial directa:

- Se aplica presión selectiva sobre una arteria entre el corazón y a la herida, sobre un plano óseo con el propósito de obliterar la luz arterial impidiendo el paso de la sangre (Fig. 31).

- Se debe simultanear con la compresión directa.

- Una vez lograda la detención de la hemorragia se libera la compresión arterial directa y se sigue con compresión directa sobre la herida y vendaje (a lo que se añade elevación si se trata de una extremidad).

d) Torniquete:

- Muy popular desde antiguo, se trata de una medida en desuso que se reserva para casos en los que no es posible salvar la extremidad.

Encuentra su mayor aplicación en lesiones en las que la parte distal de la extremidad es claramente inviable: amputaciones no reimplantables, aplastamiento, arrancamiento irrecuperable de estructuras y en las hemorragias que resultan imposibles de cohibir por otros medios.

- Es pues, verdaderamente, un último recurso; en ningún caso es el recurso de elección. Si se aplica un torniquete debe aplicarse con todas sus consecuencias, esto es, con perfecta comprensión de que con su aplicación se compromete la viabilidad del miembro afectado y que este puede perderse.

Riesgos:

- Lesiones a los tejidos que los convierta en inviables por lo que se produciría la pérdida de dicha extremidad, gangrena, desvitalización nerviosa, tendinosa, etc.

- Al liberar el torniquete, existe riesgo del llamado shock del torniquete.

Condiciones que debe reunir:

Utilizar material de banda ancha (venda, corbata, cinturón ancho, manguito del esfignomanómetro, etc.) con acolchado de la herida con torunda de gasas o similar.

- Debe ser material no agresivo para los tejidos. No se aplicarán materiales cortantes o que puedan cortar al comprimir, con rebordes, rebabas, pinchos, etc., elástico.

- Se colocará distalmente (en la raíz del miembro). Se colocará de ese modo sin consideración a si se trata de una hemorragia venosa o arterial. La condición, como se ha comentado, es que se trate de una hemorragia severa e incontrolable por otros medios.

- Se indicará la presencia de torniquete de forma perfectamente visible (T) con anotación de la hora en que se colocó (por ejemplo, T/5:30) e idealmente dónde se encuentra (BI, BD, PI, PD: brazo izquierdo, derecho, pierna izquierda, derecha). Así el torniquete aplicado en el brazo izquierdo a las 5 y media sería expresado así: T/5:30/BI, escrito de forma perfectamente visible en

todo momento (sobre la propia piel del paciente, si es necesario).

- No se retirará hasta la llegada al hospital.

Aplicación:

- Colocar almohadillado sobre la región a comprimir.

- Rodear la región sobre la que se va a comprimir con la banda ancha (pañuelo, venda, corbata, etc.).

- Dar dos o tres vueltas y hacer medio nudo.

- A través del medio nudo se pasará un palo, bolígrafo, Köcher, cualquier objeto rígido no agresivo para el paciente.

- Se completa el nudo y se da vueltas al objeto para apretar el torniquete.

- En el momento en que se detiene la sangre, fijar el otro extremo del palo u objeto.

Aplicación de un torniquete básico mediante un pañuelo triangular:

- Se dará al pañuelo forma de triángulo.

FIGURA 31. Puntos de compresión arterial

- **Arteria humeral:** Lado interno del bíceps braquial. Se presiona contra el húmero.

- **Arteria radial:** Lado radial de la muñeca. Se comprime contra el radio. (El lado radial corresponde al pulgar).

- **Arteria femoral:** Pasa aproximadamente por el centro de la línea imaginaria que une el pubis con la cresta ilíaca.

- **Arteria poplítea:** En el hueco poplíteo en la cara posterior de la rodilla.

- **Arteria pedia:** Sobre el dorso del pie.

- **Arteria carótida:** A ambos lados del cuello, en el surco formado por la laringe y el músculo esternocleidomastoideo.

- **Arteria temporal:** En la sien, junto al pabellón auricular.

- Se colocará sobre la herida (con su apósito) dando dos vueltas.

- Se efectuarán dos nudos. Entre estos y los cabos sueltos se colocará un elemento rígido (bolígrafo, tijera, palo, etc.) que servirá para comprimir el pañuelo mediante rotación. Se rotará el elemento hasta que se detenga la hemorragia.

- Se debe fijar el elemento mediante otros dos nudos (si la longitud de los cabos lo permite), esparadrapo, otro pañuelo u cualquier otro medio, adecuado.

- Anote la hora en lugar perfectamente visible (si el torniquete queda tapado por las ropas, anotar también la localización).

Hemostasia definitiva

Si la hemostasia definitiva no se produce de manera espontánea, se obtendrá quirúrgicamente en el hospital mediante:

- Ligadura del vaso sangrante.
- Punto de transfixión.
- Sutura arterial o venosa.
- Electrocoaculación.

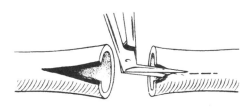

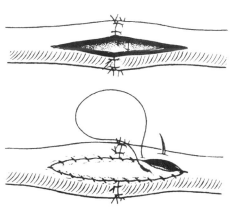

Imagen de sutura vascular.

18.4. EPISTAXIS

La epistaxis o hemorragia nasal es una hemorragia muy común. Se trata de una hemorragia de procedencia nasal, cualquier otra sería la exteriorización a través de las fosas nasales de una hemorragia de otro origen.

La irrigación del tabique nasal proviene de la carótida externa en sus ramificaciones palatina y esfenopalatina. El área de Kiesselbach es una zona profusamente irrigada y es en ella dónde se producen la mayoría de hemorragias anteriores.

Entre las causas de epistaxis, cabe mencionar:

- Resecamiento de la mucosa.
- Rinitis.
- Abuso de nebulizadores nasales.
- Traumatismos.
- Hipertensión arterial.
- Alteraciones de la coagulación.

Anamnesis

Los elementos importantes en la historia de toda epistaxis son:

- La hemorragia propiamente dicha.
- Los antecedentes etiológicos.

Con relación a la hemorragia interesa conocer la duración de la misma, la valoración de la cantidad de sangre perdida (hay que mantener cierta prudencia al tratarse de un dato a menudo subjetivo), el inicio del proceso y las recidivas.

La etiología debe investigar la existencia de hipertensión arterial, medicación (atención al consumo de aspirina), alteraciones de las vías aéreas superiores, en especial procesos catarrales, rinitis, etc., traumatismos nasales.

Enfermedades de base, historia familiar de alteraciones hematológicas, alteraciones cardiológicas y vasculares, etc.

La epistaxis suele ser más rebelde en el anciano.

Exploración

- Debe prestarse atención a los signos de shock. No menospreciar nunca estas hemorragias como menores. El propio paciente suele restar importancia a la hemorragia nasal.

- Valorar si es posible el material textil, pañuelos, etc. impregnado de sangre.

- Examen de la cavidad nasal y determinación del foco hemorrágico anterior o posterior. Si la sospecha indica la existencia de foco hemorrágico posterior, deberá solicitarse la presencia de ORL para taponamiento posterior.

Tratamiento

- Aplicación tópica o en aerosol de vasoconstrictores.

- Introducción del taponamiento anterior y compresión que puede realizar el mismo paciente.

- Cauterización, si es necesario, con nitrato o con electrocauterio.

TAPONAMIENTO ANTERIOR Y POSTERIOR

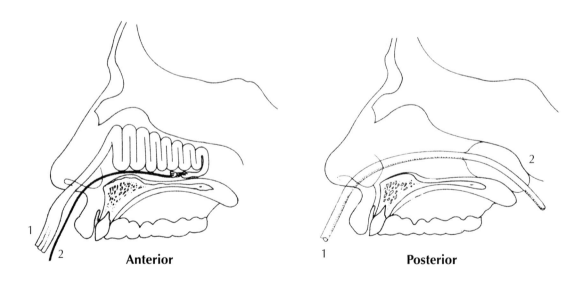

Anterior

Posterior

1. Gasa
2. Hilo guía

19 *Mordeduras y picaduras*

19.1. Mordedura de perro
19.2. Mordedura de gato
19.3. Mordedura humana
19.4. Mordedura de serpiente

19.5. Picaduras de insectos
19.6. Picaduras de arácnidos
19.7. Picaduras de animales marinos

19.1. MORDEDURA DE PERRO

Es la mordedura más frecuente. La gran mayoría de las mordeduras no suelen tener mayores consecuencias; sin embargo, la costumbre recientemente extendida de mantener perros de defensa y de pelea, ha incrementado los casos graves que, en ocasiones, conllevan incluso la amputación.

Las lesiones que ocasionan estos animales van desde el rasguño de un colmillo sin profundización, producto a menudo de una acción no intencionada del perro en el transcurso del juego, la herida penetrante puntiforme en la que no se aprecia pérdida de sustancia pero que pueden causar lesiones serias en estructuras internas y que obedece casi siempre a un intento fallido de mordedura completa o lo que en argot canino se denomina "marcar" o mordedura de aviso y, por último, las lesiones con mayor o menor grado de desgarro de los tejidos y pérdida de sustancia.

La principal complicación de las dos primeras y muy especialmente de la segunda es la posible infección a la que contribuye el foco séptico constituido por la boca del perro. A las grandes heridas se añade a la seriedad de las lesiones las posibilidades de infección.

Las heridas por mordedura no se deben suturar, salvo en algunas regiones específicas en las que pueden ocasionar serios problemas estéticos (mordeduras en la cara). En estos casos, es necesaria la intervención del cirujano para realizar un desbridamiento adecuado de los tejidos antes de proceder a la sutura.

Rabia

La rabia es una zoonosis viral que afecta al SNC, conocida desde la antigüedad. Su importancia radica en una letalidad cercana al 100%.

El virus es una sola cadena de RNA, su forma es similar a la de una bala, pertenece a la familia Rhabdoviridae, del género Lyssa-virus tipo 1.

Se han informado casos en todo el mundo, excepto en la Antártida y en Australia. Tiene una incidencia generalizada en el mundo. La rabia se transmite a través de la mordedura animal o mediante contacto directo de mucosas o heridas con saliva del animal infectado; también se ha descrito su transmisión a través de trasplante corneal procedente de donante infectado por rabia y no diagnosticado, o por inhalación en cuevas contaminadas con heces de murciélago y en personal de laboratorio; aunque no se han descrito casos de transmisión por mordedura, el virus se ha aislado de la saliva de los pacientes con rabia. Este virus también se ha identificado en sangre, leche y orina; no se conocen casos de transmisión transplacentaria. El contacto con la piel íntegra de orina, sangre o heces no constituye riesgo de exposición, excepto para murciélagos.

El periodo de incubación es dilatado: varía entre 5 días y un año aunque el promedio habitual se encuentra entre 20 días y tres meses.

La posibilidad de infección parece estar relacionada con diversos factores, entre otros las características de la mordedura, su profundidad y tamaño, la cantidad de material vírico inoculado y la cercanía del SNC. La rabia se manifiesta por un periodo prodrómico que tiene una duración media de dos a diez días con signos y síntomas muy inespecíficos.

Cuando la infección alcanza el SNC se convierte la vacuna ya es ineficaz y la infección se extiende por el SNC hasta alcanzar la médula espinal lo que provoca parestesias en la herida.

Entre los animales transmisores se encuentran los perros, los zorros y otros cánidos silvestres y los murciélagos. Sin embargo, existen considerables variaciones de índole geográfica. Los roedores raramente son portadores del virus. No se ha documentado transmisión humana. Según la OMS, la mortalidad anual alcanza más de 30.000 víctimas en todo el mundo con una incidencia importante en países subdesarrollados o en vías de desarrollo.

El período promedio de incubación de esta enfermedad en el animal se encuentra entre 5 días y 4 meses. Los animales afectados cambian acusadamente de carácter, presentan prurito intenso en la zona de la mordedura, ladran y muerden a menudo, buscan escondite y por el contrario, escapar de los lugares que les son familiares. Se muestran agitados o violentos ante estímulos olfativos o sonoros, roen, lanzan dentelladas y destruyen elementos de la casa; presentan salivación abundante, y agresividad con otros animales o con humanos e incluso con los propios amos.

Se observan paresias crecientes en los cuartos traseros, dificultad para levantarse, disfagia, las mandíbulas y los párpados aparecen laxos y presenta también estrabismo.

La rabia establecida es una enfermedad fatal. Se han descrito tres casos de supervivencia en los años 70 y otros tres casos hasta entonces. A partir de los años 70 no se conocen casos de supervivientes.

No existe predilección por una edad determinada.

Clínica

La rabia se manifiesta por un periodo prodrómico que dura de dos a diez días con signos y síntomas muy inespecíficos como:

- Fiebre inespecífica.
- Dolor o parestesias en el lugar de la mordedura.
- Cefalea.
- Anorexia y cansancio.

- Nauseas y vómitos.

Sigue la denominada fase neurológica, que dura de 2 a 7 días con:

- Afasia.
- Disfagia.
- Hidrofobia, que se manifiesta en un 20% a 50% de los casos.
- Alucinaciones olfatorias y visuales.
- Cambios conductuales.
- Crisis convulsivas.
- Agitación y ansiedad.

Este periodo desemboca en la fase terminal con hipotensión, hipertermia, coma, y arritmias que conducen al paro cardíaco y la muerte de la víctima.

Tratamiento

- Limpieza profunda e inmediata de la herida con agua y jabón y cloruro de benzalconio al 1%, o soluciones yodadas al 5%, o alcohol de 70°.
- Profilaxis antitetánica y valoración de la necesidad de profilaxis antibiótica (Fig. 32).
- No se debe suturar la herida. Se suturará de forma diferida o se dejará cerrar por segunda intención. Depende del médico la decisión de sutura primaria. Si se decide suturar, se infiltrará la herida con gammaglobulina humana antirrábica o suero.
- Tratamiento antirrábico (1)
- Suero hiperinmune o gammaglobulina y vacuna antirrábica.
- Control del animal agresor: Se intentará en la medida de lo posible por parte de la policía, bomberos, etc. localizar el animal (perro, gato, etc.) para mantenerlo en observación. El período de cuarentena es de 10 días. Una vez superado dicho periodo sin síntomas, se considera que el animal está sano. Si se presentan signos de rabia el animal debe ser sacrificado para el análisis del tejido nervioso. Los cuerpos de Negri cerebelosos son diagnósticos.
- La inmunoglobulina se administra de una sola vez (20 u/Kg, la mitad alrededor de la entrada, la otra mitad intramuscular).
- Se administrarán 5 dosis de vacuna antirrábica de células dipliodes humanas. La primera se administra de inmediato (inmunoglobulina + vacuna). Las restantes se administran los días 3, 7, 14 y 28 desde la primera.

(1) El primer tratamiento antirrábico se administró por primera vez en el hombre el 6 de julio de 1885 por los doctores Grancher y Vapulian bajo la dirección del químico Luis Pasteur. Se admi-

FIGURA 32. Profilaxis antirrábica humana		
Animal	**Estado en el que se encuentra el animal en el momento del ataque**	**Tratamiento**
Salvaje	Rabioso	Inmunoglobulina antirrábica humana y vacuna antirrábica de células diploides.
Doméstico	Sano	No vacuna, no inmunoglobulina.
	Desconocido o rabioso	Inmunoglobulina antirrábica humana y vacuna antirrábica de células diploides.

nistró con éxito a un niño mordido por un perro alsaciano.

Otras consideraciones:

La mordedura animal implica también la posible presencia de otros elementos patógenos en las heridas entre los que cabe destacar estreptococos, estafilococos, klebsiellas, proteus, pasteurella, hemophilus, capnocytophaga canimorsus (en el perro), etc.

Por lo general se producen infecciones mixtas. El riesgo de infección es mayor en zonas escasamente vascularizadas y en aquellos en los que la limpieza perfecta de la herida no es factible. Las heridas punzantes profundas y cerradas son las que presentan mayor riesgo.

La mayor prevalencia de estas heridas se da en personas jóvenes, entre 5 y 15 años.

Historia

La historia deberá contemplar aspectos como:

- Tipo de animal y estado en el que se encuentra (si es conocido): vacunado, sano, etc.
- Momento en el que se produce la consulta (no siempre es inmediata).
- Forma en que se ha producido el ataque (provocado, no provocado, defensivo, etc.).
- Tratamiento previo si la consulta no es inmediata.

Examen

- Valoración del estado neurovascular y tendinoso distal; control de hemorragias.
- Lesiones óseas o articulares.
- Lesiones viscerales.
- Cuerpos extraños.

Tratamiento

- Lavado de las heridas. La irrigación es una de las claves del tratamiento. Se reali-

zará preferentemente con chorro de solución salina aplicado con jeringa de 20 cc y aguja de calibre 9 o superior (la aguja de 25 /11 proporciona un chorro de grueso adecuado). Esta irrigación aporta mayor precisión y presión, sin resultar dolorosa. La irrigación durará lo que se considere necesario para obtener una buena limpieza de todos los ángulos, fondo y bordes de la herida; no se olvidará la eversión de los bordes para su limpieza, si es necesario.

- Desbridamiento del tejido desvitalizado, con anestesia si se requiere para permitir la visualización perfecta de todos los espacios de la herida. Se explorará también la herida "en movimiento" esto es, mientras el paciente realiza los movimientos propios de la zona.

- Limpieza quirúrgica de los bordes de la herida: acorta el periodo de cicatrización y produce cicatrices más estéticas.

- La conveniencia de suturar la herida deberá ser valorada cuidadosamente por el médico.

Si no fuera el caso, es preferible diferir la sutura. La vascularización de la zona es un factor de primera magnitud en la valoración de la necesidad de suturar. Las heridas en la cara tienen, como consecuencia de la gran vascularización, mejor pronóstico si se cierran por primera intención, para el resto de la anatomía es prudente diferir la sutura, especialmente en las piernas.

- Profilaxis antitetánica y antirrábica si es necesario.

- Profilaxis antibiótica: si se considera necesario el antibiótico de elección suele ser amoxicilina con clavulánico.

- Apósito y vendaje de la herida.

- Reposo y revisión en 48 horas.

Complicaciones

- Cicatrices deformes o deformidad del área.
- Infección de la herida.
- Septicemia.
- Amputación.

19.2. MORDEDURA DE GATO

Es una mordedura que se presenta con menor frecuencia que la de perro pero tiene mayor potencial contaminante por tratarse de heridas punzantes profundas.

El tratamiento de la herida es similar al de la mordedura de perro. Al tratarse de una herida punzante a menudo exige la exploración quirúrgica.

Arañazo de gato

El arañazo de gato joven transmite eventualmente una infección específica causada por Bartonella Henselae, de carácter por lo general benigno.

19.3. MORDEDURA HUMANA

Las mordeduras humanas son a menudo menospreciadas en su importancia o existe resistencia a acudir a un centro asistencial por vergüenza u otros motivos. Sin embargo, se trata de mordeduras muy peligrosas por los microorganismos inoculados y porque suelen producirse sobre zonas de alto riesgo como las manos, las orejas o la nariz.

Los microorganismos involucrados suelen ser Staphylococcus y Streptococcus.

Las mordeduras sobre las manos son corrientes en peleas y si son desdeñadas pueden desembocar en verdaderos desastres funcionales con infestación infecciosa de aponeurosis y compartimentos. Si la mordedura o contusión contra los dientes tiene lugar cuando el puño está cerrado, al extender después la mano la piel se tensa y se retrae e introduce parte de la piel abierta en la herida al recuperar su posición sobre la mano. Con ello arrastra saliva y cuerpos extraños a la profundidad de la herida.

Signos y síntomas

- Desgarros con pérdida de sustancia y desvitalización de tejidos.
   - Hematoma.
   - Riesgo elevado de infección.

Actuación

- La expuesta anteriormente para todas las heridas anfractuosas y altamente infectantes.
   - Consulta médica ante cualquier duda.

19.4. MORDEDURA DE SERPIENTE

De la amplia variedad de serpientes existentes en Europa (catorce), sólo cinco resultan venenosas para el hombre y dos de ellas, por la posición en la que se encuentran sus dientes apenas podrían inocular veneno.

Tres de ellas pertenecen a la especie *Viperidae* y son:

- *Vipera latastei* o víbora cornuda.
- *Vipera aspis* o víbora áspid.
- *Vipera berus* o víbora europea.

Se trata de animales huidizos y de hábitos crepusculares que ante la presencia del hombre suelen permanecer escondidas. Atacan cuando se consideran acorraladas o sin salida, por lo que resulta extremadamente peligroso hostigarlos o juguetear con estos animales.

Para morder, adoptan una posición previa de lanzadera de la cabeza, manteniendo gran tensión muscular que liberan bruscamente a gran velocidad. Después del ataque la huella del mordisco la forman dos pequeñas heridas puntiformes de 2 mm y separadas aproximadamente de 5 a 8 mm (se trata de animales pequeños). A menudo sólo se observa un punto de entrada y en ocasiones, ninguno.

Suelen habitar en zonas relativamente secas, con hojarasca, rocosas y no demasiado soleadas.

En España la víbora europea se encuentra en Galicia, León, Cornisa Cantábrica y País Vasco, la víbora áspid habita en el País Vasco, Catalunya y Pirineos y la víbora hocicuda puebla toda la Península Ibérica excepto la Cornisa Cantábrica y los Pirineos.

Las especies de *Culebridae* son:

- *Macroprotondon cucullatu*s o culebra de cogulla.
- *Malpolon monspessulanus* o culebra bastarda, o culebra de Montpellier.

Las culebras son opistoglifas, es decir, tienen un pequeño saquito de veneno en la parte posterior del maxilar superior pero carecen de sistema inoculador. Al efectuar la mordedura el veneno impregna la herida de la víctima siempre y cuando ésta quepa en la boca de la serpiente y permanezca el tiempo suficiente (pequeños reptiles, roedores, etc.). En modo alguno puede inocular veneno al hombre en un ataque normal en el que muerde y se retira. A diferencia de las víboras, ambas culebras y especialmente la bastarda, son muy agresivas si se las molesta. Incorporan el tercio anterior del cuerpo y bufan fuertemente mediante un movimiento de frotación de escamas que tiene su máxima expresión en las serpientes de cascabel americanas que disponen de escamas especializadas en la cola para la emisión de sonidos. Si se produce el ataque, éste es enérgico. Las huellas del mordisco son puntiformes y distanciadas entre 10 y 20 mm. El veneno de estas culebras es neurotóxico y sirve para inmovilizar a las presas. La culebra de Montpellier o bastarda es la mayor serpiente del Viejo Continente. Llega a medir dos metros de longitud.

Mordedura de víbora

La única mordedura de serpiente que puede considerarse de riesgo elevado en la Península Ibérica es la mordedura de víbora.

Las heridas producidas por serpientes venenosas deben ser consideradas graves. En gran parte de los casos la mordedura se produce como consecuencia de la imprudencia de la víctima que coge a la serpiente o la hostiga hasta que resulta mordido.

Síntomas

Cabe recordar que:
- En ocasiones la víctima no llega a ver a la serpiente.
- No siempre se hacen patentes los dos puntos de las heridas causadas por los colmillos, por ello, ante cualquier dolor súbito y creciente en extremidad inferior, sin causa aparente en la naturaleza, deberá ser considerado como medida de prudencia, una mordedura de serpiente venenosa.
- Miedo y angustia. Se produce de forma casi inevitable y genera nerviosismo e histeria en ocasiones, agitación, temblores, etc.
- Parestesias por hiperventilación, diaforesis profusa.
- Taquicardia, sequedad bucal, sudoración, vómitos y diarrea.

Respuesta inflamatoria local

Se manifiesta con:

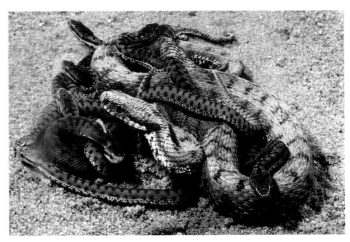

Víbora. Visión general.

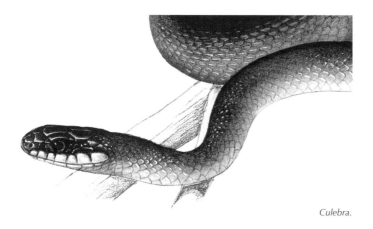

Culebra.

- Dolor: de moderado a severo en el área.

- Alrededor de 20 minutos despúes de la mordedura ya es evidente la presencia de edema, equimosis y en ocasiones ampollas. El edema puede extenderse con facilidad hacia la raíz del miembro.

- Zonas de necrosis local superficial.

Manifestaciones generales

Son poco frecuentes y aparecen durante las horas posteriores. La absorción del veneno puede ocasionar trastornos cardiovasculares (taquicardia, arritmias, hipotensión, colapso circulatorio, shock). En relación al aparato respiratorio puede presentarse disnea, broncoespasmo y edema de vías altas e insuficiencia respiratoria. También pueden aparecer síntomas de shock anfiláctico, síntomas digestivos propios de la reacción tóxica (vómitos violentos, diarrea severa, dolor abdominal), incontinencia urinaria y otros trastornos renales, convulsiones, cefalea, mareo, pérdida de conciencia, fiebre, y alteraciones de la coagulación de sangre.

Muerte

Es infrecuente en nuestro país. En España se producen de tres a diez muertes al año. Las mordeduras de víbora presentan mayor gravedad cuando afectan a niños de corta edad, ancianos o personas afectas de enfermedades de base.

Tratamiento

1. En el lugar del accidente

- Tranquilizar al paciente.

Procurar la máxima tranquilidad al paciente es una medida de importancia. El nerviosismo generará un ritmo rápido del corazón que va a propiciar la distribución acelerada del veneno.

Hay que tranquilizar informando de que las mordeduras de serpientes españolas no son graves, que está recibiendo la atención adecuada y que el nervisismo agrava el cuadro.

- Sedación del dolor intenso.

Si se puede, administrar analgésicos in situ, excepto aspirina.

- Identificación del animal capturado.

Si es posible capturarlo, será de la máxima utilidad para el hospital. Sin embargo, no se deberá obtener la captura o muerte del animal a expensas de nuevas víctimas. Si no se dispone de un sistema seguro es preferible observar al animal con el mínimo riesgo posible y describirlo en el hospital. Todo ello no resulta fácil pues el animal tenderá a ocultarse. Es conveniente no aplastarle la cabeza pues la gran mayoría de datos sobre la especie se obtendrán del estudio de la cabeza.

Si el animal no es capturado, se valorará por una parte la mordedura para determinar si se trata de una culebra o una víbora. Por otra parte, la sintomatología será clave para determinar si se ha producido envenenamiento o no.

- Lavar la herida con agua y jabón.

Lavar la herida si se puede. Secarla y recubrirla con gasa estéril o paño limpio sin

175

aplicar nada sobre la misma.

- Aplicar vendaje compresivo e inmovilizar.
El vendaje compresivo deberá ser amplio, abarcando un buen espacio por encima y por debajo de la herida. Se comprobará el pulso distal después de aplicado. Se inmovilizará el miembro y se mantendrá al paciente en reposo en tanto no se inicie el traslado. La actividad física del paciente incrementa el ritmo de absorción del veneno.

- No dar nada para beber.
Y en ningún caso, alcohol.

- SVB (RCP) si es necesario.
Valorar en todo momento el estado cardiovascular, respiratorio y neurológico del paciente. Se deberán controlar los signos vitales regularmente. Si se produce parada pulmonar o cardiocirculatoria se iniciarán las maniobras de soporte vital básico.

- Evacuar al paciente y remitirlo al hospital.
Siempre que sea posible en condiciones de reposo absoluto y PLS.

2. Tratamiento hospitalario

Por anodinos que sean los síntomas, toda persona mordida por una víbora deberá ser

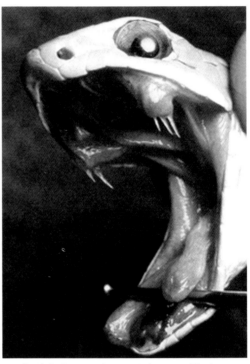

Detalles de la dentición de un vipérido y un culébrido. Culebra.

Prácticas de primeros auxilios hoy en día en desuso

Hoy en día están desacreditadas prácticas que se recomendaron y estuvieron en uso durante mucho tiempo. Se consideran de nula efectividad en la mayoría de los casos, y añaden además ciertos riesgos al cuadro.

- Incidir la herida. Incrementa el riesgo de infección y la lesión sobre los tejidos, teniendo en cuenta además, que casi siempre se realiza por personas sin la menor experiencia quirúrgica de una forma tosca y a la desesperada.

- Succionar el veneno. Existe riesgo de envenenamiento del que practica la succión, y además se succiona muy escasa cantidad.

- Aplicar todo tipo de sustancias y materiales sobre la mordedura (barro, vegetales, hielo, cauterización de la herida, etc.). Todo ello es ineficaz y en algunos casos peligroso. Sólo el hielo en cualquier caso puede resultar beneficioso. Hay que tener presente el riesgo de congelación.

- No reventar las ampollas que hayan podido producirse como consecuencia de la acción del veneno.

- Aplicar torniquetes: Presenta todos los inconvenientes propios del torniquete y ninguna ventaja sobre las recomendaciones actuales.

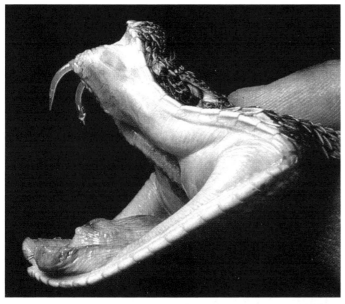

Víbora.

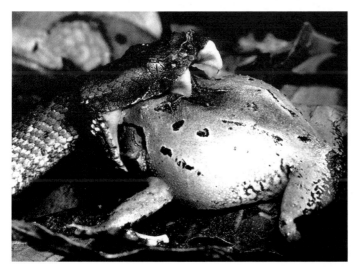

Víbora con su presa.

evaluada en un hospital. Si el paciente ingresa en estado de shock o en evolución hacia el mismo, se tomarán las medidas para su compensación.

- Si no presenta síntomas de gravedad se tratarán sintomáticamente las alteraciones cardiocirculatorias y respiratorias y se administrarán, antihistamínicos y/o corticoides y antibióticos.

- Analgésicos y sedantes en función del dolor.

- El médico deberá valorar cuidadosa-

mente la necesidad de administrar suero antiofidio pues no se trata de un producto inocuo susceptible de producir reacciones indeseables a menudo.

- Antisépticos locales y cura de la herida (desbridamiento si existe edema compresivo).

- Profilaxis antitetánica.

Sueroterapia antiofídica

En Europa se utiliza el suero antiofídico polivalente que se obtienen de la inmunización del caballo.

La administración de sueroterapia antiofídica es especialmente efectiva durante las primeras dos o tres horas desde que se produjo la mordedura, disminuyendo su efectividad conforme discurre el tiempo desde el momento de la agresión, siendo las más graves aquellas que afectan a niños menores de cinco años y las que se localizan en cara, cuello y tronco.

En la mayoría de los casos, dada la escasa toxicidad de las víboras españolas, su administración resulta innecesaria. Se realizarán previamente pruebas de alergia. Sólo se debe utilizar el suero en el medio hospitalario, nunca en el campo (Fig. 33).

19.5. PICADURAS DE INSECTOS

Las picaduras de insectos pueden revestir gravedad si el organismo posee especial sensibilidad al veneno, por la posibilidad de transmisión de enfermedades (mosquitos, pulgas, piojos, chinches, garrapatas), por infección de la puerta de entrada, o por picaduras generalizadas.

Picaduras de abeja, avispa, abejorro, hormiga, tábano

Todas ellas resultan dolorosas e inoculan veneno. Las más comunes son la abeja y la avispa. Existe una diferencia fundamental entre ambas. El aguijón de la avispa es un pequeño apéndice quitinoso en forma de cono de base muy estrecha y de superficie lisa. La morfología del aguijón de la abeja presenta diferencias sustanciales: se trata de un aguijón dotado de pequeños garfios que al penetrar en la piel de los mamíferos ocasionan imposibilidad para extraerlo por lo que el animal al traccionar se arranca el aguijón, el saco de veneno y la mayor parte del tubo digestivo anexo al aparato inoculador. Como consecuencia, muere. Por ello, la avispa pica con mayor agresividad que la abeja, que sólo suele hacerlo en condiciones defensivas.

Síntomas

- La sintomatología es discreta pero el dolor ocasionado es intenso. El peligro proviene de la reacción alérgica en personas sensibles o de la picadura múltiple por ejemplo, por un enjambre de abejas.

Tratamiento

- Limpieza y desinfección de la zona de picadura.
- Si el aguijón se encuentra enclavado en la piel (abeja), se retirará con cuidado mediante unas pinzas finas desinfectadas.
- Aplicar sobre la picadura una compresa con amoníaco rebajado o hielo y antiinflamatorios tópicos.
- Mantener la zona afectada en reposo.

19.6. PICADURAS DE ARÁCNIDOS

Los arácnidos poseen ocho patas; los insectos, de los que no forman parte, seis.

Entre los arácnidos se encuentran las arañas y los escorpiones.

Araña

Las arañas peninsulares causan picadu-

FIGURA 33. Diferencias entre culebras y víboras

Culebras

- Las culebras tienen la cabeza en forma lanceolada aunque algunas culebras pueden causar dificultades en la identificación si sólo se valora dicho parámetro pues poseen formas muy cercanas a la forma triangular típica de las víboras.
- Pupila redonda.
- Colmillos fijos y situados en la parte posterior de la boca.
- Cuerpo alargado, esbelto.
- Adultos mayores de un metro (1 a 2 m).

Víboras

- Suelen tener la cabeza en forma triangular.
- El nare (apéndice nasal) está elevado lo que no ocurre en las culebras.
- Pupila rasgada verticalmente.
- Colmillos móviles, anteriores y de gran tamaño.
- Cuerpo rechoncho (grueso y corto) con una cola corta que adelgaza abruptamente.
- No superan el metro de longitud.
- Señal característica de mordedura: dos pequeños puntos espaciados entre sí 6-10 mm, aunque puede aparecer un único punto (sólo ha logrado la penetración de un colmillo) o no verse.

Estas características servirán para examinar el animal una vez muerto.
Precaución: Debe recordarse que, por expresión del saco puede inocular veneno una vez muerto.

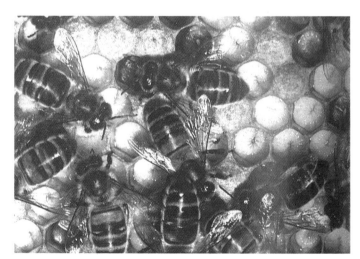

Abejas.

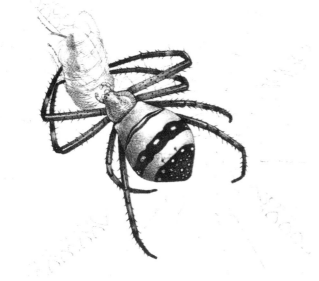

Araña.

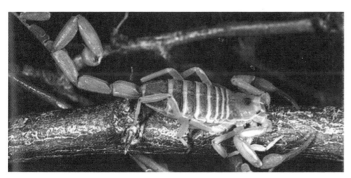

Escorpión.

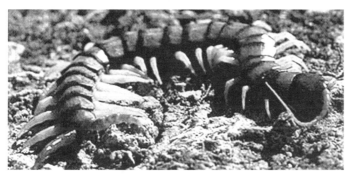

Escolopendra.

dolor abdominal que remeda un cuadro de abdomen agudo.

Escorpión

El escorpión causa picaduras de consecuencias locales más severas.

- Produce reacción inflamatoria local intensas, dolor agudo y edema.

- Las reacciones generales, raras, son de carácter neurológico (agitación, inquietud, desorientación, obnubilación, e incluso convulsiones).

Tratamiento

- Reposo.
- Frío sobre la zona.
- Vendaje compresivo.
- Analgésicos y antiinflamatorios.
- Antihistamínicos y corticoesteroides.
- Valorar la necesidad de tratamiento hospitalario.

Escolopendra

La picadura de escolopendra, un miriápodo, es dolorosa pudiendo producir síntomas muy parecidos a los de la picadura del escorpión. El tratamiento es idéntico.

19.7. PICADURAS DE ANIMALES MARINOS

Entre los más comunes, se encuentran la medusa y la araña de mar.

Medusa

La medusa es un celentéreo. Se encuentra provista de células urticantes tóxicas. En mares tropicales existen medusas cuya toxina es mortal en muchos casos, pero las

ras de muy escasa importancia no existiendo ninguna especie peligrosa, aunque alguna puede ocasionar dolor intenso en el punto de picadura y en casos muy raros

medusas de las costas mediterráneas producen solamente una reacción urticante considerablemente molesta.

Síntomas:

- Dolor intenso en la zona de contacto,
que puede irradiarse hasta la raíz cuando se
trata de una extremidad.
- Eritema cutáneo.
- En ocasiones, aparecen pequeñas vesículas amoratadas.
- Los casos más graves se acompañan de
náuseas, vómitos y calambres musculares.
- Es infrecuente el compromiso vital.

Tratamiento:

- Limpiar la zona con agua de mar
durante varios minutos.
- Eliminar restos del animal si se encuentran adheridos a la piel.
- Analgésicos y antiinflamatorios.
- Administración de antihistamínicos si
existe prurito intenso.

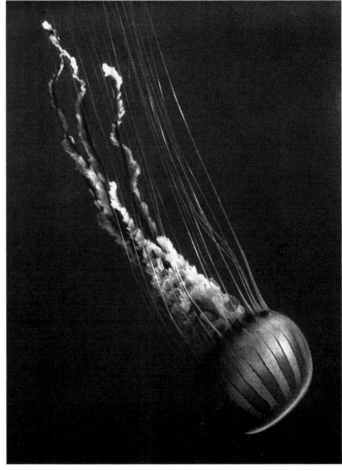

Medusa.

Araña de mar

La araña de mar *(Tranchinus draco, tranchinus vipera)* posee glándulas cutáneas
venenosas cuyo veneno inyecta a través de
las espinas largas de la aleta dorsal y de las
situadas en los opérculos. Vive en playas de
arena y rocas y no suele atacar si no es
molestado.

Generalmente, la punción se produce al
pisar al pez cuando se encuentra enterrado
en la arena.

Síntomas:

- Dolor muy intenso que irradia al miembro afectado.
- Discreto anillo de necrosis en la puerta
de entrada.
- Riesgo de infección por tratarse de una

herida punzante con considerable capacidad de penetración (la espina es larga y
consistente) y cierre rápido.
- Síntomas generales como cefalea, diseña
o cianosis. En casos muy raros puede existir
afectación cardiorrespiratoria seria, especialmente en casos de hipersensibilidad.

Tratamiento:

- Inmovilización de la extremidad.
- Aplicación de agua caliente sobre el foco
(compresas empapadas o baño de la extre-
midad en agua caliente). El veneno es termo-
lábil y las toxinas se neutralizan por el calor.
- Analgesia.
- Antihistamínicos, si existe prurito intenso.
- Profilaxia antitetánica y antibiótica.

CAPÍTULO **20**

Politraumatismos

20.1. Paciente politraumatizado

20.2. Categorización de traumatismos muy graves

20.3. ABC: Actuación *in situ* inmediata

20.4. Inmovilización del paciente politraumatizado

20.5. Resumen

20.1. PACIENTE POLITRAUMATIZADO

Paciente que sufre lesiones en dos o más sistemas o regiones del organismo con riesgo grave para su integridad o supervivencia.

Principales causas de traumatismos

- Accidentes de tránsito.
- Accidente laborales.
- Caídas.
- Sumersión y ahogo accidental.
- Incendios.
- Suicidio.
- Homicidio.
- Otras causas.

20.2. CATEGORIZACIÓN DE TRAUMATISMOS MUY GRAVES

Traumas fatales:

- Fallecimiento en el lugar del accidente o durante el traslado.
- Obstrucción insalvable de la vía aérea.

- Ruptura de grandes vasos con hemorragia masiva.
- Lesiones graves de órganos vitales.
- TCE grave, secciones medulares.

Traumas precozmente fatales:

- Fallecimiento a las pocas horas.
- Hemorragia severa.
- Fracturas de huesos largos, fracturas de pelvis.
- Shock.
- Insuficiencia respiratoria. Neumotórax. Hemotórax.

Traumas tardíamente fatales: días después de ocurrido el accidente.

- Septicemia.
- Fracaso multiorgánico, coma.

Atención al accidentado traumático

Los accidentes de tráfico suponen la principal fuente de traumatismos en el mundo occidental y generan un ingente número de muertos cada año en el mundo (300.000 muertes por año). Este saldo de muertes y discapacidades no hace sino aumentar año tras año.

Muchos de tales accidentes podrían evitarse (imprudencias, exceso de velocidad, alcoholemias elevadas) y un alto porcentaje de los mismos podría ser tratado de forma más adecuada en el lugar del accidente lo que daría como resultado mejores porcentajes de supervivencia y de las condiciones de vida posteriores de los accidentados. Existe una estrecha relación entre actuaciones incorrectas en el lugar del accidente y lesiones irreversibles que hubieran podido evitarse, como lesiones cervicales ocasionadas por traslados incorrectos. Es de gran importancia el conocimiento de las técnicas de reanimación básicas, las acciones incorrectas en la manipulación y, para los profesionales, mayor conocimiento de la cinemática del traumatismo.

Del estudio de los accidentes a través de las leyes de la cinemática y de la dinámica se extraen conclusiones de gran utilidad en la valoración de los mismos Se trata de las conclusiones que se desprenden del análisis de un traumatismo desde el punto de vista de las leyes físicas que se encuentran implicadas en el accidente.

Conceptos derivados de la dinámica de los accidentes

Energía cinética

Es la energía adquirida por un cuerpo como consecuencia de su velocidad.

Este concepto es importante en la valoración que se realiza desde el punto de vista físico de la mecánica de un accidente. La energía cinética (E_k) se expresa mediante la siguiente expresión:

$$E_k = 1/2 \ mv^2$$

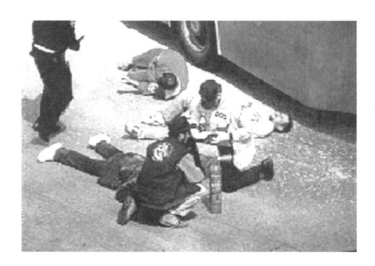

Dónde *m* es la masa del cuerpo y *v* su velocidad. La primera conclusión que se desprende de la fórmula es clara: si la masa aumenta el doble, la energía cinética aumenta el doble mientras que si se dobla la velocidad la energía cinética se cuatriplica.

La distancia de detención supone otro factor de importancia. Durante el desplazamiento, el conductor se mueve a la misma velocidad que el vehículo. En el instante inmediatamente posterior al impacto se produce una rapidísima desaceleración hasta alcanzar la velocidad cero. Dicha fuerza de desaceleración se aplica bruscamente al conductor. Si se ha producido frenada por parte del conductor, la desaceleración producida por el choque será menor cuanto mayor sea la distancia de frenada (decremento de la velocidad que en el momento del impacto se desacelarará con brusquedad).

Triple colisión

En los accidentes de tránsito, como consecuencia de la desaceleración, se produce lo que se denomina triple colisión:

En la *primera colisión* se produce el impacto del automóvil contra otro cuerpo fijo o móvil; del impacto se deriva de inmediato la *segunda colisión* ocasionada por la desaceleración brusca del vehículo que se transmite de inmediato a los ocupantes que colisionan contra las estructuras del vehículo lo que ocasiona lesiones por compresión. Por último, se produce la colisión de los órganos internos contra sus propias estructuras de soporte produciéndose arrancamientos y desgarros de los órganos y de las estructuras (*tercera colisión*).

Efectos de los diferentes tipos de impacto

a. Impacto frontal

Las lesiones más frecuentes de los pasajeros de un vehículo y especialmente los del asiento delantero, son:

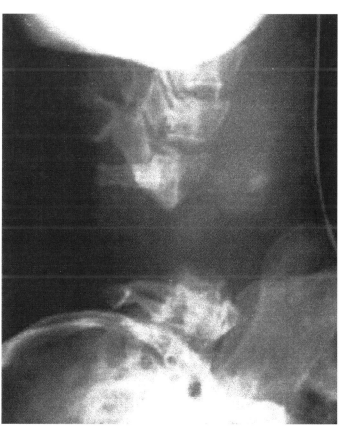

Fractura cervical completa.

- Lesiones del cráneo, de la cara y de la columna cervical. El impacto de la cabeza contra el parabrisas, además de las lesiones internas que puede provocar en el encéfalo dará como resultado, si el parabrisas se rompe, multitud de esquirlas de vidrio enclavadas en la frente, la cara o los ojos. La columna cervical debe considerarse lesionada en todos los accidentes traumáticos de manera rutinaria, y por ello recibir el tratamiento correspondiente a menos que se demuestre lo contrario.

- Lesiones de las extremidades: Fracturas y luxaciones de rodillas en especial por contusión contra el volante o contra el salpicadero; fracturas y luxaciones de cadera y/o de fémur que se producen en accidentes a alta velocidad cuando la pelvis choca contra la cabeza del fémur en la fase de desaceleración brusca; lesiones internas (vísceras abdominales bajas, vasculares, región femoral, hueco poplíteo).

- Lesiones del abdomen y del tórax: Impacto clásico contra el volante que produce lesiones torácicas y abdominales de muy diversa consideración desde contusiones superficiales a muerte súbita por rotura de la aorta torácica, neumotórax, hemotórax, ruptura diafragmática, etc.

b. Impacto posterior

Cuando el vehículo es impactado desde atrás se produce el fenómeno contrario a la desaceleración, es decir, se genera una aceleración de gran brusquedad cuya intensidad estará en función de la diferencia de velocidad de ambos vehículos. A modo de ejemplo consideremos un vehículo estacionado y otro en movimiento a 100 km/h que colisiona contra el primero. La diferencia de velocidad será 100 - 0 = 100. Esto equivale a una colisión del vehículo estacionado a 100 Km por hora.

c. Impacto lateral

Las lesiones más frecuentes en el impacto lateral se producen por compresión cuando el vehículo impactado no se desplaza y derivadas del "latigazo" (movimientos de aceleración-desaceleración, especialmente en columna cervical cuando el cuerpo se desplaza.

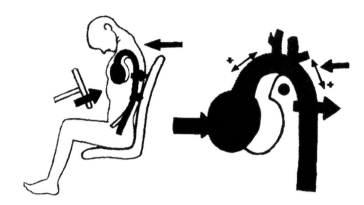

Mecanismo de rotura del itsmo aórtico.

Contusiones

Las contusiones en los accidentes de tránsito causan lesiones muy importantes aunque a menudo no se traducen en una clara manifestación externa. Hay que estar atento a los signos del paciente y del entorno, a sus muestras de dolor y a sus explicaciones, si las hay. Las contusiones sobre la cabeza pueden causar lesiones del encéfalo. Las contusiones torácicas pueden producir desgarros e incluso la sección completa de la aorta ya que esta a nivel torácico se encuentra fijada a la columna vertebral por su parte posterior pero no a nivel anterior.

Las contusiones abdominales causan lesiones sobre estructuras como la aorta abdominal o los riñones, el hígado y sobre las adherencias mesentéricas.

Uso del cinturón de seguridad

Las víctimas de accidente que resultan proyectadas fuera del automóvil tienen muchas más probabilidades de resultar lesionadas severamente o de morir. Ello establece de entrada con toda claridad las ventajas de llevar colocado el cinturón de seguridad. Cabe recordar, sin embargo, que es muy importante llevarlo bien colocado ya que la colocación incorrecta del mismo ocasiona lesiones a nivel de la columna cervical, dorsal y de la clavícula ocasionadas por el elemento diagonal del cinturón. El elemento abdominal mal colocado ocasiona lesiones pélvicas y abdominales bajas. En cualquier caso, se debe enfatizar el uso dado que, sin el cinturón, el resultado más probable sería el de víctima mortal.

Atropellos

Los atropellos ocasionan en su mayor parte lesiones que, por razón de las diferencias en envergadura, serán distintas en adultos y niños. En los adultos, el atropello típico por un automóvil, con el peatón sobre sus pies ocasiona:

a) Lesiones derivadas del impacto sobre las extremidades inferiores,

b) El impacto del cuerpo sobre el propio automóvil que no siempre se produce y

c) Lesiones del impacto de la víctima sobre el suelo, (más frecuentes).

Los niños sufren lesiones a nivel de la cabeza y parte alta del tórax dado que el impacto del vehículo les golpea a mayor altura corporal.

Motocicletas

En los accidentes de motocicleta el resultado típico es la lesión de cráneo por la caída del conductor hacia delante. Es imperativo el uso del casco para evitar lesiones que de otro modo son mortales. El traumatismo contra las estructuras de la vía produce erosiones cutáneas, laceraciones, desgarros, fracturas y amputaciones.

Lesiones por caída desde altura (precipitados)

Las fuerzas desarrolladas contra un cuerpo en caídas desde altura son equivalentes a las desarrolladas en impactos frontales de un vehículo, según la siguiente equivalencia:

- La caída desde un doceavo piso equivale al impacto frontal de un vehículo a 90 km/h.
- La caída desde un octavo piso resulta equivale al impacto frontal de un vehículo a 70 km/h.
- La caída desde un segundo piso resulta equivale al impacto frontal de un vehículo a 30 km/h.

El tratamiento básico inicial y durante el transporte comprenderá los conceptos mínimos de los primeros auxilios como el control de la vía aérea superior, reanimación cardiorrespiratoria, prevención de lesiones de la columna cervical y control de hemorragias.

Aproximación al accidente. Generalidades:

Evaluación:

Es la piedra angular ya que de ella depende el tratamiento inmediato que se de al politraumatizado, su adecuación o inadecuación y el incremento o disminución de las posibilidades de supervivencia del paciente.

Evaluación del escenario

Cuando la asistencia es extrahospitalaria los servicios de urgencia que acuden al accidente suelen encontrar escenarios de los que, si no se han alterado las condiciones en extremo, puede extraerse inmediata y valiosa información visual que servirá al ojo entrenado para no dejarse llevar por lo aparatoso o dramático del cuadro. Tal información se complementa enseguida con las declaraciones y explicaciones de testigos, accidentados y otros profesionales que hubieran acudido a la emergencia (policía, bomberos, etc.).

Evaluación de las condiciones de seguridad

Al mismo tiempo que se visualiza el escenario se examinan las condiciones que pudieran poner en peligro la integridad personal o del equipo de salvamento y la seguridad del paciente. Antes de actuar debe conseguirse un territorio seguro para el equipo y para el paciente. Si el paciente requiere rescate, éste no se intentará jamás sin la debida preparación, el entrenamiento y los materiales necesarios. Se dejará para los profesionales todo aquello que quede fuera de nuestro alcance sin gran riesgo. Entre los diversos riesgos que ponen en peligro al paciente se encuentra la situación del mismo en el lugar de un accidente en el que persiste el riesgo (en la carretera, en un entorno de incendio, en lugares en los que existe o persiste riesgo de explosión, derrumbamiento, ahogamiento, choque eléctrico, etc.

Evaluación de los lesionados

a) Accidente con varias o múltiples víctimas. *Triage*

Los accidentes con múltiples víctimas son aquellos que desbordan los sistemas de emergencia en los primeros veinte minutos.

En los países industrializados están relacionados habitualmente con el transporte colectivo (accidentes de ferrocarril, de aviación, accidentes de tráfico con múltiples implicados, etc.), con atentados terroristas (coches-bomba), incendios, derrumbamientos de edificios, en espectáculos públicos, etc.

Triage es una palabra de origen francés, derivada de *trier* (seleccionar) que se empezó a utilizar en el ámbito médico-militar a principios del siglo XVII y significa aproximadamente selección o clasificación. Esta selección requiere criterio médico y experiencia dado que se va a clasificar a las víctimas en función de la gravedad de sus lesiones. Se trata de una breve y rápida evaluación clínica que determinará la categorización de cada paciente y su destino inmediato. En muchas ocasiones el triage debe efectuarlo el personal de enfermería. Esto implica que todo el personal sanitario (facultativo y no facultativo) que acude a la emergencia debería poseer la preparación suficiente para realizar con las máximas garantías posibles la tarea de triage. Si no se da esta circunstancia y la situación lo exige, se deberá instaurar un centro de triage u otro sistema, según las circunstancias dirigido por un médico, o en su ausencia un profesional de enfermería, en ambos casos experimentados.

Mediante el triage se pretende ajustar las posibilidades de asistencia a las necesidades en el modo más óptimo. Deberá procurarse el máximo beneficio para el máximo número posible de pacientes. El triage se prolonga durante toda la duración de la emergencia y debe ser reevaluado constantemente. El triage considera a las víctimas como un grupo por lo que asiste en función de las necesidades del grupo, no de las necesidades individuales. Una vez realizado el triage, la medicina de emergencias operará de forma individualizada, pero el primero debe contemplar siempre al grupo, no al individuo. Queda pues establecido que las necesidades del individuo están condicionadas por las necesidades del grupo. Cualquier otra postura pone en

FIGURA 34		
Emergencia	**Urgencia**	**No urgente**
- Dificultad respiratoria.	- Quemaduras.	- Dolor de espalda crónico.
- Compromiso vía aérea.	- Fracturas múltiples.	- Cefalea moderada.
- Compromiso cervical.	- Disminución de la conciencia.	- Fracturas menores o traumatismos
- Dolor precordial y diseña aguda	- Heridas dorsales con o sin	menores de otra naturaleza.
y/o cianosis.	afectación de la columna.	- Heridas mortales.
- AVC.	- Náuseas, vómitos o diarrea.	- Muerte evidente.
- Hemorragia severa incontrolada.	- Dolor severo.	
- Heridas abdominales o torácicas	- Temperatura entre 39 y 40º C.	
abiertas.	- Estados de dolor agudo, abuso	
- Shock severo.	de sustancias, envenenamiento.	
- Múltiples heridas.		
- Hipertermia severa (> 40º C).		
- Parto complicado.		

Lanros, 1988.

FIGURA 35

Las prioridades del paciente traumático:

- Dificultad respiratoria creciente.
- Estados incipientes de shock que adquieren progresión.
- Deterioro del estado neurológico o coma súbito tras período de lucidez.
- Dificultades de la vía aérea o de la pared costal.
- Hipotensión súbita con posibilidad de hemorragia interna.
- Heridas penetrantes o perforantes de tórax, abdomen o de la cabeza.

La PL no es una técnica inocua. En ocasiones se produce un cuadro de cefalea tras la punción (cefalea postpuncional) de características típicas. Es una cefalea por hipotensión de LCR, por lo que aumenta con la postura vertical y mejora con el decúbito. Otras complicaciones posibles son infección en el trayecto de la aguja, meningitis yatrógena, hemorragia epidural espinal (pacientes anticoagulados) y radiculalgia.

Las señales de riesgo:

Existen muchas circunstancias y señales de peligro que contribuyen o pueden contribuir al deterioro súbito y completo del paciente traumático.
- Accidentes de circulación a velocidades superiores a 55 km/h.
- Implicación de fuerzas de desaceleración.
- Pérdida de consciencia.
- Negativas vehementes de lesiones serias evidentes con evidencias de deterioro cognoscitivo.
- Dolor abdominal o torácico post-traumático.
- Fracturas de costilla (9ª, 10ª o 11ª) o más de tres.
- Fracturas de la 1ª y 2ª costilla (mortalidad elevada).
- Aspiración.
- Contusiones al tejido pulmonar.
- Posible lesión cervical en paciente con contusión en la cabeza. ¡Se pasa por alto a menudo!
- Pulso a más de 120 por minuto en reposo.
- Disminución importante de la tensión con incremento del pulso hasta la taquicardia.

entredicho la condición "sine qua non" del triage: El máximo beneficio para el mayor número posible (Fig. 34).

Ante la duda, debe considerarse siempre la siguiente jerarquía:
- En primer lugar, salvar la vida.
- Después, salvar la función.
- En último lugar, salvar la estética.

El triage de los pacientes politraumatizados incluye la valoración rápida del mecanismo de lesión, de la implicación anatómica y de la implicación clínica (Fig. 35).

Los servicios de emergencias utilizan un código de colores para establecer la clasificación de los accidentados. Habitualmente, disponen de tarjetas pero pueden utilizarse cintas, pintura, rotuladores, etc.

El código es el que sigue:

- **Rojo:** Máxima urgencia. Compromiso respiratorio, shock, heridas y traumatismos exanguinantes, con compromiso vital. Pacientes graves que pueden ser recuperados.
- **Amarillo:** Urgencia diferida. Cuadros

que si no son tratados se convertirán en críticos: TCE, traumatismo abdominal estable, politraumatismo, quemaduras entre un 15 y un 40% de extensión o menores si se encuentran en zonas críticas, fracturas abiertas, lesiones medulares. Son los pacientes graves sin peligro inmediato para la vida.

- **Verde:** Leves. Fracturas cerradas, quemaduras con extensión inferior al 15% si no afectan zonas críticas, lesiones de tejidos blandos, etc.

- **Negro:** Fallecidos e insalvables. Lesiones irrecuperables. Estos últimos son los pacientes sobre los que es más difícil establecer una decisión por lo sombrío de la misma. Deberán ser pacientes tan severamente lesionados que ninguna ayuda médica o quirúrgica les proporcionará alivio alguno.

Los pacientes pueden pasar de una a otra categoría, por lo que el proceso de triage está en situación de permanente reevaluación.

b) Evaluación individualizada

Evaluación de las condiciones que pueden poner en peligro inmediato la vida (evaluación primaria). El ABC de la evaluación primaria tiene prioridad sobre cualquier otra exploración.

20.3. ABC: ACTUACIÓN *IN SITU* INMEDIATA

- **A:** Vía Aérea. Permeabilidad de la vía aérea.
- **B:** Respiración. Mantener ventilación suficiente.
- **C:** Circulación. Mantener control del estado hemodinámico. Prevención o tratamiento del shock. Hemorragias críticas.
- Evaluación primaria posterior al ABC.

Examen rápido del:
- Estado neurológico.

- Estabilización de traumatismos importantes:
- Fracturas de cadera, de huesos largos, amputaciones con sangrado ya controlado, etc.
- Sondajes si se considera necesario.
- Evaluación secundaria: Examen detallado del paciente traumático ya estabilizado.

ABC

Se realizarán de inmediato las maniobras de reanimación o SVB / SVCA. *En el paciente politraumatizado se llevarán a cabo todas las manipulaciones con escrupuloso control de la columna cervical.* Se evitarán las flexiones y extensiones de la misma mediante tracción manual controlada, collarín cervical, inmovilización sobre tabla, etc.

Vía aérea

- Se comprobará siempre la permeabilidad de la vía aérea en el paciente inconsciente o semi-inconsciente.
- Se procederá a la extensión del cuello respetando el eje, sin realizar la hiperextensión que resulta muy peligrosa en este caso.
- Limpieza de cuerpos extraños si los hubiera.
- Colocación de tubo de Mayo para evitar una posterior caída de la lengua y si es posible administración de oxígeno a alto flujo.
- En caso de necesidad extrema, cricotirotomía.

Control estricto de la región cervical.

Debe tenerse presente en todo momento que la columna vertebral debe considerarse lesionada en todo paciente traumático y/o inconsciente hasta que no se demuestre lo contrario.: A partir de aquí, como consecuencia de una manipulación inadecuada, se pueden provocar lesiones medulares muy graves e irreversibles e incluso mortales. Por lo tanto, todas las exploraciones y manipulaciones a realizar durante la evaluación primaria y secundaria, durante cualquier manipulación con compromiso espinal, deberá efectuarse con escrupuloso respeto al eje rectilíneo que forman la cabeza, el cuello y el tronco.

Por ello, durante las maniobras sobre la vía aérea que afecten la movilidad del cuello se mantendrá éste en posición neutra mediante sujección y, si es posible, ligera tracción longitudinal hasta la inmovilización provisional o definitiva. No olvidar en ningún momento la necesidad de protección de la columna cervical en el paciente traumatizado o inconsciente.

Siempre que se disponga de collarín, deberá aplicarse. Un collarín cervical semirígido puede obtenerse con un periódico doblado sobre si mismo en cuatro partes y enrollado en forma de collar. Se sujeta con esparadrapo, venda, malla, tubulares o incluso una media o un calcetín largo, o un cinturón. Este simple collarín limita considerablemente los movimientos del cuello.

Las maniobras de flexión y de extensión son muy peligrosas a nivel cervical, en especial la primera. También deben evitarse las rotaciones del cuello. Se han producido accidentes lamentables como consecuencia de una movilización incorrecta de la víctima. Una de ellas en concreto es la que se realiza mediante dos personas; una de ellas sujeta al herido por las axilas y la segunda por las rodillas. Las dos se desplazan mirando al frente, caminando e incluso corriendo. Como puede verse en la figura, la cabeza del accidentado se encuentra en flexión inestable y sufre constantes cabeceos con el movimiento de los asistentes.

Ventilación

La ventilación debe ser suficiente como para garantizar una oxigenación mínima adecuada del organismo. Se deberá valorar la posibilidad de existencia de neumotórax

mediante la inspección, auscultación y percusión de ambos hemitórax (Fig. 36).

Debe proporcionarse al paciente traumatizado una buena o correcta ventilación en la medida de lo posible. Si una vez abierta la vía aérea el paciente respira se comprobará la condición de los parámetros respiratorios: frecuencia y calidad de la respiración. Se valorará si el nivel respiratorio es suficiente así como el nivel de consciencia. Si no respira, se deberá ventilar de inmediato (técnica boca a boca) mediante Ambú® o respiración asistida con oxígen a alto flujo según las circunstancias del paciente (intubado, etc.). Se administrará oxígeno a alto flujo para mantener un correcto intercambio gaseoso a nivel alveolar que, según las condiciones, podría ser insuficiente sin no se aporta oxígeno extra. Determinar las causas de la taquipnea o de la bradipnea en el politraumatizado no es fácil y ni siquiera es recomendable si compromete el factor tiempo.

Por tal razón, se examinará el tórax cuando el problema aparente ser de carácter respiratorio en busca de indicaciones muy claras de la causa del trastorno. De inmediato, si la causa no es evidente (y además, fácilmente corregible), se iniciará la respiración asistida con O2 cuando la frecuencia respiratoria se encuentre por debajo de 12 respiraciones por minuto o por encima de 20.

Circulación

Tratamiento de los desequilibrios hemodinámicos casi siempre ocasionados por la instauración de un shock hipovolémico. Para el control del mismo es determinante evitar mayor pérdida de líquido: cohibir las hemorragias importantes mediante compresión directa o clampaje si se dispone de la experiencia y del material necesario. Respecto a la compresión directa sobre el foco hemorrágico no hay que dejar de insistir en que si la presión necesaria se mantie-

---

FIGURA 36. Neumotórax

Presencia de aire en la cavidad pleural:

El aire acumulado en la cavidad pleural convierte en positiva la presión intrapleural por lo que se produce la compresión del pulmón. El intercambio gaseoso en estas circunstancias se verá gravemente comprometido. Cuando a consecuencia del neumotórax se ocasiona el colapso pulmonar total y continúa ingresando aire en la cavidad, el mediastino se desplaza hacia el lado contrario lo que disminuye la capacidad residual funcional del otro pulmón, provoca la compresión sobre los además los grandes vasos venosos, alterando el retorno venoso y termina por inducir un shock hemodinámico, además de la insuficiencia respiratoria.

Son importantes los escapes de aires del parénquima pulmonar y del árbol traqueobronquial por el riesgo de ocasionar el cuadro conocido como neumotórax a tensión. El neumotórax a tensión compromete la vida del paciente, por lo que deberá ser evacuado de forma inmediata. Los síntomas relevantes son el dolor torácico, la disnea severa, ausencia de murmullo vesicular a la auscultación y timpanismo del lado afectado con el paciente hipotenso y desviación traqueal hacia el lado contralateral.

Clasificación:

Por su etiología puede ser espontáneo o traumático.

Según las características específicas de presentación puede ser abierto, a tensión, estable.

Tratamiento de urgencia del neumotórax a tensión:

- Toracentesis por aspiración con aguja:

Se puede conseguir una disminución de la tensión mediante la inserción de un Abocath a nivel del segundo espacio intercostal sobre la línea medioclavicular, inmediatamente por encima del borde superior de la costilla inferior y avanzando hacia la cavidad pleural. Una vez insertado, se retira el fiador y sale el aire a presión. Si es necesario, pueden utilizarse más Abocaths.

Hemotórax:

Corresponde al mismo fenómeno con presencia de sangre en el espacio intrapleural.

---

ne el tiempo necesario casi todas las hemorragias pueden cohibirse mediante esta sencilla técnica.

Aspectos propios del accidente y de su escenario, el dolor, la contemplación de las propias lesiones, la impotencia funcional pueden inducir al síncope vasovagal al paciente traumático consciente.

Las hemorragias internas, mucho más difíciles de valorar, pueden ser la causa de un shock en el que no hay hemorragia externa u otras causas. El control del pulso, la tensión arterial, el rellenado capilar, las características de la piel y de las mucosas, cianosis, palidez, temperatura, etc. ayudan a confirmar la sospecha. El mecanismo de producción del accidente y las características de las lesiones ayudarán a considerar la posibilidad de que exista una hemorragia interna.

Valoración del pulso:

La valoración del pulso ofrece información relevante sobre el estado circulatorio del paciente. La presencia de pulso palpable indica la conservación del latido cardíaco. Su ausencia obliga a instaurar con rapidez las medidas de SVB o SVCA. Si el pulso está presente, sus características informan acerca de la frecuencia cardíaca (bradicardia por debajo de 60 pulsaciones por minuto, taquicardia por encima de 100), del ritmo regular o irregular, de signos de descompensación, etc. La presencia de pulsos centrales con ausencia de pulsos periféricos es un signo de descompensación en el shock. La estimación a grandes rasgos de la presión arterial se valora aproximadamente según la existencia o no de pulsos en las arterias indicadas en el cuadro. Naturalmente, es sólo una guía aproximada e indica la tensión sistólica necesaria para obtener pulso (Fig. 37).

Actuación general inicial

- Valoración primaria ABC.
- Control de las hemorragias.
- Accesos venosos: 2 vías en cada fosa antecubital con Abocath de calibre 16 o 14 (cuanto más grueso mejor, dado que puede ser necesario prefundir fluidos compensatorios con rapidez).
- Perfusión de líquidos. Ante la instauración del shock o de sus signos puede iniciarse la perfusión de fluidos cristaloides (Ringer lactado, suero fisiológico). Se iniciará la perfusión rápida de 1000 a 1500 cc en quince minutos si el shock es intenso. A

tenor de la respuesta, si esta es positiva, se disminuirá la celeridad de la perfusión instaurando un ritmo estable más lento a criterio médico. Si la respuesta no es adecuada y no existe recuperación o esta es discreta puede darse por seguro que el paciente sufre pérdida importante de sangre por lo que se inicia el paso de fluidos cristaloides asociados a coloides.

Evaluación primaria posterior al ABC

Evaluación rápida de las condiciones que pueden poner en peligro la vida aunque de forma no inmediata: respiración, circulación, déficits neurológicos graves. La valoración secundaria es de la mayor importancia, aunque se halla supeditada a los hallazgos de la valoración primaria. Su importancia radica en que valora compromisos potenciales que pueden evolucionar rápidamente hacia un compromiso real para la vida del accidentado.

La evaluación del politraumatizado debe ser permanente. En todo momento se reevalúan las condiciones porque la evolución hacia el deterioro de las funciones puede ser muy rápido en estos casos y el accidentado puede regresar o iniciar un compromiso vital del tipo ABC.

Antes de pasar a la valoración secundaria detenida, se continuará el ABC con las siguientes exploraciones básicas:

Chequeo global y rápido del estado neurológico, respiratorio y circulatorio:

- Inmovilización provisional o fijación manual de la columna cervical.
- Valorar estado neurológico del paciente consciente: hablarle, solicitarle algunos datos para valorar estado de la consciencia por sus respuestas. Escala de Glasgow.
- Estado de las pupilas: ¿son simétricas? ¿reactivas?
- ¿Mantiene buena frecuencia y calidad respiratoria?

FIGURA 37	
Tensión sistólica necesaria para palpar pulso	
80 mmHg.	Radial
70 mmHg.	Femoral
60 mmHg.	Carotídeo

- ¿Mantiene buena frecuencia y calidad circulatoria?

- ¿Se mantiene estable el estado hemodinámico?

- Dolor. En el paciente consciente preguntar dónde le duele. Observación de signos de lesión en las áreas que nos indica como dolorosas.

- Signos de isquemia en extremidades.

Valoración secundaria

Examen detenido del paciente. La sistemática es importante para no dejar nada por explorar pero deberá ser sacrificada siempre que sea necesario volver atrás o avanzar sobre una lesión que se manifiesta o que se sospecha y, de modo absoluto, cuando se compromete nuevamente el ABC.

Examen de la cabeza y de la cara:

- Signos de TCE.

- Heridas en cara, cráneo, cuero cabelludo. Las heridas importantes en la cara son tributarias en su mayoría de cirugía maxilofacial. Las heridas del cuero cabelludo requieren la revisión del cráneo. Con guante o dedil se introduce el dedo por la herida revisando la integridad de la estructura ósea inmediata. Dicha integridad se manifiesta en una textura muy lisa y suave.

- Las heridas que comprometen cartílago (pabellón auricular, nariz) deben ser suturadas con técnica precisa. Si se sutura incorrectamente el cartílago se necrosa con facilidad y se generan malformaciones importantes (oreja en coliflor).

- Las heridas oculares importantes requieren lavado, oclusión y tratamiento por el especialista.

- Hemorragias. Suelen ser profusas en el cuero cabelludo por lo que se cohibirán por compresión sobre la herida o mediante compresión directa intensa sobre la arteria temporal o ligadura de la misma con seda o clampaje.

Examen del cuello:

- Lesiones óseas: Las lesiones óseas en el cuello son de gran importancia en función de las lesiones potenciales que pueden causar sobre la médula espinal.

Todo politraumatizado, lesionado como resultado de un accidente de circulación, de caída, TCE, en coma o con una disminución sugestiva del nivel de conciencia o que presente signos indicativos es susceptible de padecer lesiones potenciales de la médula como consecuencia de maniobras incorrectas. Estos pacientes deberán ser inmovilizados en todos los casos mediante cualquier sistema fiable. La aplicación de una férula espinal proporcionará una sujeción adecuada en combinación con el collarín. Una vez inmovilizado, se moverá al paciente como un todo, de una sola pieza.

Examen del tórax:

- El reconocimiento secundario del tórax incluye aquellos aspectos no evaluados en la valoración primaria como lesiones óseas, del esternón, de las costillas, fracturas evidentes, asimetrías, etc. Las fracturas del tórax requieren mitigar el dolor de forma inmediata por lo que habrá que administrar analgésicos para evitar la hipoventilación consecuente al dolor costal o al producido por una fractura de esternón.
- Debe valorase la necesidad de intubar al politraumatizado, si se dispone de material y de la capacidad necesaria. Se debe ser cuidadoso en extremo ante el paciente con posible neumotórax.

Examen del abomen:

Determinación de abdomen quirúrgico:

- Inspección visual de las paredes abdominales en busca de heridas, hematomas, distensiones, presencia de dehiscencias, bultomas, etc.
- Palpación, especialmente defensa abdominal y contractura, Blumberg positivo en fosa ilíaca derecha.
- Percusión
-Auscultación.

Las lesiones abdominales graves tienen prioridad máxima, si exceptuamos la apertura de la vía aérea y la ventilación. Se incluirían en la valoración y tratamiento circulatorio y hemodinámico al ser generadoras casi siempre de shock hipovolémico muy grave.

Examen de la pelvis:

- El riesgo crítico de las fracturas de los huesos de la cintura pelviana es la hemorragia profusa que puede producirse y el consiguiente riesgo de shock y las lesiones viscerales. La compresión dolorosa del anillo pelviano indica posible fractura. Se deberá preparar al paciente para el traslado mediante inmovilización de la cintura pelviana, tronco y extremidades inferiores, perfusión inmediata de coloides para la prevención del shock y traslado.

Examen de las extremidades:

- Las lesiones de las extremidades son a menudo pasadas por alto a expensas de la exploración cuidadosa de la cabeza y del tronco. Sin embargo, las extremidades deben ser exploradas con la misma atención aún cuando no se observen lesiones aparentes.

- Se explorarán siempre al descubierto (no se deben explorar las extremidades mediante palpación sobre la ropa) y comparativamente.

- Se palparán los pulsos distales a la búsqueda de ausencia de los mismos.

- Si existen fracturas o presunción de las mismas se corregirán si se conoce la técnica mediante tracción con respeto al eje del miembro e inmovilización de la extremidad en extensión.

- Se palparán los pulsos distales antes y después de la inmovilización. Si el pulso se hubiera perdido después de inmovilizar se deberá retirar la inmovilización (férulas, etc). hasta la recuperación del pulso e iniciar de nuevo la inmovilización.

- Si el pulso estuviera ausente antes de aplicar las férulas, se intentará su recuperación mediante tracción. No se intentará reducir las luxaciones y/o fracturas-luxaciones.

- Las heridas con hemorragia profusa, y/o con pérdida de sustancia importante sin lesión ósea deberán tratarse cohibiendo en primer lugar la hemorragia (compresión local, elevación del miembro si es posible, compresión arterial, ligadura del vaso sangrante, torniquete en caso extremo), limpieza mediante irrigación con suero fisiológico, soporte de los tejidos sueltos y vendaje compresivo o semicompresivo.

- Amputación: control del shock, evitar mayor sangrado. Recogida de la sección amputada y traslado en condiciones de hipotermia (alrededor de 4° C, sin contacto con el hielo).

Lesiones vasculares como consecuencia de traumatismos

Las lesiones vasculares que se producen directa o indirectamente en el curso de los traumatismos suponen un compromiso grave para la función, la conservación de una extremidad e incluso para la vida del paciente.

Mecanismos de producción:

- Lesión que se produce por la acción de un agente externo, como por ejemplo una herida penetrante que lesiona vasos.
- Lesión interna con repercusión vascular, como por ejemplo el cizallamiento o desgarro de una arteria por la espícula ósea de una fractura.

Síntomas:

- Hemorragia arterial o venosa; a menudo mixta.

- Isquemia:
Aguda: Produce intenso dolor de instauración rápida en la extremidad, enfriamiento y palidez cutáneas e insensibilidad superficial; ausencia de pulso distal.
Subaguda: Presentación más gradual, parestesias, piel fría. Se conserva la sensibilidad superficial. Ausencia de pulso distal.

- Otros: fístulas arterio-venosas, hematoma pulsátil, trombosis, etc.

Tratamiento:

- Restitución de la estabilidad hemodinámica.
- Control de la hemorragia.
- Tratamiento del cuadro isquémico: Si existen luxaciones o fracturas se deben reducir en primera instancia lo que muy a menudo conduce a la corrección de la isquemia. Cuando no es así, se hace necesaria la acción quirúrgica.
- Amputación. Ciertas condiciones ponen de manifiesto la necesidad de amputación por primera intención:
1. Isquemia prolongada más de 24 horas.

2. Síndrome de Bywaters (mioglobinuria + insuficiencia renal) en el síndrome de aplastamiento.
3. Imposibilidad de reparación funcional.

20.4. INMOVILIZACIÓN DEL PACIENTE POLITRAUMATIZADO

Antes de ser trasladado, el paciente politraumatizado debe ser estabilizado en el lugar del accidente. Esto garantizará en la medida de lo posible un traslado en el que

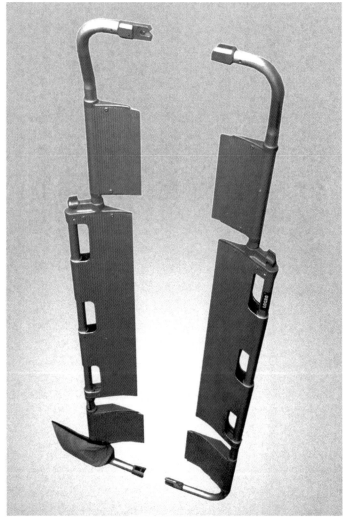

Camilla.

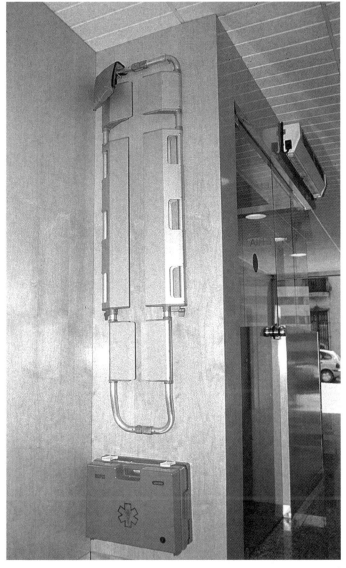

Camilla en la pared.

no se ocasiones mayores traumatismos a los ya existentes.

A continuación examinaremos las acciones básicas para un traslado seguro con inmovilización específica de la región afectada.

1. Inmovilización de la región cervical

Si el paciente se encuentra sentado (común en accidentes de circulación) se le inmovilizará el cuello mediante collarín cervical.

a) Un voluntario o un miembro del equipo accediendo lateralmente o desde el asiento posterior si le es posible sujetará la cabeza de la víctima en ligera extensión longitudinal (respetando el eje cabeza – cuello – tronco).

b) Aplicaremos el collarín con la escotadura en la barbilla y anudado mediante el cierre de velcro de la parte posterior del collarín.

c) Posteriormente, se aplicará al paciente una camilla de cuchara o una tabla cervical. Se deberá mantener la tracción en todo momento hasta que la cabeza y la región cervical del paciente esté correctamente inmovilizado en la camilla.

Si el paciente se encuentra en decúbito supino:

a) Aplicar collarín cervical.

b) Colocar al paciente en la camilla.

Si el paciente se encuentra en decúbito prono:

a) Inmovilizar manualmente cabeza y cuello.

b) Pasar el extremo escotado del collarín y ajustarlo al maxilar.

c) Anudado mediante el cierre de velcro de la parte posterior del collarín.

d) Dar la vuelta al paciente: siempre manteniendo el eje cabeza - cuello - tronco. Para garantizar la integridad de la región cervical se requiere la colaboración de otra persona como mínimo.

2. Inmovilización de la columna vertebral

a) Camilla de cuchara: Todo accidentado traumático al que se le encuentre en el suelo debe ser recogido con camilla, salvo situaciones de máximo riesgo.

b) Se efectuará siempre la inmovilización de la columna cervical. Se situará en posición de decúbito supino si se encuentra en otra posición.

c) Se colocará la camilla de cuchara al

lado del accidentado y se ajustará la longitud a la estatura del paciente.

d) Se abre la camilla y se colocan cada una de sus mitades a ambos lados del paciente.

e) Mientras un asistente controla el cuello del paciente, un segundo asistente voltea con delicadeza el cuerpo del mismo e introduce uno de los dos segmentos de la camilla bajo el cuerpo del paciente. El primer asistente acompaña la cabeza y el cuello ajustándola al movimiento del cuerpo de manera que se respete en todo momento el eje.

f) Se realiza la misma operación en el lado opuesto.

g) Se cierran los pestillos de bloqueo superior e inferior.

h) Se fija el cuerpo del paciente mediante las correspondientes correas, sobre las rodillas, las cadera y la parte superior del tórax, por debajo de las axilas.

i) FIJAR SIEMPRE LA CABEZA. Mediante inmovilizador si de dispone del mismo en la dotación o mediante vendaje, almohadones y vendaje, etc. La única condición es que mantenga la linearidad de cabeza y cuello sin sobresaltos.

- Collarín cervical.
- Glasgow

Secundario:

- Constantes: TA, pulso, FC, FR.
- Exploración secundaria

a) De la cabeza: Cráneo y cara, ojos (pupilas) oídos (contusiones, hemorragias, salida de fluidos a través del CAE) boca (fracturas, hemorragias, automordedura).

b) Del cuello: Cervicales, vascular, tráquea.

c) Tórax: heridas, presión sobre el esternón, presión sobre lateral sobre la parrilla costal.

d) Abdomen: inspección, percusión, palpación, auscultación.

e) Cintura pelviana: Presión lateral.

f) Extremidades.

20.5. RESUMEN

Exploración del paciente traumatizado

Primario:

- SVB / SVA: ABC
- Estado de la consciencia.
- Inmovilización de cabeza y cuello por ayudante o medios de rápida aplicación.
- Valoración A : Apertura de vías aéreas.
- Valoración B: Estado respiratorio.
- ¿O2? ¿Cánulas? ¿Intubación? ¿neumotórax?
- Valoración C: Estado hemodinámico.
- Grandes hemorragias.
- ¿Masaje cardíaco?

Algoritmo básico de actuación

Aproximación a la escena

VALORACIÓN GENERAL:

- Seguridad del equipo.
- Solicitud de ayuda, si es necesario.
- Valorar los mecanismos del accidente.
- Recabar información (testigos).

TRIAGE:

- Pacientes críticos.
- Pacientes graves y menos graves.
- Pacientes leves.
- Insalvables.

VALORACIÓN DEL PACIENTE

VALORACIÓN PRIMARIA
ABC + D

A: Vía aérea / control cervical
B: Ventilación / oxigenación
C: Circulación
D: Examen neurológico

Reevaluación permanente ABCD

VALORACIÓN SECUNDARIA

- Anamnesis
- Exploración física completa
- Reevaluación ABCD

21 *TCE (Traumatismo craneoencefálico)*

21.1. Introducción
21.2. Tipos de traumatismo
craneoencefálico

21.1. INTRODUCCIÓN

El traumatismo craneoencefálico (TCE) o, con mayor precisión, traumatismo craneal con repercusión neurológica, supone una de los principales demandas de asistencia en los servicios de urgencia y es la primera causa de muerte entre la población menor de 45 años.

El TCE es susceptible también de originar graves secuelas e incalculables costos personales, familiares y sociales. La repercusión neurológica del TCE distingue tres vertientes: diversos grados de disminución de la conciencia, síntomas focales de carácter neurológico y amnesia post-traumática. La incidencia del TCE en nuestro país es de aproximadamente 200 casos por cada 100.000 habitantes de los que un 90% reciben atención hospitalaria. Es ligeramente superior para el sexo masculino y afecta principalmente a una franja de edad de 15 a 25 años con otras dos etapas de incidencia importante en la infancia y los mayores de 65 años. Las causas en nuestro medio son principalmente los accidentes de tráfico y las caídas (Fig. 38).

El sistema nervioso

El sistema nervioso ejerce las funciones de control de todas las actividades del organismo.

Basicamente, recibe todo tipo de información externa e interna, la procesa para establecer la respuesta adecuada a cada demanda e informa de la acción a desarrollar por el órgano o sistema requerido. Con esta estructura básica se establecen miles de relaciones simultáneas en un permanente mecanismo de feedback controlado por el sistema nervioso.

El sistema nervioso se divide en Sistema nervioso central (SNC) y Sistema nervioso periférico. El SNC está formado por el encéfalo y la médula espinal. El encéfalo está formado por el cerebro, el cerebelo y el bulbo raquídeo. Sobre el cerebro recaen las áreas más elevadas de las funciones del SNC: el habla, el pensamiento, la comprensión, la inteligencia en suma. Al cerebro llegan los impulsos sensitivos y del cerebro parten los impulsos motores que ordenan a los músculos realizar determinadas acciones. Este proceso tan sencillo es verdaderamente complejo. Basta con imaginar los movimientos efectuados en cualquier sencilla operación con intervención de las manos y pensar en los músculos implicados en los movimientos.

El cerebelo está compuesto por dos hemisferios y un cuerpo central. Controla la armonía y la precisión de los movimientos musculares, el equilibrio y la postura. El bulbo raquídeo, entre el cerebelo y la médula espinal, regula la actividad respiratoria, circulatoria y otras.

Las meninges son membranas que recubren todo el SNC. Se denominan, desde la más exterior a la más interior, duramadre, aracnoides y piamadre. El líquido cefalorraquídeo (LCR) se encuentra entre la duramadre y el encéfalo o la médula y sirve como amortiguador. La salida de LCR por la nariz o por el oído sugiere fractura de la base del cráneo.

21.2. TIPOS DE TRAUMATISMO CRANEOENCEFÁLICO

Según su gravedad:

- Leve: Paciente asintomático o aquejado de síntomas menores.
- Moderado: Existe perturbación del nivel de conciencia, desorientación, confusión.
- Grave: Glasgow menor de 9.

Atendiendo a las características de las lesiones:

- Cerrado: No hay solución de continuidad en la duramadre (no en el cráneo).
- Abierto: Existe solución de continuidad en la duramadre. Las heridas penetrantes y/o perforantes, las fracturas abiertas de la bóveda y las fracturas de la base del cráneo con comunicación con las cavidades aéreas del cráneo (nariz, oído).

Según la lesión ocasionada:

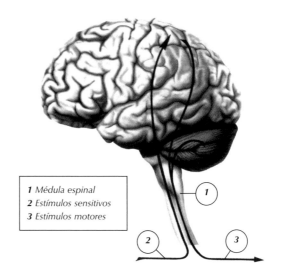

1 Médula espinal
2 Estímulos sensitivos
3 Estímulos motores

FIGURA 38
Clasificación de los TCE por la escala de Glasgow, según la OMS

Graves	=	Glasgow < 9 (10%)
Moderados	=	Glasgow 9 a 13 (10%)
Leves	=	Glasgow 14 a 15 (80%)

- Hemorragias meníngeas.

- Hemorragia epidural: Se produce una colección de sangre entre la duramadre y el cráneo.

Casi siempre se acompaña de fractura con hundimiento de la bóveda. También se denomina extradural.

- Hemorragia subdural: Entre la duramadre y el encéfalo. El hematoma se encuentra por debajo de la duramadre. Se diagnostica mediante TAC. El desarrollo del hematoma ocasiona hipertensión cerebral de evolución insidiosa. El cuadro se subdivide en agudo, subagudo y crónico. El cuadro agudo se manifiesta (¡importancia de los efectos de rebote diferidos!) en las primeras 24 a 72 horas con intervalo lúcido y asintomático en muchos casos. En otros se presenta cefalea progresiva, náuseas y vómitos.

Subagudo: Aparición de síntomas entre los 5 y los 15 primeros días.

Crónico: Superior a 15 días.

- Hemorragia subaracnoidea: Se manifiesta por cefalea intensa, fiebre moderada, rigidez de nuca y otros signos meníngeos. Diagnóstico mediante TAC o LCR hemático.

- Lesión axonal difusa.

Por el mecanismo de producción:

- Heridas con fractura y penetración en la bóveda craneana.
- Mecanismos de aceleración-desaceleración que pueden producir lesiones en el lugar del impacto o en el polo contrario lo que se denomina lesión por contragolpe.

Desde el punto de vista patológico, se pueden dividir las lesiones en:

- Conmoción cerebral: Caracterizada fundamentalmente por una ligera pérdida de conciencia tras el traumatismo, amnesia y recuperación en escasos minutos completa y sin secuelas.

- Contusión cerebral: Por el contacto violento entre las superficies cerebrales y craneales como consecuencia del TCE. Suelen producirse en la región frontal y temporal y en sus polos opuestos e implican lesiones de escasa entidad hasta daños extensos del tejido cerebral. Se traducen con alteraciones relevantes de la conciencia, confusión, delirios, coma.

- Lesión cerebral difusa: Lesiones difusas de la sustancia blanca.

Criterios de ingreso

Una de las características relevantes del TCE es su potencial para desarrollar secuelas diferidas (efectos de rebote) en pacientes que a primera vista parecen asintomáticos. El profesional de enfermería deberá extremar la prudencia en la valoración del cuadro pre-hospitalario e indicar siempre la necesidad de control neurológico especializado según los mecanismos de producción de la lesión, a pesar de la ausencia de sintomatología o de lesiones evidentes (Figs. 39, 40 y 41). Muchos TCE requieren de un período de observación hospitalario por lo que se determinan unos criterios mínimos de ingreso obligado para observación en los siguientes casos:

- Pacientes de edad avanzada.
- Personas que no pueden ser controladas en su domicilio (por vivir solas, toxicómanos, alcohólicos, epilépticos).
- Niños con cefalea intensa, vómitos o alteraciones de la conciencia.
- Confusión, desorientación, obnubilación.
- Pérdida de conciencia transitoria.

Tratamiento del TCE leve

En el caso de considerar claramente un TCE como leve, se remitirá al paciente a su domicilio. Se le darán recomendaciones a su familia para el control de la evolución del paciente.

- Se revisará cada dos horas incluyendo el sueño que el paciente se encuentra orientado, habla coherentemente, es capaz de mover las extremidades.
- Se indicará que ante la presencia de vómitos, cefalea, visión doble, dificultades para la deambulación, pérdida de control de esfínteres, se requiere consulta médica urgente.

Tratamiento del TCE moderado o grave

Es siempre tributario de ingreso hospitalario.

Anamnesis:

- Se efectúa con la colaboración del paciente y de acompañantes. Es importante obtener información fidedigna del mecanismo de producción del traumatismo y la evolución del paciente desde entonces (síntomas).
- Antecedentes del paciente: enfermedades de base (diabetes, hipertensión, cardiopatías, epilepsia, trastornos neurológicos, etc.).

Exploración:

- ABC (vía aérea, ventilación y oxigenación, estado hemodinámico).
- Protección de la región cervical.
- Tensión arterial.
- Pulso.
- Frecuencia cardíaca.
- Frecuencia respiratoria.
- Temperatura.
- Control de glicemia.
- Canalización de una o dos vías venosas periféricas.

- La presencia de shock hipovolémico orientará hacia otras lesiones (roturas viscerales o vasculares, de huesos largos, etc).

- Existen signos evidentes y fácilmente reconocibles que deben hacer sospechar lesiones de importancia (hematomas palpebrales en ojos de mapache o hematomas periorbitales, otorragia y/o rinorrea de LCR, son signos sugestivos de fracturas de la base del cráneo, etc.).

- Debe colocarse al paciente en posición semi-inclinada para evitar el incremento de la tensión intracraneal que implica el decúbito supino y con la cabeza ladeada para evitar la broncoaspiración en caso de vómito.

Valoración general de lesiones medulares:

Acompañan a menudo a los TCE graves (20%).

Explorar la sensibilidad y reflejos osteotendinosos. Los trastornos de la sensibilidad o su ausencia y/o la abolición de los reflejos son indicativos de lesión medular. Se adoptarán todas las precauciones necesarias para evitar o no agravar una lesión medular.

FIGURA 39

Paciente o testigos:

- ¿Cómo se produjo el TCE?
- ¿Fue como consecuencia de un síncope?
- ¿Hubo convulsiones?
- ¿Hubo pérdida de conciencia previa?
- ¿Recuperó la conciencia con normalidad?
- ¿Cuánto tiempo permaneció inconsciente?
- ¿Hubo vómitos? ¿Salivación espumeante?
- ¿Detectó algún cambio pupilar, desviación de la mirada, etc., que le resultara llamativo?
- ¿Tiene dolor de cabeza?
- ¿Algún tratamiento médico?
- ¿Ha tomado alcohol?

FIGURA 40. Valoración del estado de conciencia (sin Glasgow)

Estado del paciente:
- Normalidad: Orientado, alerta.
- Se duerme si no se le estimula.
- Se duerme a pesar del estímulo.
- No puede ser despertado.
- Agitado, irritable.
- Trastornos evidentes de la conducta.
- Obedece órdenes sencillas o complejas.

FIGURA 41. Respuesta al estímulo doloroso: -

- Reacción rápida.
- Reacción lenta.
- Sin reacción.

Signos de decorticación o descerebración.

Pupilas

Tamaño:
- Puntiformes.
- Mióticas.
- Midriáticas.

Igualdades:
- Isocoria.
- Anisocoria.

Reactividad:
- Reactivas.
- No reactivas.

Valoración neurológica básica:

- Escala de Glasgow: Valora la gravedad del TCE.
- Respuesta verbal.
- Respuesta al dolor.
- Reactividad pupilar, desviaciones de los ojos.
- Estado respiratorio.
- Respuesta dermoplantar y reflejos osteotendinosos.

22 *Traumatismos ocasionados por explosiones*

22.1. Fisiopatología
22.2. Tratamientos
22.3. Síndrome de aplastamiento

Por desgracia, no pierden actualidad los dantescos resultados de las explosiones producidas por actos terroristas, como consecuencia de las guerras y en menor medida por accidentes con explosión.

22.1. FISIOPATOLOGÍA

El traumatismo por explosión se produce como consecuencia de:

- El incremento súbito y brutal de la presión del aire.
- Las heridas producidas por materiales fragmentados que se comportan como verdaderos proyectiles.
- Quemaduras.
- Aplastamientos.
- Inhalación de humos y tóxicos.
- Choque emocional que reviste gran importancia en estos casos y ocasiona importantes secuelas incapacitantes.

- La lesión denominada primaria se origina por el paso directo de la onda explosiva por el organismo lo que produce efectos implosivos y explosivos. Se ocasiona, en función de la potencia explosiva, desde fracturas y amputaciones, estallido de órganos huecos, TCE, y traumatismos abdominales y torácicos hasta la fragmentación del cuerpo.

- Las lesiones secundarias son causadas por los fragmentos volátiles que genera la onda explosiva y que actúan según su tamaño como balas u obuses.

- Las lesiones terciarias sobrevienen por el impacto del propio cuerpo si resulta lanzado contra elementos duros (paredes, etc.). Causa lesiones por desaceleración.

- La muerte se produce como consecuencia de lesiones mayores y sus consecuencias, de trauma craneoencefálico y traumatismos torácicos o abdominales.

Se producen también lesiones importantes a nivel del oído, entre otras:

- Lesiones de la cóclea y del órgano de Corti.
- Perforación timpánica. Esta lesión se produce típicamente en explosiones mayores y raramente se encuentra presente en las explosiones menores.
- Fractura de los huesecillos.

22.2. TRATAMIENTOS

Tratamiento extrahospitalario

La atención urgente en el lugar de la explosión exige la presencia de equipos médicos completos y triage y estabilización básica de las víctimas. El triage se realiza como se apuntó en el capítulo correspondiente (politraumatismos) y se realiza "in situ" o en el hospital si éste se encuentra en las cercanías.

Tratamiento hospitalario

Historia clínica:

La historia debería reflejar de forma detallada los datos de la explosión: a que distancia se encontraba el paciente cuando tuvo lugar, a que distancia fue encontrado lesionado, inhalación de humos, lesiones traumáticas, etc.

Exploración:

- Valoración primaria "A B C".
- Valoración secundaria general con atención a exploración timpánica:

La ausencia de lesiones visibles orienta respecto a la intensidad de la explosión. La existencia de lesiones infiere la posibilidad de que existan otras lesiones internas por estallido de órganos u otras causas.

- Oxigenoterapia.
- Canalización venosa.
- Fluidoterapia a criterio médico.
- Tratamiento de las heridas y quemaduras.
- Vacunación antitetánica.
- Respiración asistida, si es necesario.
- Colocación de sondas nasogástrica y vesical, si es necesario.
- Apoyo psicológico y moral.

22.3. SÍNDROME DE APLASTAMIENTO

El síndrome de aplastamiento es el cuadro clínico que puede presentarse en personas que han permanecido atrapadas durante cierto tiempo sufriendo en consecuencia

---

FIGURA 42. Posiciones de traslado

Paciente sin alteraciones cardiológicas, respiratorias o neurológicas:
- Traslado en decúbito supino con elevación de tronco 30º.

Paciente con alteraciones respiratorias:
- Traslado en decúbito supino con elevación de tronco 30º o Fowler 45º a 90º.

Paciente con insuficiencia cardiaca congestiva o edema agudo de pulmón:
- Traslado con el tronco incorporado o en semi Fowler y las piernas colgando.

Lipotimia, shock; hipotensión:
- Traslado en Trendelemburg o tijera 45º a 90º.

TCE con riesgo de incremento de la presión intracraneal:
- Traslado en Anti-Trendelemburg.

Embarazada en evitación del síndrome de compresión de la cava:
- Traslado en decúbito lateral sobre el lado izquierdo.

Paciente inconsciente o con riesgo de broncoaspiración:
- Traslado en PLS (posición lateral de seguridad).

compresión mecánica del cuerpo o de alguna parte del mismo. El síndrome ocasiona marcado compromiso circulatorio y edema, inestabilidad hemodinámica y shock. La insuficiencia renal aguda acompaña a menudo al síndrome. La mortalidad es alta.

La compresión del tejido muscular ocasiona necrosis isquémica y rabdomiolisis. La liberación de la compresión genera una serie de eventos en el músculo que repercutirán de forma general. Al desaparecer la compresión y restablecerse la circulación, los músculos lesionados se edematizan. Se incrementa la presión intracompartimental en los músculos que poseen vaina fibrosa. Dicha presión puede originar rabdomiolisis, produciendo además isquemia.

El músculo dañado libera mioglobina, creatinoquinasa, creatinofosfatasa, creatinina, aldolasa, y otras sustancias. La mioglobina colabora en la instauración de la insuficiencia renal por su nefrotoxicidad en ciertas condiciones.

Síntomas locales:

- Dolor.
- Trastornos del movimiento de la extremidad dañada.
- Trastornos de la sensibilidad.
- Edema regional que presenta un aspecto endurecido y frío.
- Palidez cutánea. Pueden aparecer petequias y flictenas locales, eritema perilesional y vesículas.

Síntomas generales:

- Signos de shock.
- Empeoramiento posterior por la liberación de las toxinas generadas por la autolisis de los tejidos comprimidos.
- Insuficiencia renal aguda.
- Fracaso multiorgánico.
- Edema pulmonar.
- Muerte.

Tratamiento

El cuadro suele aparecer en grandes catástrofes como derrumbamientos, explosiones, terremotos, etc., por lo que, por lo general, afecta a más de una víctima.

En el lugar del accidente:

- Triage y valoración de emergencia como se vio en el apartado Politraumatismos.
- ABC con especial atención al tratamiento precoz del shock. Fluidoterapia endovenosa.
- Prevención de la lesión renal mediante administración de manitol y fluidos alcalinos.
- Reposo y evacuación (Fig. 42).
- La restitución de la circulación en la extremidad que ha permanecido comprimida se encuentra en flagrante contradicción con la liberación que producirá de las toxinas generadas (toxemia).
- Algunas escuelas preconizan la aplicación de torniquetes en las extremidades antes de su liberación para evitar la dispersión de las toxinas. Otras consideran que la aplicación del torniquete compromete todavía más la viabilidad de la extremidad. Se ha recomendado realizar una recuperación circulatoria muy lenta con aplicación previa de un vendaje compresivo.

Tratamiento hospitalario:

El tratamiento de base extrahospitalario se amplia y corrige según necesidades en el hospital, como por ejemplo el mantenimiento de la diuresis y la corrección de los desequilibrios metabólicos. Además, puede estar indicada la realización de:

- Fasciotomías.
- Amputación quirúrgica.
- Exaguinotransfusión y plasmaféresis.
- Hemodiálisis.

23 *Elementos para la inmovilización*

23.1. Camilla de cuchara
23.2. Collarín cervical
23.3. Tableros y férulas espinales

23.1. CAMILLA DE CUCHARA

De uso generalizado en la actualidad la camilla de cuchara se emplea para el traslado del accidentado desde el suelo hasta la ambulancia.

La camilla de cuchara es un ingenio articulado, metálico formado por dos secciones que se articulan entre sí por ambos extremos. Cada una de las secciones dispone además de un alargador telescópico que permite adaptar la camilla a las dimensiones del paciente.

Colocación:

a) Se depositará la camilla al lado del paciente para ajustar la altura de la misma a la envergadura del paciente mediante las varillas telescópicas. Una vez ajustada la altura se bloquean los pestillos de seguridad de las varillas.

b) Se separan las secciones y se colocan separadamente a cada lado del paciente.

c) Con ayuda, se rota al paciente sobre un hombro a cada lado para introducir sucesivamente las dos secciones.

d) Se bloquean las secciones con los correspondientes pestillos y se fija al paciente con correas.

23.2. COLLARÍN CERVICAL

El collarín cervical es uno de los elementos de inmovilización más utilizados en emergencias en pacientes con lesión evidente o sospechada de la región cervical.

Los collarines que se emplean habitualmente pueden dividirse en blandos y rígidos.

Los collarines blandos se emplean a menudo en las fases de recuperación en traumatología o reumatología; sin embargo, por sus características, poseen muy escasa utilidad en enfermería o medicina de emergencias por sus propias características:

- El tejido blando no garantiza la necesaria consistencia a la inmovilización.

- Las tallas de tales collarines son groseras (pequeña, mediana, grande) por lo que difícilmente ajustan con precisión a cada uno de los pacientes.

- El cierre completo por la parte anterior imposibilita el acceso a la región faríngea.

Los collarines rígidos garantizan hasta cierto punto la inmovilización del eje de la cabeza y el cuello. La obtención de la inmovilización completa no se obtiene plenamente hasta que se coloca además del collarín adecuado, la férula espinal y las sujeciones correspondientes. Los collarines rígidos poseen un tallaje de mucha mayor precisión que los collarines blandos, así como acceso a la región faríngea.

Colocación:

El collarín se colocará con garantías y la participación de dos asistentes.

Con el paciente en decúbito supino:
- El primer asistente tracciona el cuello del paciente manteniendo firmemente el eje de la cabeza, el cuello y el tronco.
- El segundo asistente pasa el collarín fijando la escotadura en la mandíbula y fijando el velcro.

Con el paciente en decúbito prono:
- El primer asistente mantiene la alineación.
- El segundo asistente pasa el sector estrecho del collarín ajustándolo a la mandíbula del paciente y lo fija.

Paciente sentado:
- El primer asistente ejerce tracción para mantener la alineación.
- El segundo asistente coloca el collarín ajustado a la mandíbula y lo fija con el cierre de velcro.

23.3. TABLEROS Y FÉRULAS ESPINALES

Los tableros se utilizan para la inmovili-

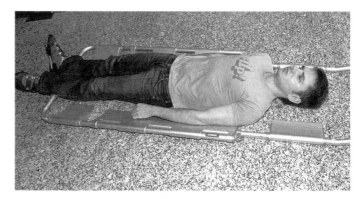

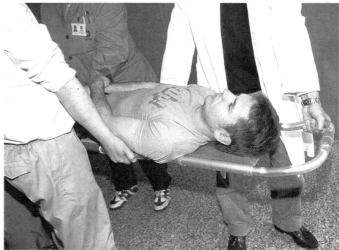

Camilla de cuchara.

zación de la columna vertebral. Son rígidos y están formados por una pieza de madera con aberturas laterales para la sujeción de las correas. Se fabrican cortos y largos. Los primeros abarcan la pelvis y los segundos las extremidades inferiores.

Las férulas espinales del tipo Kendrick se emplean principalmente para el rescate del accidentado sentado en su vehículo (extricación). Una vez trasladado a la camilla, se retira la férula de Kendrick.

Colocación:

- Un ayudante mantiene la alineación.
- Se introduce la férula entre el accidentado y el asiento del vehículo.

- Se liberan las correas de sujeción preparándolas para su anclaje sujetando al paciente.

- Se fijarán las solapas superiores de la férula mediante los barbuquejos y si es necesario la almohadilla para adaptar la curvatura cervical.

- Fijará las correas de cadera, abdomen y tórax.

- Revisará la sujeción del paciente a la férula.

- Se movilizará al paciente sujeto mediante las asas de la férula.

Extricación urgente del accidentado

Cuando la extricación se impone con rapidez por las condiciones en que se encuentra el paciente o el vehículo, se extraerá al paciente de forma manual, sin el uso de instrumental.

Debe tenerse presente que las condiciones del entorno no deben poner en riesgo la integridad del paciente.

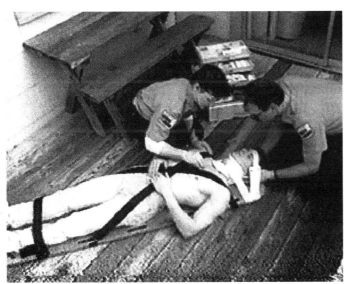

Inmovilización con tablero espinal.

Procedimiento:

- El asistente se colocará al lado del accidentado que se encuentra sentado en el vehículo.

- Pasará el brazo situado al lado del pecho del accidentado por debajo del brazo del paciente (por debajo de la axila). Al emerger la mano, ésta sujetará firmemente el mentón manteniendo con firmeza el control del cuello.

- El otro brazo -situado junto a la espalda del paciente- pasará entre éste y el respaldo del asiento buscando un asidero firme (ropa, pantalón, cinturón, etc.).

- Se traccionará del paciente al tiempo que lo gira ligeramente pero lo suficiente como para apoyar la cabeza de aquel en el propio hombro. Con esta posición y la sujeción mandibular se obtiene una buena fijación del eje cabeza-cuello-tronco.

- Con el paciente fijado y apoyado de ese modo se le desplazará hasta el lugar adecuado que habrá sido previsto con anterioridad.

Férulas de extremidades

Férulas neumáticas:

Formadas por un elemento plástico que extendido semeja un cono truncado que se une sobre sí mismo y cierra longitudinalmente con cremallera. Permite el inflado de la bolsa de aire una vez cerrada adaptándose a la extremidad a inmovilizar.

Colocación:

- Se coloca la férula bajo el miembro desinflado y se cierra, envolviéndolo, con la cremallera.

- Se procede entonces al inflado hasta la consecución de la inmovilización correcta.

- Comprobación de pulsos distales.

- Puede emplearse también como instrumento de hemostasia.

Férulas rígidas:

Férulas de aluminio

- Fabricadas en láminas longitudinales de dicho metal forradas por un lado con espuma y de diversos anchos y longitudes.
- Se requiere destreza para lograr una buena adaptación anatómica.

Férulas de Cramer

- En desuso. Se trata de una estructura metálica en forma de rejilla maleable que es difícil de adaptar salvo en fracturas muy lineales.
- Requiere además acolchado previo.

CAPÍTULO 24 *Traumatismos musculoesqueléticos*

24.1. FRACTURAS

Una fractura es la pérdida de continuidad de la sustancia ósea. Ello incluye desde las pequeñas fisuras a las grandes fracturas conminutas.

Clasificación de las fracturas:

Simples

Las fracturas simples se caracterizan por la ausencia de solución de continuidad en la piel o bien presentan solamente erosiones superficiales, no existe desviación o es mínima y no existe hemorragia o es interna y circunscrita al foco de fractura. Fracturas cerradas sin apenas desviación.

Complicadas

Son fracturas abiertas, por lo que existe solución de continuidad en la piel y exteriorización del foco fracturario. Existe riesgo de infección y hemorragia importante. Eventualmente, existe además desviación o gran desviación.

Mecanismos de producción

a) Traumatismo directo: Se produce como resultado del golpe de un objeto móvil sobre el hueso o bien, a la inversa, por el golpe del hueso sobre un objeto inmóvil. Un ejemplo del primer caso sería la percusión de un objeto duro, como por ejemplo un martillo, sobre el hueso. En el segundo, la caída al suelo de una persona y el golpe contra éste.

b) Traumatismo indirecto: Se producen fuerzas de tracción que ejercen movimientos de rotación, de angulación, etc que dan como resultado el bloqueo de una extremidad por un punto y una fractura alejada del punto de bloqueo. Es típica de este caso la fractura de tibia y peroné del esquí en la que el pie y tobillo del esquiador quedan bloqueado por las fijaciones, mientras rotan violentamente tibia y peroné hasta quebrarse.

c) Fracturas patológicas: Se producen como consecuencia de debilidad del hueso por una enfermedad ósea de base (osteoporosis, tumores óseos u otras).

d) Fracturas por sobrecarga: Como resultado de sobrecargas poco comunes.

Tipos de fractura

- **Fracturas en tallo verde:** Se producen frecuentemente en la infancia. Como consecuencia de la mayor flexibilidad del hueso infantil, éste se tuerce sobre el lado opuesto a aquel sobre el que se ejerce la fuerza causante de la lesión.

- **Fractura transversa:** Son fracturas en las que la línea fracturaria está situada en ángulo recto con respecto al eje del hueso. Se producen cuando el objeto impacta perpendicularmente al hueso.

- **Fractura oblicua:** En la fractura oblicua, la línea de fractura forma un ángulo inferior a 90º con el eje del hueso. La fractura espiroidea es una fractura oblicua en la que la línea de fractura forma espiral con el eje del hueso. Son fracturas producidas por rotación.

- **Fractura impactada:** Parte de un extremo fracturado penetra o impacta en el otro extremo.

- **Fracturas por arrancamiento:** En ciertos movimientos bruscos y súbitos la estructura ligamentosa o muscular ejerce presión sobre su punto de inserción arrancando una porción de hueso que no resiste tal tracción. Un ejemplo típico es el arrancamiento maleolar por distensión del ligamento lateral externo.

- **Fractura conminuta:** La fractura tiene dos o más fragmentos óseos.

- **Fractura con desplazamiento epífisario.**

Signos de fractura

- Dolor. En mayor o menor grado se encuentra presente en casi todas las fracturas.
- Deformidad. En algunos casos no se observa deformidad alguna como sucede por ejemplo en la mayoría de las fisuras. Algunas fracturas se identifican fácilmente por la deformación clásica que suelen presentar, como la fractura de Colles. Por último, las fracturas presentan grandes deformaciones como consecuencia de la intensidad aplicada por las fuerzas que intervienen.
- Edema o tumefacción.
- Incapacidad funcional e inmovilidad.
- Un último signo que debe explorarse con sumo cuidado es la posible movilidad anormal como consecuencia de la fractura.

Consolidación de las fracturas

a) Proceso de unión clínica. Se forma un puente o callo óseo. La resistencia del callo permite la función normal. La unión clínica se produce del siguiente modo:

El hematoma formado en el foco de fractura se coagula, se vasculariza y es posteriormente reemplazado por tejido de granulación.

El tejido de granulación posee células que actúan como condroblastos (formadoras de cartílago), fibroblastos (formadoras de tejido fibroso). Estos condroblastos y fibroblastos forman el sustrato donde se depositarán más tarde los osteoblastos o células precursoras del hueso que formarán el callo que unirá firmemente los extremos de la fractura.

b) Proceso de consolidación. Se produce la remodelación del hueso mediante la reabsorción del callo. Este callo es tejido óseo sin canalización de Havers que quedó desestructurada como consecuencia de la fractura. Posteriormente evoluciona hacia hueso de Havers lo que puede llevar hasta dos años en el adulto.

Primeros auxilios

Los primeros auxilios a la persona que sufre una fractura varían en función de la gravedad de la misma o las mismas y del resto de alteraciones que pueda sufrir. En términos generales, los primeros auxilios siguen la pauta general ante toda urgencia:

1. ABC: Estabilización de las condiciones que ponen en peligro la vida de forma inmediata.

2. Evitar añadir nuevos traumatismos a los que sufre el paciente (especialmente los derivados del manejo de la columna vertebral).

3. Preparar adecuadamente al herido para su traslado y no efectuar el traslado en condiciones precarias. Controlar hemorragias, estabilizar fracturas evidentes y columna vertebral, limitar el shock, aliviar el dolor.

Tratamiento básico de las fracturas

El personal de enfermería debe actuar en la urgencia traumatológica en el exterior imponiendo su criterio sobre el público en beneficio del paciente o colaborando con

el médico si se encuentra presente.

En el ámbito de la sala de urgencias hospitalaria las funciones son variadas y se encuentran en función de la situación del paciente y de la dotación del centro (presencia de traumatólogo, sala de traumatología y materiales, etc. materiales y profesionales con los que no siempre es posible contar o que a pesar de su presencia, la magnitud de un accidente supera las posibilidades de atención a todos los pacientes. En tales casos, otros médicos no especialistas y, desde luego, enfermería, suplirán momentáneamente la deficiencia).

c) Atención al estado vital: Colaboración directa en las maniobras de reanimación, intubación, traqueotomía de urgencia, etc.

d) Canalización venosa y reposición de líquidos.

e) Preparación de anestesia y materiales necesarios para la reducción. Colaboración con el traumatólogo en la reducción de la fractura. La reducción se practica bajo sedación o anestesia a juicio del médico y, generalmente, mediante control radiológico.

f) Preparación de yeso, según la indicación del traumatólogo. La fractura reducida se fija mediante vendaje de yeso aunque en ocasiones la fijación sólo se logra en el quirófano (enfermería traumatológica). Tal es el caso de las fracturas abiertas, fracturas con compromiso vascular, fracturas de reducción simple imposible y en otros casos.

Complicaciones derivadas de las lesiones traumáticas

Los traumatismos musculoesqueléticos conllevan a menudo complicaciones que, aunque inevitables a veces, deben ser previstas y tratadas de forma prematura.

Complicaciones inmediatas o que aparecen en los primeros días:
- Hemorragia.
- Shock.
- Embolia grasa (24-36 horas).

Complicaciones diferidas:
- Consolidación incorrecta.
- Compresión nerviosa.
- Trastornos vasculares y necrosis.
- Síndromes compartimentales.
- Infecciones.
- Artrosis.
- Atrofia. Entre ellas la atrofia de Sudeck.
- Miositis osificante. Se generan áreas osificadas en los músculos periarticulares con la consiguiente rigidez articular.

Compresión nerviosa

Se producen signos de compresión nerviosa con posterioridad a ciertas fracturas. Se observan frecuentemente los siguientes:

1. Compresión del nervio mediano (Síndrome del canal carpiano).

2. Compresión del cubital a nivel del codo y de la muñeca.

3. Compresión del nervio radial a la altura del codo.

4. Compresión del nervio peróneo.

5. Neuropatía del ciático.

Se producen en estos casos parestesias, entumecimiento y dolor en las regiones inervadas por los nervios afectados. La alteración responde bien a menudo al tratamiento mediante antiinflamatorios o corticoides, pero en ocasiones hay que recurrir a la cirugía para solucionar el problema compresivo.

Síndrome compartimental

Los síndromes compartimentales son isquemias localizadas en espacios cerrados con compromiso vascular grave. Recibe también otros nombres según localización y características como isquemia de Volkmann, síndrome anterotibial, síndrome medio tibial, contractura isquémica o rabdomiolisis.

En las extremidades superiores se producen en los compartimentos del antebrazo y de la mano. En las extremidades inferiores se producen principalmente en la pierna aunque pueden verse en glúteos, muslos y pies.

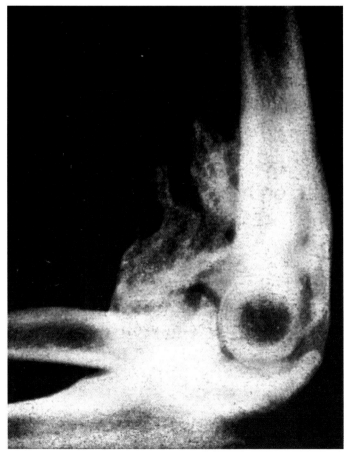

Miositis osificante en el codo.

Etiología

El síndrome puede producirse por decremento del espacio compartimental (como por ejemplo el ocasionado por suturas defectuosas, por hemorragias e incluso por presión mantenida producida desde el exterior).

Exploración

Es importante que el síndrome sea advertido precozmente. Ante la posibilidad razonable de presentación del síndrome, el cirujano puede determinar realizar una fasciotomía preventiva. Todo síntoma de dolor, síntomas de sensibilidad o debilidad debe ser comunicado al médico responsable. Se puede valorar la sensibilidad nerviosa mediante discriminación de dos puntos (clip) y la fuerza muscular. El estiramiento del músculo es doloroso. Si no existe vendaje puede palparse la región para observar el grado de tensión que se manifiesta a través de la piel, pero por lo general ello no es posible por la presencia de vendajes de yeso.

Síndrome de la embolia grasa

Se trata de una patología pulmonar que tiene lugar en los primeros dos o tres días después de la fractura y en el que microémbolos grasos procedentes del foco fracturario emigran a los pulmones. Puede presentar una forma fulminante. Entre los síntomas a los que se debe prestar atención se encuentran los siguientes: lesión ósea previa, alteraciones de la conciencia, taquicardia y disnea, taquipnea, erupción petequial torácica, sobre la conjuntiva y mucosa bucal. La radiología torácica muestra unos pulmones neumoníticos.

Saturación de O2 por debajo del 95%. El tratamiento incluye la elevación de la PaO2 con mascarilla o incluso intubación, corticosteroides y transfusión sanguínea.

Atrofia de Sudeck

Es una complicación rara que se produce en la pierna y mucho más a menudo en el antebrazo. El signo clave es la aparición e dolor desproporcionado a las características de la fractura. Se produce limitación de los movimientos, tumefacción y eritema cutáneo. La curación se efectúa mediante tratamiento fisioterápico, pero es dificultosa y larga.

Miositis osificante

La aparición de áreas osificadas en las regiones periarticulares se denomina miositis osificante. Tal trastorno produce limitación importante de los movimientos articulares. Se trata mediante fisioterapia.

24.2. TRAUMATISMOS ESPECÍFICOS

Fractura de cráneo

El concepto de TCE (Traumatismo craneoencefálico) incluye las fracturas de cráneo aunque no todos los TCE presentan tales fracturas.

El criterio básico de prudencia es el del ingreso de todos los TCE con las siguientes particularidades:
- Fracturas de cráneo.
- Inconsciencia como consecuencia del TCE.
- Amnesia.
- Cefalea intensa.
- Vómitos.
- Pérdida de control de esfínteres.

Tipos de fractura

- Lesión lineal.
- Lesión por aplastamiento o hundimiento de la bóveda craneal.
- Fracturas de la base del cráneo.

Las lesiones de tipo lineal no producen separación de los bordes y no suelen ser apreciables en la radiografía. Las lesiones con hundimiento pueden ser evidentes o determinadas por exploración a través de la herida o radiografía. Los signos de la fractura de la base del cráneo son clínicos: pérdida de LCR y/o sangre por el conducto auditivo, por la faringe y por la nariz.

Tratamiento

Las fracturas lineales no requieren tratamiento por sí mismas. El tratamiento es el del propio TCE. Las fracturas abiertas y las fracturas por hundimiento deberán ser intervenidas quirúrgicamente en quirófano con anestesia general, salvo en el primer caso cuando se trata de lesiones muy pequeñas que pueden ser intervenidas mediante anestesia local.

En las lesiones del cuero cabelludo se forman a veces masas de cabellos empastadas con sangre que pueden disimular heridas.

La hemorragia suele ser profusa y debe ser correctamente controlada mediante compresión directa (¡paciencia!) o compresión de la arteria principal.

Fracturas de la cara

La mayoría de fracturas de la cara exigen reparación quirúrgica y/o reducción en el quirófano. Entre las fracturas más comunes de la cara se pueden destacar por su frecuencia las fracturas de la nariz, de los pómulos (fractura del malar) y de los maxilares.

- La fractura nasal puede presentarse sin desviación o con desviación lateral o hundimiento. El edema perinasal puede ocultar a menudo un fractura. La reducción puede diferirse hasta dos semanas, pero la falta de la misma ocasionará obstrucción nasal cuando se ha producido desviación del tabique.

- Las fracturas del malar pueden lesionar el nervio infraorbitario lo que acarrea insensibilidad de la mejilla. Las fracturas lineales con separación de bordes suelen ocasionar hundimiento de la mejilla (escalón) aunque a menudo la tumefacción inicial impide el detalle. Si el traumatismo posee la intensidad necesaria puede ocasionar conminución del malar. El tratamiento es quirúrgico.

- Las fracturas maxilares producen dificultades masticatorias por modificación en el ajuste de los dientes. Las fracturas maxilares pueden ser unilaterales o bilaterales, conminutas, etc. Según el grado de afectación ósea ocasionan gran inestabilidad e imposibilidad de masticar. Requieren tratamiento quirúrgico, generalmente por cirujano maxilofacial.

Traumatismos torácicos

Tipos más frecuentes:
- Traumatismos contusos (golpes con objetos romos).
- Heridas penetrantes (puñalada).
- Aplastamiento.

Contusión torácica

Puede dar como resultado desde la fractura de alguna costilla por una contusión simple contra algún objeto romo a la fractura generalizada de costillas y articulaciones costo-esternales que puede producirse, por ejemplo en algunos accidentes de circulación. La mecánica respiratoria puede verse afectada directa o indirectamente. Pueden producirse lesiones contusas de las vísceras torácicas, afectación indirecta por las complicaciones de la propia caja torácica o neumotórax y hemotórax, neumotórax a tensión, heridas de succión e incluso lesiones cardíacas y vasculares. Los cuadros traumáticos importantes se acompañan de dolor, tórax fláccido y respiración paradójica, según el caso.

Tratamiento:

Las fracturas costales de escasa entidad (discreta sintomatología) suelen tratarse mediante sujeción de la pared costal y fisioterapia. No están claras las ventajas de la sujeción dado que no se puede evitar el movimiento costal. Suele utilizarse el uso de venda adhesiva elástica para un hemitórax. La infiltración anestésica en el foco produce inmediato alivio y mejora de la mecánica respiratoria.

Antibióticos en el EPOC.

El neumotórax a tensión se trata mediante drenaje como se describió en el apartado Politraumatismos.

Los cuadros más graves requieren tratamiento quirúrgico urgente.

Las heridas penetrantes pueden dar como resultado la lesión directa de pulmones, corazón y grandes vasos. El tratamiento es de Soporte Vital Avanzado y cirugía.

Traumatismos abdominales

El abdomen se divide en tres regiones anatómicas:

La cavidad peritoneal que a su vez, se subdivide en:

- Abdomen superior: Es la región ubicada por debajo el diafragma y de la parrilla costal y que alberga el hígado, el estómago, el bazo y el colon transverso.

- Abdomen inferior: Es la parte baja de la cavidad peritoneal y contiene el intestino delgado y el resto del intestino grueso intraabdominal.

El espacio retroperitoneal, donde se encuentran la porción abdominal de la aorta y de la vena cava inferior, los riñones, el páncreas, el duodeno y una porción del colon.

La pelvis, donde se albergan los grandes vasos ilíacos, el recto, la vejiga, la próstata, y los órganos genitales femeninos.

El trauma contuso, cerrado, suele lesionar órganos sólidos como el bazo o el hígado. El trauma penetrante causa con frecuencia perforaciones de las vísceras huecas.

El trauma cerrado es el resultado del impacto de un objeto romo sobre la pared abdominal; se produce a menudo en accidentes automovilísticos por el efecto de desaceleración.

El traumatismo penetrante se produce por heridas con arma blanca u otros elementos punzantes o heridas con arma de fuego, es, a diferencia del trauma cerrado, de diagnóstico fácil o evidente. Requiere laparotomía exploratoria.

Las heridas vasculares -aorta, vena cava inferior o sus ramas- también son causa de hemorragia masiva y de shock profundo.

El primer concepto a tener bien presente ante los traumatismos abdominales es que muchos de ellos serán mortales si no se toman unas mínimas medidas previas de valoración.

No se debe permitir que un traumatizado abdominal sin lesiones aparentes abandone la asistencia sin una correcta exploración médica.

Cabe recordar siempre que los traumatismos abdominales (y los trastornos abdominales en general) son, si se permite la expresión, traicioneros. Por ello, los traumatismos abdominales tienen prioridad sobre otras muchas lesiones traumáticas más llamativas pero de menor riesgo vital.

Clases de traumatismo abdominal

- Traumatismos contusos: Contusiones por instrumentos romos que golpean o contra los que se golpea el abdomen.

- Heridas penetrantes: Heridas por arma blanca u otros elementos punzantes, empalamiento, etc.
- Aplastamiento.
- Herida incisa, evisceración, etc.

Asociaciones con traumatismo torácico:

En el politraumatizado especialmente, los traumatismos regionales pueden ser limitados en el espacio o asociarse a traumatismos en otras regiones. Por ejemplo, son frecuentes las asociaciones entre traumatismos torácicos y abdominales.

- El diafragma por encontrarse entre el tórax y el abdomen es vulnerable a ciertas lesiones torácicas como las fracturas costales inferiores que pueden desgarrar el diafragma aunque también el hígado y el bazo. Las agresiones torácicas por arma blanca pueden atravesar el diafragma. Las heridas penetrantes del tórax por debajo del 4° espacio intercostal, así como las contusiones sobre la porción inferior de la parrilla costal, pueden suponer traumatismo abdominal, con lesiones sobre el hígado, el bazo o el estómago. Las fracturas de las costillas inferiores izquierdas provocan a menudo laceraciones del bazo.

- Todas las fracturas de la cintura pélvica son susceptibles de producir desgarros vesicales y uretrales. También una caída sobre los pies puede lesionar la uretra.

- Las lesiones de la columna lumbar pueden producir también desgarros renales.

Síntomas de traumatismo abdominal

- Signos de irritación peritoneal.
- Dolor intenso.
- Defensa abdominal, vientre en tabla. El abdomen adquiere rigidez y no se mueve durante la respiración.

- Mutismo intestinal.
- Shock.

Exploración

El objetivo de la exploración del abdomen traumático es determinar si existe una lesión que requiera de intervención quirúrgica urgente (laparotomía). La exploración incluirá las regiones anterior y posterior (lumbar), flancos, y región perineal. El personal de enfermería comunicará cualquier hallazgo que crea relevante al médico responsable y, según sus indicaciones, instalará sonda nasogástrica, sonda vesical y una o dos vías venosas.

La inspección visual determinará la presencia de heridas, tumefacción, equimosis y hematomas, movimientos del abdomen durante la respiración, etc. La palpación explora la rigidez y el grado de defensa de la pared abdominal y la auscultación la presencia o ausencia de ruidos intestinales.

Tratamiento

Estará en función de lo que determine el médico respecto a la necesidad o no de cirugía.

El tratamiento hospitalario de urgencia incluye el lavado peritoneal y laparotomía.

Entre las indicaciones para la realización de esta última, cabe mencionar las lesión abdominales penetrantes con hipotensión o la presencia de sangre tras la realización de un lavado peritoneal, la hipotensión persistente pese a la estabilización del paciente, las heridas diafragmáticas, la peritonitis, heridas de órganos huecos demostradas o sospechadas, las lesiones de órganos macizos y su sintomatología como por ejemplo la amilasemia (lesión pancreática).

Traumatismos de la columna vertebral

Los accidentes automovilísticos son la

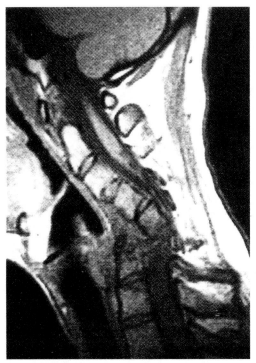

Sección completa de la columna cervical.

causa principal de lesiones espinales y afectan en amplio grado a población joven. Las lesiones más frecuentes se producen en la región cervical baja o media y en la región dorsolumbar, coincidiendo ambas

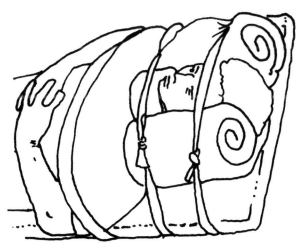

Inmovilización del paciente.

localizaciones con las zonas de mayor movilidad de la columna. En estas lesiones hay que tener siempre presente el riesgo de lesión medular.

En la atención de primeros auxilios, cabe recordar lo comentado en el apartado Politraumatismos respecto al tratamiento de primeros auxilios para el paciente que padece lesión de columna o del que se sospecha pueda padecerla.

Signos de alarma en el lugar del accidente

- Inconsciencia. Tratar con las mismas precauciones que si se tratara de trauma de columna confirmado hasta que no se demuestre lo contrario.
- Motores: Carencia de fuerza, debilidad manifiesta o parálisis en el tronco o en las extremidades.
- Sensitivos: Alteraciones llamativas o carencia de sensibilidad en el tronco o las extremidades.
- Pérdida de control de esfínteres.
- Laceraciones, desgarros o heridas en la zona.
- Dolor.
- Rigidez de nuca.

Tipos de traumatismos sobre la columna vertebral

Es importante conocer los mecanismos de producción del accidente aunque no siempre es posible. Algunos mecanismos son claros, pero a menudo la determinación resulta muy confusa por la variedad de fuerzas implicadas.

Si se conoce el mecanismo con claridad puede llegar a deducirse la probable lesión. Otra distinción de gran importancia es la que hace referencia a la estabilidad de la columna.

Las lesiones son estables en tanto en cuanto se mantengan la estabilidad de los ligamentos vertebrales. Si la estabilidad ligamentosa es precaria o nula los fragmentos óseos se desplazan con facilidad si se fuerza el movimiento y serán susceptibles de causar lesión médular. Entre los traumatismos estables se encuentran las fracturas de las apófisis, fracturas de las apófisis espinosas o fracturas vertebrales cuneiformes, sin pérdida de la sujeción ligamentosa. Entre las segundas se encuentran las luxaciones, la fractura-luxación y las lesiones generalizadas del conjunto.

Tratamiento hospitalario

- Paciente en inmovilización.
- Desnudar al paciente, si es necesario cortando la ropa.
- Inspección visual cuidadosa de la columna vertebral.
- Estudio neurológico para la determinación del estado sensitivo y motor.
- Radiología completa de la columna vertebral. Radiografía anteroposterior con la boca abierta para evaluar C1 y C2. Placa de la unión cervico-dorsal y placas laterales. tomografías si es necesario.
- Alineación de la columna mediante tracción y liberación de la compresión medular.
- Si lo anterior no es posible, reducción quirúrgica.
- Mielografía si es necesario.
- Tratamiento farmacológico inicial: con el propósito de reducir el edema medular se administrará manitol (0,25 g por kilo) y corticoides (100 mg /día de dexametasona).
- Farmacología de rutina según criterio médico: antibioticoterápia, VAT, etc.
- Tratamiento quirúrgico de las lesiones raquídeas.
- Tratamiento de las lesiones neurológicas.

Traumatismos de la extremidad superior:

Las lesiones de la extremidad superior son numerosas. Los brazos y las manos se ven involucrados en la mayoría de traumatismos por la propia acción de defensa o protección del accidentado o por ser los receptores directos del traumatismo como sería por ejemplo en el caso de una caída sobre las manos.

Las lesiones más comunes son:

1. En el hombro

- Fractura de la clavícula

Es una fractura muy común y se produce generalmente como consecuencia indirecta de una caída sobre la mano en extensión o sobre el hombro. Tiene mayor incidencia en el sexo masculino. Produce por lo general dos fragmentos y defecto perceptible (descenso del hombro, reducción de la distancia acromion-borde esternal, elevación del fragmento interno. El tratamiento es conservador: el método tradicional es el vendaje en "ocho de guarismo".

- Luxación de las articulaciones claviculares

La luxación acromioclavicular, presenta un cuadro muy doloroso con rotura de la integridad ligamentosa de la articulación acromioclavicular que hace subir a la clavícula marcando una prominencia que se conoce como "tecla de piano". La "tecla"

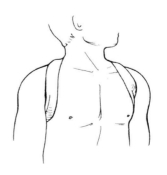
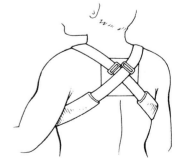

Vendaje en ocho de guarismo.

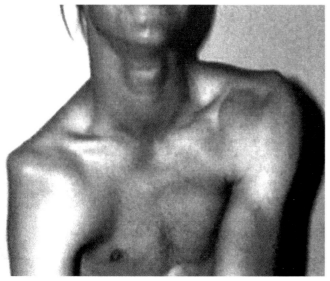

Luxación humeral.

- Luxación humeral

Las diversas luxaciones del hombro (anterointerna, posterior, anterior) forman el grupo de luxaciones más frecuentes y entre ellas la más común es la anterointerna. Se caracteriza por el signo conocido como "signo de la charretera" porque la imagen anatómica remeda la charretera de un uniforme militar de gala y corte de hacha subdeltoidea. Existen diversos grados y produce persistencia del brazo en abducción. Las luxaciones del hombro se reducen bajo anestesia.

- Luxación clavicular

2. En el brazo

- Fractura del húmero

La fractura del troquíter se observa a menudo acompañando a la luxación del hombro como consecuencia de la hiperextensión del tendón del supraespinoso. También es frecuente la fractura del cuello del hombro.

La fractura de la diáfisis del húmero ponen en peligro el nervio radial que discurre junto al hueso. Se tratarán con vendaje de yeso en posición antialgica de Dessault. (ángulo recto).

se hunde a la presión del dedo examinador y se recupera al soltarla. El tratamiento aconseja medidas conservadoras como la inmovilización con cabestrillo y vendaje de Robert Jones.

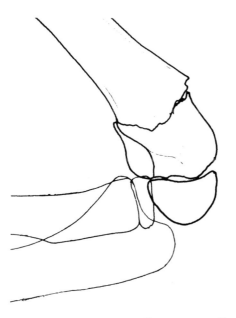

Fractura supracondílea.

3. En el codo

- Fractura supracondílea del húmero

Una fractura frecuente en niños y que ocasiona lesiones diferidas de importancia sobre las estructuras vasculares y nerviosas si el tratamiento inicial no es correcto. El manejo precipitado del antebrazo -a menudo por los padres como consecuencia del nerviosismo- puede ocasionar la sección completa de la arteria humeral. Puede producir también la lesión de estructuras nerviosas (mediano, cubital y radial) aunque es menos frecuente. Es una fractura de riesgo que no debe ser en absoluto menospreciada. El manejo erróneo de la fractura ocasiona frecuentemente la contractura isquémica de Volkmann.

- Luxación del codo

Se produce como consecuencia de una caída sobre la mano abierta. El olécranon luxa hacia atrás y existe un signo muy orientativo que es la desparición del triángulo equilátero que anatómicamente forman el olécranon y los dos cóndilos (epicóndilo y epitróclea). Se reduce bajo anestesia general, reposo durante 15 días y rehabilitación.

- Fractura de la cabeza del radio

4. En el antebrazo

- Fractura de cúbito y radio

Fractura espectacular por la desviación que suele acompañarla. Suelen producirse con mayor frecuencia en niños y son fracturas en tallo verde. El mecanismo de producción en el niño suele ser la caída sobre la mano abierta.

En el adulto, es más frecuente como resultado de una contusión directa. El tratamiento es la reducción en quirófano y vendaje de yeso.

- Fracturas-luxaciones:

- Fractura de Monteggia. Se produce la fractura del cúbito y la luxación del radio como consecuencia de una violencia directa sobre el primer hueso.

Se trata mediante reducción en quirófano de fractura y luxación. A menudo, al corregir la fractura, se corrige la luxación,

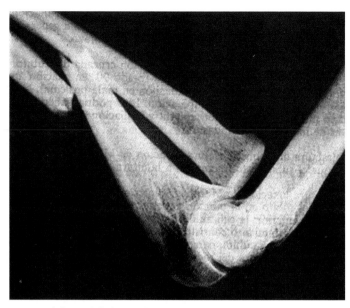

Imagen radiológica de la fractura de Monteggia.

pero en ocasiones es necesaria la reducción cruenta.

- Fractura de Galeazzi. Como en la anterior el mecanismo de producción es una violencia directa pero en este caso sobre el radio que resulta fracturado, mientras el cúbito se luxa en la unión inferior con el radio.

El tratamiento es la reducción quirúrgica.

5. En la muñeca

- Fractura de Colles

Se trata de una fractura muy frecuente. El mecanismo de producción suele ser la caída sobre la mano extendida y, a menudo, en pacientes ancianos.

La inspección pone de manifiesto por lo general una imagen típica conocida como "dorso de tenedor" por la angulación en el dorso de la muñeca. El tratamiento es la reducción con anestesia y vendaje de yeso.

- Fractura de la estiloides radial

6. En el carpo y en la mano

En toda lesión de la mano hay que explorar las alteraciones nerviosas y tendinosas.

- Fractura del escafoides

Fractura por caída sobre la mano en extensión. Se trata, pese a la escasez de signos llamativos, de una fractura compleja. La presión sobre el cuerpo del escafoides -en forma de pinza desde el dorso y la región volar de la mano- y a través de la tabaquera anatómica hacen sospechar la fractura. Se inmovilizará la mano y se realizarán radiografías 15 días más tarde (el traumatólogo solicitará "proyecciones de escafoides". Estas fracturas son difíciles de localizar o no se ven en las proyecciones tradicionales). Si se aprecia fractura sin desplazamiento, se inmovilizarán la mano y la muñeca por espacio de uno a dos meses. El desplazamiento requiere tratamiento quirúrgico (tornillo).

- Fractura de Bennett

Fractura del "boxeador". Se trata de una fractura luxación de la articulación carpometacarpo del pulgar. Se ocasiona cuando, al golpear con el puño, la fuerza del golpe recae sobre el pulgar flexionado en lugar de sobre los nudillos. El impacto empuja la base del metacarpiano sobre el trapecio con fractura de la base y luxación del metacarpiano. Se trata mediante reducción incruenta y vendaje. Si el resultado es insatisfactorio se reduce en quirófano con fijación interna.

- Fractura del cuello del 5º metacarpiano

Se produce al golpear una superficie dura con el puño cerrado como por ejemplo al impactar con los nudillos sobre una pared. La cabeza del metacarpiano puede estar impactada en la diáfisis; se palpa comúnmente un defecto sobre la región del dorso de la mano y suele existir hematoma subcutáneo o tumefacción. Se reduce la fractura mediante extensión del meñique aunque en ocasiones es difícil desimpactar la diáfisis. Se aplica vendaje de yeso con el dedo meñique en extensión.

Fracturas de los dedos

Las fracturas de las falanges se tratan mediante reducción que a menudo no es necesaria e inmovilización que siempre es necesaria. Se utilizan férulas digitales o sindactilia que tiene la ventaja de permitir el movimiento del dedo sin la movilización de la fractura.

Algunos autores consideran la sindactilia inadecuada. En esa línea, consideramos que su uso es correcto en lesiones menores (capsulitis, pequeñas fisuras) pero inadecuado en fracturas o cuando se requiere verdaderamente la inmovilización de un dedo. La inmovilización respetará también el principio de inmovilizar el dedo en flexión, permitir la movilización del resto de dedos y mantener la mano más elevada que el codo (cabestrillo).

Fracturas de la extremidad inferior:

1. Fracturas de la pelvis

En las fracturas pelvianas cabe distinguir:

Fracturas estables:

No afectan a la estabilidad pelviana. Pequeñas fracturas o fracturas de estructuras no decisivas para el sostén del anillo pélvico.

- Fracturas del sacro.
- Fracturas de una rama pubiana.
- Fractura de la pala ilíaca.

Fracturas inestables:

Grandes fracturas o fracturas de estructuras imprescindibles para el sostén del anillo.

- Fractura de las cuatro ramas pelvianas.
- Fractura o diástasis de la sínfisis pubiana.
- Fractura doble unilateral de pelvis.

Todas las fracturas de la pelvis son susceptibles de causar lesiones hemorrágicas graves.

La gravedad de las lesiones en un principio estará en función de las complicaciones inmediatas (lesiones urinarias, vasculares, etc.).

Algunas consecuencias inmediatas son extremadamente graves como la hemorragia retroperitoneal, desgarros viscerales y afectación neurológica, shock.

2. Luxación de la cadera

La luxación de la cadera es siempre el resultado de un traumatismo. Es clásica tras la contusión de la rodilla con el tablero de instrumentos o el volante del coche.

Síntomas

Depende del tipo de luxación. En las luxaciones posteriores y en la anterior alta la extremidad está en extensión y en rotación externa o interna. El movimiento está impedido. En la luxación anterior baja, la extremidad está en flexión y en rotación interna.

Tratamiento

A las acciones a tomar para el mantenimiento de las constantes vitales, debe seguir la reducción urgente bajo anestesia y posteriormente la reducción definitiva.

3. Fracturas del fémur

La gran mayoría de fracturas de fémur se producen en ancianos, con especial incidencia en mujeres y a nivel del cuello del fémur. La causa principal es el debilitamiento de la estructura ósea como consecuencia de la osteoporosis.

En el anciano el traumatismo no suele revestir gran intensidad. Por el contrario, es muy a menudo una caída simple de la que, según el tipo de fractura, el anciano se incorpora y puede caminar aunque con molestias.

Los mecanismos de lesión en personas más jóvenes requieren de fuerzas mucho más intensas para ocasionar la fractura del fémur.

Las fracturas diafisarias se producen en la diáfisis femoral. Requieren de un impacto violento dada la consistencia del entorno muscular de la zona. Por la misma razón, no es frecuente que se produzcan fracturas abiertas a ese nivel; la presencia de una fractura de ese tipo habla bien a las claras de la violencia del impacto.

El tratamiento de las fracturas del fémur y de los huesos largos de la pierna es complejo y requiere cirugía especializada, fijaciones internas, tracción, etc. (Enfermería Traumatológica).

4. Fracturas del tobillo y del pie

Son frecuentes las fracturas maleolares, en ocasiones como resultado de una hiperextensión ligamentosa que produce arrancamiento óseo. La fractura bimaleolar o fractura de Dupuytren es aquella en la que se fracturan ambos maléolos, peroneal y tibial. Produce intenso edema y luxación del pie hacia el exterior y hacia atrás. El reconocimiento de que no se trata de un esguince de grado III es importante. El tratamiento es eminentemente quirúrgico.

Otra fractura común en el pie y que se

produce y a menudo pasa desapercibida es la fractura de la cabeza del quinto metatarsiano como resultado de la torsión provocada en el esguince del ligamento lateral externo del tobillo. Al valorar el esguince hay que explorar (presión inferior) la cabeza del quinto metatarsiano. Se corrige mediante inmovilización con botina (incluyendo el esguince) o zapatilla de yeso.

Hoy en día se preconiza la movilización precoz con protección mediante "tapping". La fractura de un metatarsiano por sobrecarga es relativamente frecuente en personas que realizan grandes caminatas. Se denomina fractura "de marcha" del metatarsiano y se corrige mediante zapatilla de yeso.

24.3. FRACTURAS ABIERTAS

En las fracturas abiertas, existe una herida que comunica el foco de fractura con el exterior del organismo, lo que agrava la situación general, añade riesgos a las fracturas cerradas y obliga a ajustar el tratamiento a la situación.

La fractura abierta es por definición una herida contaminada. A partir de las ocho horas desde el trauma, la fractura se considerará infectada.

Clasificación según el grado de lesión:

Grado I: Herida de pequeñas dimensiones, recorrido del fragmento óseo desde el interior hacia el exterior, fractura simple.

Grado II: La herida que presenta la piel es superior a un centímetro. Lesión contaminada.
Fractura simple. No hay afectación de tejidos blandos.

Grado III: Grave daño a los tejidos blandos y contaminación importante. Se encuentran comprometidos a menudo los paquetes vasculares y nerviosos. La lesión es inestable. Se subdivide en tres grupos:

IIIa: El tejido blando es viable y apropiado para la cobertura de la fractura y la regeneración de la lesión.

IIIb: Destrucción importante de tejidos blandos, fractura inestable y muy contaminada. La reparación será reconstructiva.

IIIc: Coexiste trauma vascular importante sea cual sea el estado de los tejidos blandos.

Líneas generales de tratamiento de la fractura abierta

- Consecución de un foco de fractura estéril, profilaxis enérgica contra la infección y muy especialmente la infección del hueso. Inmunización antitetánica.
- Reducción y consolidación de la fractura, reparación de los vasos sanguíneos comprometidos. El cierre de la herida se difiere 10 o 15 días.
- Rehabilitación y recuperación de la función.

Tratamiento en el lugar del accidente

Dejando aparte la evaluación primaria y la posible coexistencia de una urgencia vital, el objetivo primordial del tratamiento de la fractura propiamente dicha será la lucha contra la infección. La herida puede irrigarse con suero salino y secarse con gasas estériles. Se cohibirán las hemorragias por compresión suave. No debe aplicarse torniquete. Se cubrirá la herida con gasas y se inmovilizará la fractura con férulas adecuadamente acondicionadas para no añadir mayor traumatismo al ya causado.

Sala de urgencias

En las sala de urgencias el tratamiento inicial se desarrollará en función del estado general del paciente. Muy a menudo se trata de politraumatizados en los que una fractura abierta puede tener una importancia secundaria.

El tratamiento propio de la fractura debe contemplar el cultivo microbiológico del foco fracturario, los estudios radiológicos, la inmovilización completa y la administración de vacunación antitetánica y antibioticoterapia de modo profiláctico hasta la obtención de los resultados de los cultivos. Se inicia la administración de una asociación antibiótica.

Cirugía

En el quirófano se procede a la preparación pre-quirúrgica de la herida y lavado mediante irrigación salina (de 5 a 10 litros). Se eliminan los tejidos desvitalizados, piel, músculo, fascias, hueso,etc. Los fragmentos óseos grandes no se resecan. Una vez efectuada la limpieza quirúrgica completa se procede a la fijación de la fractura mediante fijaciones externas o internas. La herida debe permanecer abierta y se cerrará de forma diferida 10 o 15 días más tarde.

24.4. ESGUINCES

Un esguince es la elongación o extensión forzada de un ligamento o ligamentos o de un conjunto musculotendinoso, susceptible de generar desgarro de fibras o ruptura completa de dichos tejidos.

Esguince tendinoso

Esguince de primer grado:

Esguince de carácter leve que se produce por un estiramiento del conjunto sobre la inserción tendinosa. Produce dolor local, edema discreto y relativa impotencia funcional. No existe hemorragia o bien no es visible.

Esguince de segundo grado:

El mismo mecanismo de producción con mayor intensidad produce el esguince de segundo grado de características clínicas más relevantes. Se produce una rotura parcial de fibras tendinosas y presenta edema, equimosis e impotencia funcional importante.

Esguince de tercer grado:

Esguince grave que produce edema destacable, equimosis y hematoma claro. Se produce rotura completa del tendón por lo que presenta impotencia funcional absoluta. A menudo se produce también avulsión ósea en el área de inserción.

El tratamiento comprende la cirugía de los extremos tendinosos, aproximación y sutura, reducción de la luxación existente e inmovilización. En ocasiones, debe recurrirse a la cirugía reparadora.

Esguince de ligamentos

Como los esguinces del tendón se clasifican en tres grados:

Esguince de grado I:

Esguince de carácter leve que se produce por un estiramiento del ligamento. Produce dolor local y relativa impotencia funcional pasajera.

Esguince de grado II:

El esguince de grado II ocasiona la rotura parcial de fibras ligamentosas y presenta edema circunscrito que en el esguince de ligamento lateral externo del tobillo toma la forma denominada "huevo de paloma", cierto grado equimosis e impotencia funcional importante.

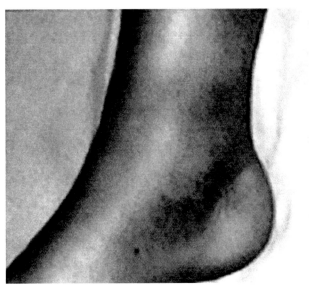

Huevo de paloma en el esguince de grado II.

Esguince de grado III:

Esguince grave que produce edema destacable, equimosis y hematoma claro. Se produce rotura completa del ligamento por lo que presenta impotencia funcional absoluta. El dolor lacerante, disminuye en pocas horas al contrario que en el Grado I en el que se incrementa.

A menudo se produce también avulsión ósea en el área de inserción por arrancamiento de una porción ósea por el ligamento. La diferenciación visual entre grado II y III es imposible una vez formado el edema.

Tratamiento

- Estudio radiológico para confirmar o descartar la ausencia de fractura. Son útiles las radiografías forzadas.
- Inmovilización con vendaje adhesivo (Tenso-plast®) o de yeso con el pie en ángulo recto. Desde 15 días para el esguince de grado I hasta 45 para el Grado III.
- Medicación antiinflamatoria.
- Rehabilitación y fisioterapia propioceptiva en los grados avanzados.

24.5. TÉCNICA BÁSICA PARA LA PREPARACIÓN DE UN VENDAJE ENYESADO

En el tratamiento de lesiones osteomusculares, de todos es reconocido que la inmovilización es un elemento de la máxima importancia. La propia naturaleza indica con claridad a los animales superiores la necesidad de mantener la parte lesionada inmóvil, mediante el expeditivo mecanismo del dolor.

La inmovilización elimina el riesgo de producir ulteriores lesiones a los tejidos blandos y disminuye el dolor.

La inmovilización provisional se efectúa con férulas de las que existen diversos tipos: férulas improvisadas realizadas con cualquier material apropiado según las circunstancias, férulas de madera, de metal, férula de aluminio acolchada, etc.

La inmovilización definitiva con vendaje de yeso o de fibra de vidrio o mediante elementos férulas de tracción que combinan la tracción con la inmovilización.

Vendajes específicos

- Lesiones de la clavícula: Vendaje en "ocho de guarismo" o "anillas". Sin yeso.
- Lesiones del hombro: Posición antiálgica, cabestrillo y faja. Gill-Christ. Férula posterior de yeso.
- Lesiones del húmero: Férula de coaptación.
- Fractura del codo: Férula de yeso. Brazo a 90°
- Fractura de Colles: Férula inferior.
- Fractura metacarpiana: Vendaje de Zan-Colles.
- Fractura pulgar: Férula en espiga.
- Fractura de fémur: Férula + tracción (férula de Thomas).
- Fracturas de la pierna, tobillo y pie: Férulas posteriores.

En muchos centros bajo la supervisión

del traumatólogo, es enfermería quien prepara y coloca el yeso, en especial la férula que implica un compromiso menor.

Preparación de la férula de yeso:

Preparar las vendas. Existen diferentes medidas. Las de 7'5, 10 y 15 cm de ancho son las más utilizadas.

1. Valorar las dimensiones de la zona a cubrir con la propia venda de yeso en seco. Marcar doblando la venda.

2. Doblar tramos de las mismas dimensiones hasta un total de 8 a 10 veces.

3. Recortar sobre la férula seca aquellos rebordes que pudieran causar compresión sobre la piel.

4. Preparar la región a inmovilizar con vendaje de tela tubular para la cobertura de la piel y acolchado de las zonas de presión y aquellas en las que los nervios discurren próximos a la piel o acolchado de toda la zona.

5. Baño para el yeso con agua templada. El baño de agua debe estar a temperatura templada. Tomando la férula por sus extremos, sumergirla por completo en el baño de agua.

6. Una vez bien impregnada, retirarla.

7. Retirar el exceso de agua sosteniendo la férula verticalmente y deslizando los dedos índice y medio de una mano a lo largo de la férula, arrastrando el exceso de agua. A continuación, esa mano sujeta la férula y la otra repite el procedimiento en el otro lado.

8. Aplicar sobre la zona prevista.

9. Moldear las zonas de presión si es necesario. Moldear la férula según se requiera y moldear por último la superficie de la misma.

10. Vendaje del conjunto. Vendaje seco o interposición de una capa húmeda que se obtiene mediante una venda común mojada en el agua en la que se preparó la férula.

Preparación del vendaje de yeso:

1. Preparar la región a inmovilizar con vendaje de tela tubular para la cobertura de la piel y acolchado de las zonas de presión

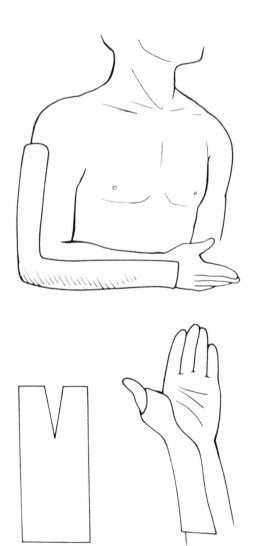

y aquellas en las que los nervios discurren próximos a la piel o acolchado ligero de toda la zona.

2. Baño para el yeso con agua templada. El baño de agua debe estar a temperatura templada. Sumergir la venda por completo en el baño de agua. Con suavidad, mantenerla en posición horizontal permitiendo que burbujee hasta eliminar el aire de su interior.

3. El agua debe estar tibia. El agua fría prolonga el periodo de fraguado. El agua caliente lo acelera por lo que apenas da tiempo a colocar el vendaje de yeso dado que fragua de inmediato y cuando se están aplicando vueltas forma ya grumos sólidos inaceptables.

4. Retirar sin ejercer presión intensa el exceso de agua.

5. Sujetar el vendaje por un extremo y desplegar unos 20 ó 30 cms.

6. Aplicar de inmediato.

Anexos
Tratamiento avanzado
y hospitalario

**Recomendaciones 2000 del European Resuscitation Council (ERC)
para el soporte vital básico en adultos**

INTRODUCCIÓN

Las últimas recomendaciones del European Resuscitation Council (ERC) para el soporte vital básico se publicaron en 1998. Desde entonces, estudios de la American Heart Association y del International Liasion Committee on Resuscitation (ILCOR) basados en evidencias científicas sobre reanimación, pusieron de manifiesto la necesidad de realizar ciertos ajustes en las recomendaciones anteriores. Tales ajustes se plasman en las Recomendaciones 2000 para la Resucitación Cardiopulmonar y Atención Cardiovascular de Emergencia de agosto de 2000.

CAMBIOS EN LAS RECOMENDACIONES

Comprobación del pulso carotídeo:

El reanimador no profesional (o formado en equipos profesionales) no palpará la carótida en busca de pulso. En su lugar, buscará "signos de circulación". Ello implica que el reanimador deberá insuflar dos respiraciones boca a boca iniciales efectivas; mirar, oír y sentir en busca de respiración normal, tos o algún movimiento empleando para ello no más de 10 segundos. Si el reanimador no está seguro de que estén presentes uno o más de estos signos de que hay circulación deberá comenzar inmediatamente las compresiones torácicas. La razón para este cambio en las recomendaciones estriba en el hecho de que se producen numerosos errores diagnósticos en la palpación durante los diez segundos que se recomendaban e incluso aún con mayor margen de tiempo. Para el personal sanitario se mantiene la comprobación del pulso carotídeo y otros signos de existencia de circulación. Para todo ello no debe emplear más de 10 s.

Volumen de ventilación

Las nuevas recomendaciones del ERC que cada respiración en la ventilación boca a boca debe aportar un promedio de 700 a 1.000 ml de aire para el adulto varón medio. Las anteriores recomendaban un volumen entre 400 y 600 ml. Las recomendaciones de la Asociación Americana del Corazón (AHA) recomiendan volúmenes entre 800 y 1.200 ml.

Un volumen inferior a esta última cifra reduce el riesgo de hinchazón gástrica pero produce una oxigenación insuficiente salvo que se cuente con aporte suplementario de oxígeno. Hay que exhalar el aire de manera lenta (en 2 segundos) y el reanimador debe realizar una inhalación profunda antes de cada ventilación para conseguir la máxima concentración de oxígeno en el aire exhalado.

El resto de recomendaciones para la insuflación permanece igual: "Soplar... para hacer que el pecho (de la víctima) se alce como en una respiración normal" seguirá igual. Se ha recomendado a los fabricantes de maniquíes de prácticas que modifiquen el volumen pulmonar.

Relación compresión-ventilación

Como consecuencia del mayor número de pausas para la ventilación durante la relación 5:1, el volumen circulatorio y la presión de perfusión coronaria se mantienen en niveles más altos cuando se realiza la relación 15:2. Con cada pausa para la ventilación, ambos descienden con rapidez. Hacen falta después varias compresiones antes de que se restablezca el nivel anterior de perfusión cerebral y coronaria. En cuanto a lo que se refiere a la circulación, una relación compresión: ventilación de 15:2 tiene, por tanto, más posibilidades de ser eficaz que una de 5:1. También hay evidencia de un mejor resultado para la víctima de parada cardíaca si se le proporciona un número más elevado de compresiones torácicas durante la RCP, incluso si es a expensas de un cifra inferior de ventilaciones.

Por estas razones, se recomienda ahora una proporción de 15 compresiones por 2 ventilaciones para una RCP de uno o 2 reanimadores.

Durante el soporte vital avanzado, una vez que la vía aérea se ha asegurado con un tubo endotraqueal, se puede utilizar una relación alternativa de compresión-ventilación.

Con el propósito de reducir la variedad de técnicas a aprender, los cursos de soporte vital básico para reanimadores no profesionales deben enseñar a partir de ahora la RCP para un único reanimador. Cuando estén presentes dos o más se relevarán para realizar la resucitación. La RCP para 2 reanimadores es adecuada para personal sanitario y aquellos reanimadores que sean miembros de grupos adiestrados, como las organizaciones de rescate y primeros auxilios. También para equipos bien entrenados y profesionales, la relación entre compresiones y ventilaciones será de 15:2.

Asfixia por obstrucción en la víctima inconsciente

En la línea de la simplificación de las técnicas y de la reducción de su número para facilitar la retención por parte de los profanos, el ERC modifica también las secuencias y técnicas recomendadas para la asfixia obstructiva, como se verá más adelante.

Se considera ahora que las compresiones torácicas pueden generar mayores presiones en la vía aérea que las compresiones abdominales y por ello ser más efectivas a la hora de eliminar la obstrucción de la vía aérea.

Secuencia de acciones para el soporte vital básico en adultos

Recomendaciones 2000 European Resuscitation Council

> **Garantizar la seguridad del accidentado y de la víctima**

> **Avisar**

> **Examinar y valorar respuesta.**
> **Sacudir con suavidad y preguntar: ¿Estás bien?**

Si responde contestando, o se mueve:
- Déjela como está si no hay riesgo.
- Pida ayuda (usted u otro)
- Valore con regularidad.

Si no responde:
- Grite: "ayuda".
- Gírela boca arriba y abra vías aéreas.
- Hiperextienda el cuello.
- Retire obstrucciones evidentes en la boca. Dentaduras descolocadas.
- Eleve la barbilla.
- Precaución traumatismo cuello.
- Mire, escuche y sienta.

Si respira normalmente:
- Posición lateral de Seguridad.
- Ayuda.
- Evaluación del mantenimiento de la respiración.

Si no respira, o sólo muy débilmente, o boquea:
- Ayuda (grite, vaya o envíe).
- Comience la respiración boca a boca:
  Respire hondo;
  Insufle.
  Haga hasta 5 intentos para conseguir 2 respiraciones efectivas.

- Conseguidas o no: Pase a comprobar la circulación:
  Mire, oiga, sienta respiración normal, tos o movimientos.
  Carótida, si está adiestrado.
  No emplee más de 10 s.

> **Si hay signos de circulación:**

> - Prosiga con la respiración boca a boca.
> - Compruebe signos de circulación cada 10 insuflaciones.
> - Si la víctima empieza a respirar espontáneamente pero sigue inconsciente, colóquela en PLS.
> - Permanezca atento del estado de la víctima hasta la llegada de asistencia.

Secuencia de acciones para el soporte vital básico en adultos

> **Si no hay signos de que hay circulación o no tiene seguridad de que los haya, comience con las compresiones torácicas:**

- Localice el punto de compresión.
- Coloque las manos sobre dicho punto.
- Colóquese verticalmente sobre el pecho de la víctima y comprima para hacer descender el esternón unos 4 o 5 cm.
- Mantenga un ritmo de 100 veces por minuto (dos compresiones por segundo).
- Cada 15 compresiones, insufle dos bocanadas de aire.
- Siga con la relación 15:2.
- Deténgase sólo para comprobar que hay signos de circulación: si la víctima hace algún movimiento o inhala espontáneamente. En caso contrario se debe proseguir la reanimación.

Posición lateral de seguridad

Recomendaciones 2000. El grupo de trabajo del ERC recomienda el uso de la siguiente posición lateral de seguridad:

Mecánica:

- Quítele las gafas a la víctima.
- Arrodíllese a su lado y asegúrese de que ambas piernas estén rectas.
- Coloque el brazo más cercano a usted haciendo ángulo recto con su cuerpo, con el codo doblado y la palma de la mano en el punto más alto.
- Cruce el otro brazo sobre su pecho y mantenga el revés de la mano contra la mejilla de la víctima más próxima a usted.
- Con la otra mano, sujete la pierna más alejada de usted justamente por encima de la rodilla y levántela manteniendo el pie el en suelo.
- Manteniendo la mano de la víctima presionada contra su mejilla, tire de la pierna más lejana para hacerla girar hacia usted, poniéndola de lado.
- Coloque la pierna de encima, de forma que tanto la cadera como la rodilla estén flexionadas en ángulo recto.
- Incline la cabeza hacia atrás para que la vía aérea permanezca abierta.
- Coloque la mano bajo la mejilla, si fuera necesario para mantener la cabeza extendida.
- Compruebe la respiración con regularidad.

Tratamiento básico

ARMANDO SERRADELL CABRA

PABLO CATEURA LÓPEZ

INDICACIONES GENERALES

Este libro va dirigido al personal de enfermería que se encuentra ante la urgencia sin más medios que sus conocimientos. En tales condiciones actuará como cualquier enfermero pero con un criterio muy superior en el manejo de la urgencia que redundará en beneficio añadido para el paciente.

Se añade, sin embargo, la descripción de un maletín básico para enfermería de emergencias que, cada profesional, según su criterio y posibilidades, puede incrementar según considere conveniente.

El libro se encuentra dividido en cinco partes:

1. Generalidades diversas: consideraciones de carácter general.

2. Conducta a seguir ante situaciones urgentes: se examinan los cuadros urgentes más comunes, la sintomatología más desta-cable y las medidas de auxilio a aplicar, así como las acciones que no deben llevarse a cabo, pues perjudicarían aún más al enfermo.

3. Técnicas y tratamientos: de modo práctico se estudian las técnicas a realizar, como aplicación de las medidas de auxilio tratadas en la parte II.

4. Cuadros sinópticos: esquemas de urgencias.

5. Anexos: se toman en consideración aspectos de interés complementario.

Nota:

(I) El término enfermero alude a cualquier profesional de la enfermería cualquiera que sea su género (enfermero / enfermera).

(II) En todos los casos en que se citan las palabras socorrista, auxiliador o similares se hace referencia al enfermero actuando como socorrista.

25

Generalidades

25.1. CONDICIONES BÁSICAS

Temperamento tranquilo

Las personas nerviosas no son eficientes en las emergencias. Ante un accidente son poco capaces de mantener el dominio de sus nervios y todo lo hacen o lo intentan hacer con excitación. Generalmente, una persona con poco control de sus nervios añade mayor perjuicio al ya creado por el accidente.

Se debe poseer el autodominio necesario para controlar el propio nerviosismo y hacerse cargo de la situación en las mejores condiciones físicas y mentales posibles.

Capacidad de liderazgo

En muchos accidentes, el enfermero puede verse obligado a discutir con voluntarios entusiastas o con curiosos de toda índole, y a serenar a familiares y amigos trastornados, además de ayudar, priorizar, atender y trasladar a las víctimas, todo ello en un ambiente de gran nerviosismo general. Debe poseer, por lo tanto, dotes organizadoras y capacidad de liderazgo; deberá

tomar las decisiones necesarias y llevarlas a cabo. Ello no es en absoluto fácil en el ambiente antes reseñado.

Claridad de juicio

Es también de la mayor importancia estar dotado de una buena capacidad de análisis para valorar, en los primeros momentos, la situación y clarificar los grados de urgencia tanto si es una sola víctima como si son varias.

Integridad emocional y física

Esta condición es necesaria para no abandonar, por comodidad o repugnancia, la prestación de auxilio. Esta gran tarea de socorrer al semejante, en ocasiones, nos enfrentará a escenas difícilmente soportables de dolor y sufrimiento, olores inaguantables, martilleo de lamentos y quejas estremecedoras. La idea de estar poniendo en práctica todos los conocimientos y la voluntad con el fin de ayudar es básica para mantener la calma. Sin embargo, no conviene olvidar que hasta el más templado puede desfallecer. El temple se manifiesta por la capacidad de superar ese desfallecimiento y seguir adelante.

Ingenio e iniciativa

Es fundamental. Quien acude al lugar del accidente nunca sabe con lo que se va a encontrar ni con qué posibilidades materiales contará. Generalmente, todo lo tendrá que improvisar.

Otras características

La voz del enfermero debe inspirar confianza, sea cual fuere su timbre. Inspirar confianza no se obtiene elevando la voz más que nadie, sino dirigiéndose de forma justa y correcta al accidentado y a su entorno. Aunque, en ocasiones, no quede más remedio que elevar el tono de voz, hay que evitar las situaciones de nerviosismo, en las cuáles cuando alguien grita pronto se ve acompañado por otra persona, hasta que todos acaban gritando.

La angustia de la escena no debe reflejarse en la voz. El enfermero se dirigirá al accidentado de forma apropiada, sin crear vanas esperanzas. La idea debe ser la de proporcionar la seguridad de que se hará todo lo posible para paliar las consecuencias del accidente. La voz del enfermero será afectuosa y profesional. La sensación de la víctima de que se encuentra en buenas manos supone el mejor bálsamo en los primeros momentos. Es adecuado y tranquiliza comentar al herido lo que vamos a hacer, o comentarlo a medida que se va haciendo. Esto mantiene una sensación de profesionalidad y dominio de la situación.

Preparación técnica

Sólo el ejercicio continuado de una técnica conduce a su dominio. La experiencia conduce a la maestría.

El enfermero deberá mejorar constantemente las diversas técnicas.

Importancia del enfermero

El enfermero que actúa como socorrista forma parte de una cadena solidaria: la cadena de salvamento.

La misión del enfermero en dicha cadena es tan importante como la del resto de eslabones y consiste en entregar al accidentado al siguiente eslabón. Hasta aquí se entiende que esto podría realizarlo cualquier persona capaz de ayudar a un semejante; sin embargo, existe una matización importante: el enfermero debe entregar al accidentado después de haber mantenido o mejorado sus condiciones, en lo posible.

Así pues, la misión del enfermero es básica para la integridad o la vida del accidentado. Hay que tener en cuenta que ni el equipo de reanimación mejor dotado podrá hacer nada por la víctima si la distancia imposibilita su llegada a tiempo. Será un socorrista quien, en muchas ocasiones, entregue el accidentado al eslabón sanitario superior donde se continuarán los esfuerzos por preservarle la vida o la integridad de su salud.

Actuación: Tres principios básicos

Los principios básicos de actuación que debe tener siempre presentes el enfermero ante cualquier situación urgente a la que se enfrenta, son aquellos a los que hacen referencia las siglas P.A.S., es decir: PROTEGER, AVISAR, SOCORRER.

Proteger

El primer principio de quién presta auxilio es proteger. Este concepto tiene dos vertientes:

1. Proteger al accidentado o accidentados.
2. Protegerse a sí mismo.

Ambas son de gran importancia. La segunda, sin embargo, es básica pues si quien auxilia se lesiona a su vez no podrá prestar la ayuda necesaria a la víctima que pretendía socorrer. Ello adquiere su máxima importancia cuando el accidente ha tenido lugar durante catástrofes tras las cuáles se mantiene un alto riesgo potencial. El accidente eléctrico representa un ejemplo clásico en el que el enfermero, ante todo, debe protegerse para liberar al electrocutado.

Avisar

El segundo principio es el de avisar. Después de obtener un entorno más seguro para actuar, se debe procurar ayuda. En ocasiones, la primera y segunda condición se desarrollan simultáneamente. Avisar implica obtener apoyo de otras personas, profesionales o no, que pueden colaborar, bajo la dirección del enfermero, en muchas de las maniobras a realizar. Ello incluye avisar al servicio de bomberos o policía, hospital, etc., colaborar en maniobras de manipulación de la posición de la víctima, traslado y demás maniobras.

Cómo Avisar

El informe del accidente se efectuará de la forma más clara y precisa posible:

Clara: se evitará en lo posible los tecnicismos innecesarios.

Precisa: se evitará, en la descripción, los datos irrelevantes.

Si es posible avisar e informar al hospital.

Al emitir el informe se deben tener presentes tres conceptos clave:
- Lugar.
- Situación.
- Particularidades.

Lugar

Indicar desde dónde se efectúa la llamada:
- Calle, número, piso, etc.
- Carretera, km, etc.
- Cruce carretera n.º, y carretera n.º
- Alguna referencia bien conocida.

Situación

Balance rápido de la situación:
- Número de heridos.
- Estado en que se encuentran.
- Heridos atrapados, incendio, etc.
- Vehículos implicados.

Particularidades

- Derrame de líquidos inflamables, venenos, gases, etc.
- Riesgo de nuevo accidente.
- Ayuda profesional en el lugar, etc.

Si el mensaje no se da correctamente, los servicios de auxilio llegarán tarde o no llegarán al lugar.

Socorrer

El principio definitivo del enfermero es, propiamente, socorrer a la víctima, tarea en la que utiliza todas sus características personales, sus conocimientos teóricos y prácticos, y su deseo de ayudar a otro ser humano. Con ello procura paliar del mejor modo posible los efectos que la agresión ha causado en la víctima. Comporta hacer todo aquello que es correcto y seguro y también no hacer nada de todo aquello que es improcedente. En ocasiones, la mejor actuación es el simple apoyo moral al accidentado y la puesta en marcha de las dos primeras condiciones de la actuación. Una de las normas de la medicina es no añadir mayor perjuicio al que ya sufre el paciente.

25.2. PREPARACIÓN DE UN MALETÍN DE URGENCIAS

La preparación de un maletín de urgencias debe someterse al criterio de cada enfermero/a quién debe valorar sus necesidades. A título orientativo, indicamos a continuación una lista de material básico para un maletín de tamaño y peso aceptable. Este maletín sería en principio destinado al uso exclusivo del enfermero. Si el maletín estuviera destinado al uso de un equipo médico, podría incrementarse considerablemente la lista, especialmente en lo que se refiere a material farmacológico.

Respecto a este último concepto, debe tenerse muy presente que, en la medida de lo posible, el enfermero deberá procurarse autorización o indicación médica-telefónicamente o por cualquier medio que considere idóneo. En el peor de los casos deberá emplear el material farmacológico sólo en las urgencias de carácter vital. Por ello, es de la mayor importancia que el enfermero se familiarice y conozca las características de los fármacos mencionados en la lista u otros que considere conveniente añadir: dosificación, administración, incompatibilidades, efectos indeseables, etc.

La norma a nuestro entender es la de utilizar fármacos sólo en urgencias de verdadero compromiso vital, cuando la gravedad del cuadro justifica la medida y con el máximo conocimiento de causa posible. (Por ejemplo, administración de adrenalina

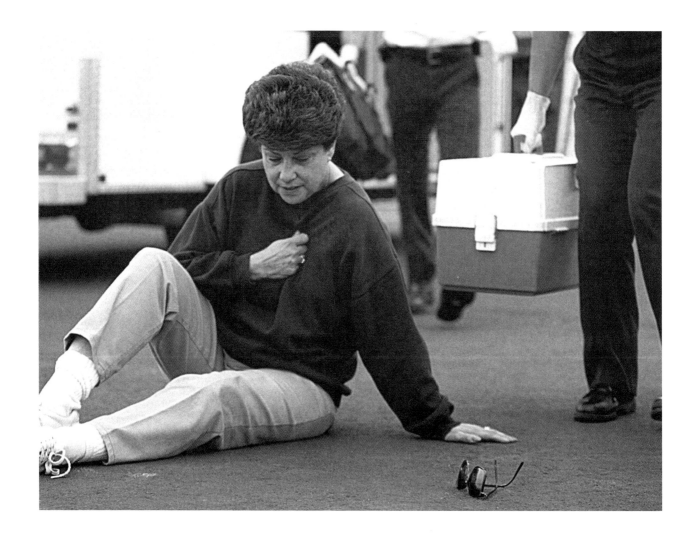

y o metilprednisolona en una reacción ana-filáctica severa). La instauración de vías endovenosas no debe retrasar sustancial-mente la actuación propia de los primeros auxilios ni hacer olvidar en ningún momen-to al propio paciente.

1. Compresas de gasa estéril

Las compresas de gasa o gasas son de gran utilidad; como apósito, como material con el que presionar sobre un foco hemorrágico, como acolchado en compresivos improvisa-dos, como elemento de limpieza de sangre y secreciones, como aislante de la boca de la víctima en la respiración artificial, etc.

2. Vendas de gasa

Las pequeñas son útiles para los dedos, extremos distales de los pies, palma de la mano. Las de mayor tamaño para vendajes en brazos, piernas, del tronco o de la cabe-za. Aunque existen tamaños mayores, los mencionados antes cubren las necesidades básicas de las urgencias. Puede incluirse una o dos vendas de 15 o 20 cm para gran-des vendajes de las piernas.

3. Férula digital de aluminio para pequeñas inmovilizaciones. 2 unidades

Suelen tener unas dimensiones de 1 cm de ancho por 50 cm de largo. Pueden lle-varse en el maletín dobladas por la mitad. Si se mantienen durante mucho tiempo sin uso se deteriora la espuma y deben cam-biarse. Se utilizarán en pequeñas inmovili-zaciones.

4. Caja de tiritas

Las pequeñas heridas pueden cubrirse en seguida sin elaborar un apósito mediante la aplicación de una tirita.

5. Rollo de esparadrapo de 2,5 x 5

2 rollos: Uno de tejido y uno de papel.
Útiles y versátiles en innumerables cir-cunstancias.

6. Un paquete pequeño de algodón hidrófilo o material similar (acolchados, vendaje compresivo)

Paquete de 1/4 o 1/2 kg.
El algodón se utilizará sólo como ele-mento de acolchado de vendajes y férulas. Salvo que sea inevitable no se aplicará nunca directamente sobre una herida.

7. Solución salina estéril (suero fisiológico)

Presentación comercial estéril de 1/2 litro.
Útil como elemento de limpieza por fro-tación o irrigación. Un lavado generoso de las heridas previene en gran manera la infección.

8. Antiséptico líquido no colorante

La limpieza correcta con agua y jabón es suficiente si la cura no es definitiva. Si la primera cura se diera por terminada, se aplicará, a criterio del enfermero, el anti-séptico que considere adecuado. No olvi-dar que la mayoría de curas requieren V.A.T.

9. Jabón antiséptico o jabón líquido

Un pequeño frasco.
Para suciedades más fuertes (grasa, tierra, etc.). En combinación con el cepillo si es necesario.

10. Un cepillo de uñas de cerdas suaves

11. Tijeras

Una para materiales y prendas.
No utilizar las tijeras sobre tejidos bioló-gicos. Servirán para recortar o abrirse acce-

so a través de las ropas o para cortar adecuadamente nuestros materiales.

12. Pinzas

Servirán para retirar pequeños cuerpos extraños sueltos.

13. Una linterna de bolsillo

Comprobar el estado de las pilas periódicamente.

14. Guantes estériles

15. Hoja de bisturí # 10

16. Portaagujas y sutura catgut 000

Puede servir para la ligadura de algún vaso sangrante que no hayamos detenido por otros medios. Cierre provisional de heridas grandes (casi nunca necesario de urgencia). Punto de sujeción de un vaso.

17. Kochër o mosquito

Clamping de vasos sangrantes. Sujeción de apósitos o torniquetes, etc.

18. Venda de Smarch

19. Tubos de mayo

20. Ambú o mascarillas para insuflación

21. Jeringas de 2,5, 5 y 10 cc

22. Agujas de insulina, 25/0 ó 25/9 y 40/822. Agujas de insulina, 25/0 ó 25/9 y 40/8

23. Equipo de perfusión

24. Avocaths o palometas

25. Esfignomanómetro

26. Fonendoscopio

27. Fármacos de urgencia

- Adrenalina
- Metilprednisolona
- Bicarbonato sódico
- Naloxona
- Nitroglicerina
- Glucosmón (y azúcar o dos caramelos)
- Salbutamol aerosol
- Oxígeno (solicitado a la ambulancia)

Síntomas y signos destacables

Dolor

El dolor, en cualquiera de sus manifestaciones, es el síntoma más frecuente de las enfermedades, aunque no todas cursan con dolor.

El dolor puede ser de diversos tipos, pero su clasificación y descripción no corresponde al texto de este manual. No se deberá despreciar nunca una manifestación moderada o intensa de dolor. Se recomendará al paciente la consulta al médico o, en su caso, lo trasladará a un centro médico, hospital o servicio de urgencias.

Fiebre

La fiebre es la elevación de la temperatura corporal. Se considera normal una temperatura de 37 ºC, aunque se admiten variaciones desde 37,2 ºC a primera hora de la mañana hasta 37,7 ºC a media tarde. La fiebre obedece a múltiples causas, entre ellas la infección, los procesos inflamatorios, las neoplasias, los trastornos vasculares, etc.

La mayoría de las veces la fiebre se acompaña de sensaciones de frío que producen escalofríos, piloerección (o piel de gallina), castañeteo de dientes y temblor. Puede provocar convulsiones y delirio, en especial en pacientes en ambos extremos de la vida o debilitados.

Ante una fiebre alta (> 41 ºC), y si se previera la demora en la asistencia médica, se debe intentar disminuir la fiebre mediante la aplicación de paños húmedos fríos o humedeciendo al enfermo con una esponja de baño con agua moderadamente fría.

Síncope

El síncope es la pérdida de la conciencia y del tono muscular. Suele producirse de forma brusca y súbita en mayor o menor grado, de corta duración y la recuperación acostumbra a ser espontánea y sin secuelas.

El síncope obedece a la disminución aguda del aporte sanguíneo al cerebro.

El paciente presenta pulso débil y el conocido aspecto ceniciento. El síncope puede evitarse si el paciente se acuesta de inmediato. Puede acompañarse o no de convulsiones (ver cap. 12, Epilepsia, y cap. 26, Shock).

Convulsiones

Las convulsiones son contracciones musculares desordenadas, involuntarias que se presentan de forma esporádica o regular. Pueden ser regionales o generalizadas. En la epilepsia se presentan sin que existan factores desencadenantes objetivos.

La recuperación del estado de alerta tras las crisis convulsivas es más lenta que en el síncope y el período de pérdida de conciencia suele ser de mayor duración.

Tras cualquier episodio convulsivo el afectado deberá ser reconocido por el médico.

Pérdida de la visión

Todas las manifestaciones de pérdida parcial o total, unilateral o bilateral de la visión deben ser puestas en conocimiento del médico con urgencia, incluyendo la visión borrosa temporal.

Deshidratación

Es la pérdida del volumen de líquido corporal y supone un riesgo vital que, si no es tratado adecuadamente, puede conducir a la muerte.

Existen múltiples causas de deshidratación. Acompaña siempre a los grandes quemados y a las hemorragias intensas. Se produce también como consecuencia del golpe de calor, diversas enfermedades metabólicas, y la pérdida de líquidos por diarrea o vómitos.

Entre los diversos signos de deshidratación están: la fiebre, el decaimiento y la postración, la sequedad de las mucosas y de los globos oculares y el signo del pliegue cutáneo (se conoce al tomar la piel entre los dedos, como un pellizco, y al soltarla no vuelve a su posición original de inmediato, sino que el pliegue se retrae lentamente). Esto es debido a la falta de elasticidad ocasionada por la deshidratación.

Se debe trasladar rápidamente al servicio de urgencias al deshidratado. En caso de necesidad y ante un paciente consciente se debe comenzar la rehidratación de forma inmediata. Se le dará a beber agua o, si es posible, suero que se preparará del siguiente modo:

2 litros de agua.
El zumo de 2 limones.
16 cucharaditas de azúcar.
2 cucharaditas de sal.

Parálisis o trastornos de los movimientos

La parálisis en sus diversos grados supone, en general, la pérdida de la fuerza o del control muscular. Las manifestaciones son ricas, pero difíciles de valorar excepto por el médico y, aun en este caso, casi siempre mediante estudios complejos efectuados por el neurólogo.

Ante cualquier persona afectada de debilidad muscular, pérdida de sensibilidad, pérdida de tono en el lado dominante del cuerpo (diestros o zurdos), tics inhabituales, temblores o cualquier incapacidad espectacular del movimiento. Se remitirá o acompañará al paciente al servicio de urgencias.

Alteraciones de la conciencia

La alteración de la conciencia puede manifestarse en dos vertientes. Una disminución del estado de conciencia (paciente somnoliento, estuporoso, comatoso) o en la limitación de la calidad de la conciencia (paciente confuso, perseverante, alucinado).

La confusión es aquel estado en el que no existe lucidez de pensamiento y se manifiesta una falta de atención.

El estupor o estado estuporoso supone un estado de vacío de conciencia, es decir, el paciente responde sólo a estímulos enérgicos.

Coma

Coma es aquel estado en el que no se obtiene, ni a través del dolor, ninguna o muy escasa respuesta.

Los pacientes que presentan estos cuadros deben ser considerados graves, y como tales deben ser tratados urgentemente por el médico para su valoración y tratamiento (ver cap. 6, Coma, y cap. 27, Traumatismo craneoencefálico).

Disnea

Es la percepción desagradable de la respiración. El paciente nota que le cuesta respirar. Se trata de una sensación subjetiva que, en ocasiones, no está relacionada con una auténtica dificultad respiratoria. No obstante, en la mayoría de los casos existe algún trastorno causante, por lo que la disnea debe ser evaluada por el médico.

Existen diversas causas de disnea: algunas son de origen pulmonar, otras debidas a obstrucciones del árbol respiratorio, enfermedades cardíacas, etc. Puede ser completa, intermitente, creciente o estar relacionada con el ejercicio físico. Si no se puede valorar objetivamente considerar siempre de importancia las palabras del enfermo o accidentado: no respira bien o le duele al respirar.

Cianosis

La cianosis (de *ky'anos* = azul) se manifiesta como una tonalidad azulada-amoratada de la piel de las mucosas (se observa bien en los labios) y de las regiones distales del cuerpo, como en el extremo de los dedos.

Obedece a diversas causas pero, en síntesis, se trata de un signo de la disminución de oxígeno que transporta la sangre (cianosis central) o cuando el valor de oxígeno es normal, pero no alcanza debidamente los tejidos periféricos.

La cianosis es uno de los signos que acompañarán al paro cardiocirculatorio, pero no suele manifestarse hasta pasados varios minutos (vitales), por lo que nunca se esperará la aparición de cianosis a expensas de la comprobación directa de la respiración y del pulso carotídeo (ver cap. 25, Reanimación cardiopulmonar básica).

Si la cianosis aparece únicamente en una extremidad puede obedecer a algún proceso de obstrucción local del flujo arterial.

26 *Conducta a seguir ante situaciones urgentes*

NORMAS GENERALES

1. No mover, no tocar, no arrastrar, no desplazar a un accidentado sin haber valorado previamente la necesidad de dichos movimientos. Valore de forma rápida los riesgos frente a las ventajas de tales acciones. Considerar el movimiento del accidentado como una necesidad absoluta frente a un peligro mayor al propio movimiento. No girar al accidentado, no voltearlo. No pedirle que se siente o que se levante. Salvo que lo contrario sea imprescindible, auxiliar al accidentado en la posición en que se encuentra.

2. Valorar la situación. No pretender *diagnosticar*. Actuar sólo sobre los síntomas. Por otra parte, es preferible emplear unos segundos en evaluar al accidentado que actuar con excitación sin un mínimo plan establecido mentalmente. Se trata de saber qué se pretende hacer antes de empezar a actuar.

3. Actuar con rapidez ante las hemorragias intensas y ante el accidentado que **ha dejado de respirar**, o que sufre un súbito **atragantamiento**.

4. La mayor parte de los accidentes no suponen riesgo inmediato y absoluto para la vida, por lo que dejar al paciente acostado es la mejor medida inicial. Tranquilizarlo, confortarlo. El accidentado es un ser humano que sufre. La ayuda anímica supera, en ocasiones, a todas las técnicas que se puedan aplicar. Examinarlo con delicadeza, explicando lo que se hace. Si es necesario para evitar movimientos inútiles cortar la ropa. Proporcionar abrigo.

5. No perder la serenidad. La propia tranquilidad calma en parte la inquietud del accidentado. No olvidar que el nerviosismo de uno mismo incrementa el riesgo de shock del accidentado.

6. Tener siempre presente el riesgo de **aspiración del propio vómito** en el accidentado. Colocar en **posición lateral estable** cuando haya seguridad de que no existen lesiones vertebrales. Ante la duda, **mantener la vigilancia.** Si va a producirse el vómito, procurar lateralizar la cabeza, manteniendo el eje de la cabeza, el cuello y el tronco.

7. No dar nunca de **beber** a un accidentado inconsciente o semi-inconsciente. No dar nunca alcohol a un accidentado.

26.1

Abdomen agudo

Concepto que incluye todas las enfermedades y traumatismos abdominales que dan lugar a síntomas de sufrimiento abdominal grave.

Siempre supone una urgencia hospitalaria.

Producido por múltiples causas abdominales graves: apendicitis, oclusión intestinal, pancreatitis aguda, hernia estrangulada, traumatismos, etc.

Síntomas

Se manifiesta por:
- Dolor abdominal violento.
- Contractura abdominal (vientre en tabla).
- Vómitos.
- Afectación del estado general.
- Shock.
- Coma.
- Síntomas acompañantes:
  Fiebre.
  Diarrea.
  Estreñimiento.

Medidas de auxilio

- Traslado a un centro hospitalario en posición de decúbito supino con las piernas encogidas.

- Confortar al paciente. Proporcionarle sensación de seguridad.
- Facilitar el vómito si se presenta (recipiente bolsa). Si es posible, conservarlo.
- Posición lateral de seguridad (si existe riesgo de vómito).

- No administrar calmantes.
- No purgar.
- No provocar el vómito.
- No tratar. No calmar.

En todo cuadro abdominal agudo es imprescindible que el paciente sea explorado por el médico en condiciones reales para que pueda valorar el cuadro de forma correcta. Si se enmascara el dolor con calmantes, la valoración médico-quirúrgica pudiera verse falseada y ser incorrecta.

Maletín de urgencias:
- Ningún fármaco antiálgico o sedante hasta la exploración médica.
- Vía intravenosa.

APARATO DIGESTIVO

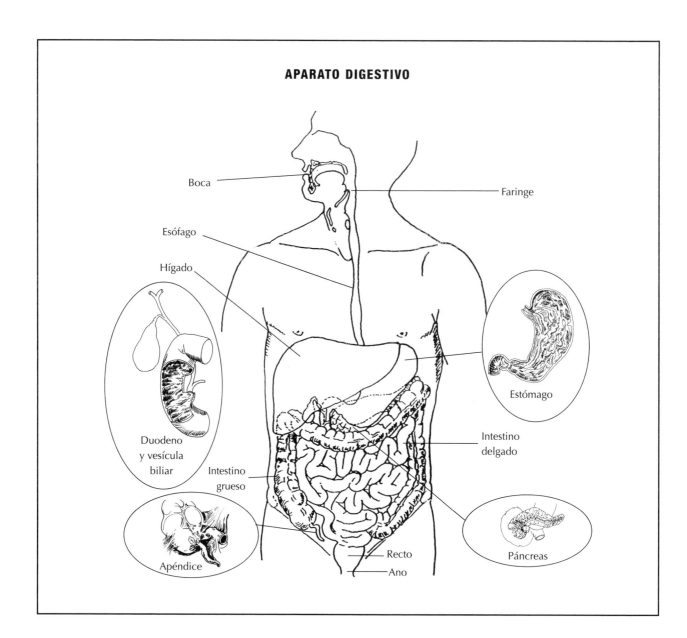

CAPÍTULO 26.2 *Accidentes por inmersión*

En los accidentes por inmersión por lo general se produce un primer proceso de invasión del estómago por el agua. Inmediatamente, en un espasmo defensivo, se detiene la respiración. Al ceder el espasmo, se inundan finalmente los pulmones (ahogamiento húmedo). La ineficacia pulmonar conduce rápidamente a la pérdida de conciencia. La anoxia cerebral es la causa de la muerte. En algunos casos, especialmente en niños, el espasmo laríngeo se prolonga, de manera que es escasa la cantidad de agua que alcanza los pulmones. Es el llamado ahogamiento seco.

Causas

Existen múltiples causas de ahogamiento, muchas de ellas en relación directa con acciones imprudentes y de falta de respeto a las grandes masas de agua como el mar, los lagos o los ríos. Las tres causas más importantes de ahogamiento son las siguientes:

1. Epilepsia

Puede producir pérdida súbita del conocimiento y convulsiones. Ciertos factores pueden actuar como desencadenantes (reverberación solar sobre el agua, cansancio, ingesta previa de bebidas alcohólicas). Las personas epilépticas deben extremar las precauciones, mantener su medicación bien controlada y entrar en el agua acompañados de otra persona.

2. Corte de digestión

Se corresponde popularmente con el término médico hidrocución, pero no siempre está relacionado con la digestión. Tiene lugar cuando el cambio súbito de temperatura (del sol al agua fría) ocasiona la falta de riego sanguíneo del cerebro con la consiguiente pérdida de conocimiento. Por norma general no suele haber ningún trastorno previo. Cuando la persona está en pleno proceso digestivo y entra súbitamente en el agua fría, la piel sufre una disminución considerable de temperatura. Para compensarla, la sangre acude a la superficie del cuerpo. Entonces disminuye el volumen de la sangre circulante (la digestión también requiere más volumen de sangre para sus procesos) y puede llegar a situar el riego cerebral en situación precaria, lo que también puede conducir a la pérdida de conocimiento. Siempre es aconsejable mojarse paulatinamente antes de sumergirse por completo.

3. Agotamiento físico

El calor que se pretende aliviar mediante el baño abandona el cuerpo para pasar al agua. Si se nada en exceso, mar adentro, la pérdida de calor puede ser importante, produciendo hipotemia que, unida al cansancio, favorece el ahogamiento. Para nadar o bucear mucho rato es conveniente vestir trajes especiales que eviten la pérdida de calor corporal (trajes de goma o de neopreno).

Medidas de auxilio

Sacar al accidentado del agua

- Limpiar inmediatamente los cuerpos extraños y secreciones que pudieran encontrarse en boca y faringe.
- Colocar al accidentado boca abajo para vaciar tanta agua como sea posible. Esto evitará que el agua procedente del estómago inunde todavía más los pulmones.
- Iniciar la respiración artificial boca a boca con dos o tres insuflaciones potentes. Observar si existen indicios de recuperación de la respiración espontánea por parte del accidentado.

Si hay recuperación:

Colocar al accidentado en posición lateral de seguridad estimular la recuperación de la conciencia. Hablarle, aplicarle palmadas suaves sobre las mejillas o los hombros, ligeros tirones de orejas, etc. Proporcionarle calor.

Si no existe recuperación:

Proseguir con la respiración artificial o reanimación cardiopulmonar si se ha producido también paro cardíaco.

- Mantener la cabeza lateralizada para evitar un mayor paso de agua y contenido gástrico a los pulmones.
- Se procurará calentar y abrigar si se ha producido enfriamiento. En caso de congelación el calentamiento será gradual (ver cap. 7 Congelación).

Siempre se remitirá al paciente a urgencias, aunque se haya conseguido la reanimación en el lugar del accidente.

En los tejidos, los efectos de la inhalación de agua son diferentes si el ahogamiento se produce en agua dulce o en agua salada. (Fig. 43)

Accidentes por buceo

Los accidentes propios de la actividad subacuática o buceo merecen un tratamiento aparte.

La mala adaptación del ser humano al medio acuático (alteración de los colores, de las dimensiones de las cosas, la disminución de la capacidad visual y la pérdida de calor, entre otros) propicia que con relativa facilidad se produzcan accidentes relacionados con la actividad bajo el agua.

Los accidentes del buceo pueden ser de dos tipos, atendiendo a sus causas:

- **Accidentes disbáricos** o producidos como consecuencia de los cambios de presión.

- **Accidentes no disbáricos** o no relacionados con los cambios de presión, entre los que cabe destacar:

1. Accidentes de la zambullida: traumatismos mecánicos (choques contra rocas, contra el agua, contra otros elementos), traumatismos térmicos y traumatismos psíquicos.

2. Accidentes durante la permanencia en el agua, como hipotermia, efectos derivados de la mala adaptación al medio, agresiones producidas por seres vivos y lesiones provocadas por elementos secundarios (embarcaciones, arpones, cuerdas, etc.).

Los accidentes disbáricos obedecen a varias causas en relación a los efectos de la presión sobre el organismo y producen diferentes consecuencias: sobrepresión pulmonar, desaturación del N2, barotraumatismo del oído, efectos tóxicos, etc.

Todos los accidentes disbáricos pueden requerir tratamiento urgente en una cámara de descompresión, por lo que la actuación de primeros auxilios queda limitada al traslado urgente del accidentado a cualquier centro que disponga de dicho servicio, si es posible, o al centro hospitalario más cercano.

- Se mantendrá la viabilidad ventilatoria y se aplicará reanimación cardiopulmonar si es necesario.

- Nunca se intentará recomprimir al accidentado mediante una nueva inmersión.

- Trasladar al accidentado en posición de Trendelenburg (anti-shock), si es posible (Técnicas y procedimientos: posiciones de urgencia).

- Secar, abrigar y mantener la temperatu-

FIGURA 43

Ahogamiento en agua dulce

El agua dulce (solución hipotónica) es absorbida rápidamente por la circulación y provoca gran dilución de la sangre, destrucción de glóbulos rojos y liberación de potasio. Ello conduce como resultado a la fibrilación ventricular y al paro cardiorrespiratorio en pocos minutos.

Ahogamiento en agua salada

El agua salada (solución hipertónica) no pasa al torrente circulatorio, sino que atrae mayor cantidad de líquido circulante hacia los pulmones, lo que conduce a la descompensación por falta de O2.

No obstante, estas diferencias no tienen importancia alguna para la actuación de emergencia. En ambos casos, se seguirán las medidas de auxilio propias de la reanimación cardiopulmonar.

26.3 *Alcohol, intoxicación*

Intoxicación etílica aguda, etilismo agudo, enolismo, embriaguez o borrachera.

Síntomas

Según la cantidad y la graduación alcohólica, se inicia una escala creciente de síntomas:

- Euforia. Disminuye la atención, se cometen errores.
- Descoordinación, marcha insegura, verborrea chistosa.
- Embriaguez, obnubilación, ¡vómitos!
- Pérdida de conciencia con grave riesgo vital.

Signos

- Sensación general de calor.
- Pérdida de la autocrítica.
- Arrogancia temeraria.
- Enrojecimiento conjuntival (ojos rojos).
- Olor típico del aliento.

Al aumentar la intensidad aparecen:
- Excitación.
- Convulsiones.
- Hipotermia.
- Coma.
- Shock.
- Parálisis respiratoria.

Patología a menudo asociada:
- Traumatismos.
- Agresiones.
- Trastornos psiquiátricos.
- Consumo simultáneo de drogas, fármacos, etc.

Medidas de auxilio

- Acostar al paciente en decúbito lateral (posición de seguridad).
- Abrigar y tranquilizar.
- Facilitar el vómito si éste se presenta (sólo en sujetos plenamente conscientes).
- Reanimación cardiopulmonar si es necesario, y traslado al hospital.

El cuadro de hipoglucemia (bajo valor de azúcar en sangre) puede simular una intoxicación alcohólica. Si es posible, investigar la posibilidad de que se trate de un diabético.

Síndrome producido por abstinencia alcohólica

El síndrome producido por la abstinencia alcohólica en etílicos crónicos graves presenta diversos grados de alteración que van desde temblores leves y ligera desorientación hasta convulsiones y cuadro conocido como *delirium tremens* que cursa con hiperagitación, taquicardia, alucinaciones intensas y puede conducir a la muerte. Esta situación requiere asistencia médica y hospitalización.

Maletín de urgencias:

- BM test.
- Diferencial con cuadro glucémico o hipoglucemia coexistente.
- Vía endovenosa.

Asfixia

Muerte por carencia de oxígeno.

Causas

Obstáculo respiratorio externo:

- Constricción del cuello (estrangulamiento).
- Oclusión de los orificios respiratorios (atragantamiento).
- Compresión del tórax por sofocación (sepultamiento).
- Endoaspiración (de vómito, sangre, líquidos, etc.).

Obstáculo respiratorio interno:
- Enfermedades sistémicas.
- Intoxicaciones.
- Paro cardíaco.
- Ausencia de oxígeno.
- Otras.

Síntomas

- De 1 a 1,5 minutos: Excitabilidad respiratoria (por incremento de CO_2).
- De 1,5 a 2 minutos: Hipersecreción glandular, dilatación pupilar, bradicardia (pulso lento), convulsiones.
- 2 minutos o más: Paro respiratorio, cianosis.

Medidas de auxilio

- Suprimir obstáculos externos. Liberar las vías respiratorias. (ver Técnicas y procedimientos: liberación de las vías aéreas).
- Mantener las vías aéreas permeables (ver Técnicas y procedimientos: posiciones de urgencia).
- Colocar en ambiente puro.
- Respiración artificial o reanimación cardiopulmonar.

Si existe ambiente tóxico... ¡Protección!

- Proteger las vías aéreas antes de evacuar al accidentado: usar mascarilla o un pañuelo húmedo sobre la boca y la nariz.
- No encender cerillas ni manipular interruptores.
- Emplear una cuerda guía para mantener el contacto con el exterior.

Ahorcamiento

El ahorcamiento es un acto gravísimo de autoagresión que termina frecuentemente con la muerte del autor.

Es posible, no obstante, conseguir la reanimación de un ahorcado si éste permanece aún con vida a la llegada de los servicios de asistencia.

El ahorcamiento provoca diversos tipos de lesiones que pueden ser, asociadas o aisladas, la causa de la muerte.

- Disminución o bloqueo del retorno venoso por compresión de la yugular.
- Compresión de las vías aéreas.
- Bloqueo de la circulación arterial por compresión de las carótidas.
- Lesiones óseas de la columna cervical y del cartílago hioides.

La determinación de ahorcamiento es fácil: el entorno lo indica. Si el ahorcado, por cualquier razón, aparece alejado del lugar del intento mostrará las señales causadas por la cuerda en el cuello, en forma de surco casi siempre incompleto.

Medidas de auxilio

- Si la víctima permanece todavía colga-da, hay que descolgarla sin provocar nuevas agresiones traumáticas.
- Reanimación cardiopulmonar.
- Posición lateral de seguridad.
- Control médico inmediato o traslado urgente al hospital.
- Trasladar en posición semisentada para evitar la tensión intracraneal y el edema cerebral.

El intento de ahorcamiento presupone un trastorno psiquiátrico.

Maletín de urgencias:
Si se sospecha edema de glotis o irritación mecánica de la zona glótica, preparar:
- *Adrenalina.*
- *Metilprednisolona.*
- *Vía endovenosa.*
- *O2 (en la ambulancia).*

Hemorragia cerebral, ictus, ataque apoplético, apoplejía.

Causas

En síntesis, la apoplejía cerebral o AVC es un episodio agudo de carácter vascular que deja sin irrigación sanguínea una porción del cerebro. Las causas pueden ser:

a) Por aporte sanguíneo reducido (generalmente por esclerosis cerebral).

b) Por hemorragia producida por la rotura de un vaso sanguíneo (generalmente por HTA).

c) Por oclusión de una arteria cerebral (embolia).

d) Otras causas, como tumores, metástasis, hipoxia, etcétera.

Síntomas

- Deterioro de la conciencia. Puede conservarse la lucidez, pero por lo general en los casos importantes sobreviene el coma.

- Puede existir rubicundez de la piel (cara enrojecida) o cianosis.

- Puede aparecer parálisis, por lo general de una extremidad.

- Descenso de la comisura bucal de un lado (se manifiesta al solicitar al enfermo que sople).

- Incontinencia urinaria.

- Existe falta de reacción pupilar a la luz o pupilas perezosas. La dirección de la mirada es desigual.

La forma más corriente de apoplejía en las personas de edad suele ser motivada por la causa a). Presenta, además de los citados, los siguientes síntomas:

- Episodios breves y leves, premonitorios.
- Instauración lenta o gradual.
- Temperatura corporal normal.
- Tensión arterial normal o disminuida.

Medidas de auxilio

- PRIMERA y ÚNICA: Ingreso muy urgente en hospital.

- Transporte en posición horizontal con elevación ligera de la cabeza. (Evitar tensión intracraneal.)

- Control de las vías aéreas. Posición lateral de seguridad.

- Ventilar, proporcionar aire (solicitar O2 en la ambulancia).

Maletín de urgencias:
- *Vía endovenosa.*

26.6

Coma

Situación de deterioro profundo de la conciencia. Estado parecido al sueño en el que el paciente no responde a los estímulos.

Causas

- Lesión cerebral:
 Traumática.
 Vascular.
 Inflamatoria.
 Infecciosa.
 Tumoral.

- Trastorno metabólico:
 Diabetes y otras.

- Intoxicaciones:
 Fármacos, alcohol, drogas, gases.

- Otras enfermedades o accidentes graves.

Síntomas

- Pérdida de conciencia.
- Pérdida de movimientos voluntarios.
- Pérdida de sensibilidad.
- Persisten respiración y circulación.

Medidas de auxilio

- Acostar al paciente (decúbito supino o posición lateral de seguridad).
- Aflojar la ropa.
- Abrigar al paciente en ambiente limpio.
- No dar comida ni bebida.
- Evacuar con rapidez, pero de forma correcta.
- Evitar los movimientos de la columna si existe traumatismo craneal.
- Reanimación cardiopulmonar, si es necesaria.

Escala de Glasgow

La escala de Glasgow es un indicador útil para valorar el estado de conciencia del paciente.

Se trata de una escala de valoración subjetiva con valores entre 3 (peor) y 15 (mejor). (Fig 44)

Maletín de urgencias:
- *Vía endovenosa.*

FIGURA 44		
Escala para adultos		**Modificada para niños**
Evaluación	Puntos	Evaluación
Apertura de ojos		**Apertura de ojos**
Espontánea	**4**	Espontánea
Ante la voz	**3**	Ante la voz
Ante el dolor	**2**	Ante el dolor
Ninguna	**1**	Ninguna
Respuesta verbal		**Respuesta verbal**
Orientada	**5**	Balbuceo
Confusa	**4**	Gritos
Palabras inadecuadas	**3**	Grito al dolor
Sonidos incomprensibles	**2**	Gemido al dolor
Ninguna	**1**	Ninguna
Respuesta motora		**Respuesta motora**
Obedece órdenes	**6**	Movimientos espontáneos normales
Localiza el dolor	**5**	Retirada de contacto
Retirada por el dolor	**4**	Retirada al dolor
Flexión ante el dolor	**3**	Respuesta en flexión
Extensión ante el dolor	**2**	Respuesta en extensión
Ninguna	**1**	Ninguna

SISTEMA NERVIOSO

ENCÉFALO

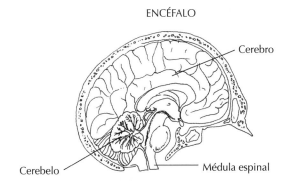

Cerebro

Cerebelo

Médula espinal

MÉDULA ESPINAL

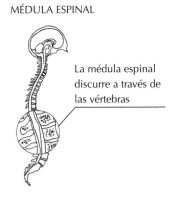

La médula espinal
discurre a través de
las vértebras

26.7 *Congelación e hipotermia*

Lesiones y alteraciones generales producidas por el frío.

Hipotermia

Descenso de la temperatura corporal rectal inferior a 35°

Grados

- Hipotermia leve: Temperatura rectal entre 35 y 32°.
- Hipotermia moderada: Temperatura rectal entre 32 y 28°.
- Hipotermia severa: Temperatura rectal inferior a 28°. Requiere tratamiento hospitalario.

Factores predisponentes

- Frío (+ viento) (+ humedad).
- Agotamiento físico.
- Edad avanzada.
- Desnutrición.
- Consumo de tabaco.
- Falta de oxígeno (gran altura).
- Alcohol (exposición continuada al frío del alcohólico ambulante).
- Vestimenta inadecuada.

Síntomas

- Enfriamiento progresivo de la piel, escalofríos. En esta primera fase se eleva la frecuencia cardíaca, respiratoria y de la tensión arterial. Se trata del mecanismo de defensa del organismo.
- Paso vacilante y fatiga.
- Conforme disminuye la temperatura se deteriora el nivel de conciencia, pueden producirse cambios de conducta y alucinaciones.
- El habla se torna temblorosa. Escasa sensibilidad al dolor.
- Por debajo de 30° el pulso y la respiración disminuyen hasta tornarse casi inapreciables. Desaparecen los mecanismos de producción de calor del organismo y existe riesgo cierto de muerte. RCP, si es necesario.

Medidas de auxilio

- Reposo absoluto. La movilización intempestiva puede desencadenar una arritmia mortal. Debe evitarse que el afectado realice cualquier actividad física por sí mismo.
- Mantener al paciente en posición horizontal.
- Retirar las prendas mojadas o heladas y

cubrir con manta térmica (si se dispone de ella) o mantas comunes. La acción clave es la de procurar el máximo aislamiento térmico posible. Aislar del suelo.

- No duchar ni bañar con agua caliente en la hipotermia moderada o severa.

- No recalentar mediante contacto corporal.

- No evitar la tiritona.

- Hidratar al paciente: bebidas calientes no alcohólicas, azúcar.

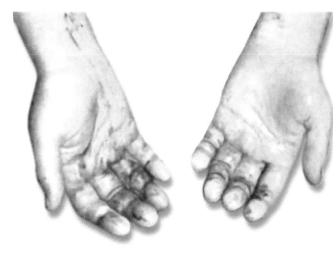

Congelación local.

Congelación local

La gravedad depende de la intensidad del frío y del tiempo de exposición.

Síntomas de la lesión local

- Primer grado: Cambios de color en la piel: de pálida a azul moteada. Piel muy sensible al frío.

- Segundo grado: Flictenas (formación de vesículas). Dolorosas.

- Tercer grado: Piel de color azul intenso. Puede producirse necrosis y gangrena de la región afectada.

Medidas de auxilio

- Calentamiento progresivo de la zona afectada: inmersión en agua a 40° o aplicación de toallas mojadas con agua caliente. La piel adquirirá un color rojo. Se produce dolor intenso.

- Secado de la zona y tratamiento con vendaje acolchado sin comprimir (semicompresivo).

- No frotar.

- No reventar ampollas.

Otras consideraciones

- Durante el calentamiento del hipotérmico, puede producirse el fenómeno paradójico de la caída de la temperatura central. Se debe a la pérdida de calor que se produce cuando la sangre periférica, fría, retorna a consecuencia del calentamiento general a la circulación central.

- El hipotérmico sufre una intensa deshidratación que se deberá compensar mediante aporte de líquidos por vía oral si mantiene o recupera la conciencia.

- Mediante la aplicación de las medidas oportunas, los hipotérmicos pueden recuperarse de forma espectacular. Cabe tener presente que no debe considerarse muerto a un hipotérmico hasta que no se den tales condiciones cuando el cuerpo se encuentra caliente.

Prevención de las congelaciones

Los alpinistas experimentados sufren congelaciones de forma excepcional. Ello se debe a que la experiencia les ha enseñado a adoptar las adecuadas medidas preventivas. Entre ellas se pueden citar las siguientes:

- Mantener los pies secos y llevar varios pares de calcetines secos de repuesto. Los calcetines no deben tener cosidos, zurcidos o arrugas para que, en ningún punto, constituyan zonas de presión (decúbitos); es preciso quitarse inmediatamente los calcetines húmedos y sustituirlos por otros secos. Los pies se deben lavar cada día y frotarlos con cremas hidratantes, a ser posibles grasas.

- Emplear buenas botas con suela gruesa. La parte superior debe ser porosa para que pueda circular el aire húmedo.

- Los guantes han de ser de lana, sin separaciones para los dedos, a excepción del pulgar (manoplas) y sobre éstos se aplicarán guantes impermeables al agua y al viento; deben tener espacio suficiente para permitir que las manos puedan moverse con libertad.

- La barba favorece considerablemente la congelación de la cara.

- No se debe permanecer en pie mucho tiempo; cada hora se pondrán las piernas en posición horizontal durante 10 o 15 minutos para evitar el estancamiento. No permanecer largo tiempo en cuclillas ni llevar ligas u otros elementos constrictores.

Crisis asmática

- Crisis asmática o estado asmático.
- Crisis de agudización en pacientes asmáticos.

Factores desencadenantes

- Infecciones víricas, virus de la gripe, etc.
- Ejercicio físico.
- Alérgenos: plumas, polvo, ácaros, etc.
- Fármacos: ácido acetilsalicílico, antiinflamatorios.
- Colorantes y conservantes alimentarios.
- Factores ambientales: zonas industriales.

- Factores laborales:
  Sales metálicas (plata, cromo, níquel, etc.).
  Polvo de madera, vegetal.
  Elaboración de fármacos.
  Productos industriales y plásticos.
  Detergentes.

- Tensión emocional.

Síntomas

- Disnea, hiperventilación.
- Tos.
- Sibilancias (ausentes en situaciones extremas).
- Taquicardia, taquipnea (aumento de la frecuencia respiratoria).

Medidas de auxilio

- Avisar al médico.
- Retirar del ambiente desencadenante (si existiera).
- Aflojar vestidos apretados.
- Oxígeno, si es posible (aire limpio).
- Reanimación cardiopulmonar, si es necesaria.
- Evacuación rápida al hospital.

Maletín de urgencias:
Si la crisis es muy intensa: Metilprednisolona.

Cuerpos extraños

El intento de extracción inadecuado complica el problema.

Medidas de auxilio

Si no se dispone de material adecuado es preferible acompañar al accidentado a un centro asistencial donde se procederá a la extracción del cuerpo extraño en condiciones. (ver Técnicas y procedimientos: extraer un cuerpo extraño bajo la uña).

Cuerpos extraños en los ojos

Los cuerpos extraños en los ojos, no enclavados y situados sobre los párpados con fácil acceso, se pueden intentar extraer con la punta de un pañuelo de papel limpio. Si no se consigue con facilidad se cubrirán ambos ojos para inmovilizar los movimientos oculares y se trasladará al afectado al oftalmólogo. No instilar gotas. (ver Técnicas y procedimientos: evertir el párpado superior).

Cuerpos extraños en la nariz

La introducción de cuerpos extraños en las fosas nasales es común en los niños pequeños. Suelen dar lugar a una secreción maloliente, a veces sanguinolenta y unilateral (por una de las fosas). La extracción requiere, generalmente, anestesia general. En ocasiones, la aplicación local de un vasoconstrictor facilita la extracción. Ésta se realiza colocando un gancho romo por detrás del cuerpo extraño y empujando con suavidad hacia el exterior. Los intentos de atrapar los cuerpos extraños nasales con pinzas suelen dar como resultado la profundización del objeto.

Traslado a un centro hospitalario, dispensario o especialista.

Cuerpos extraños en el conducto auditivo externo (CAE)

Los niños insertan en su conducto auditivo toda clase de objetos, como fragmentos de goma de borrar, pequeños componentes de juguetes, frutos secos, etc. La extracción se realiza mediante un gancho romo de forma similar a la extracción de los cuerpos extraños en la nariz. En ocasiones, es necesaria la anestesia general. Las pinzas tienden a introducir más a fondo en el CAE el objeto que se pretende extraer. Los objetos de metal o de cristal pueden ser extraídos mediante irrigación, pero los cuerpos extraños orgánicos como, por ejemplo, una habichuela, se hincharán con la adición de agua y ello dificultará aún más su extracción. Los insectos vivos causan gran molestia en el CAE. La instilación de aceite en el CAE produce la muerte del insecto, proporciona alivio inmediato y facilita su extracción.

Traslado a un centro hospitalario, dispensario o especialista.

Cuerpos extraños en la uretra

Los cuerpos extraños endouretrales pueden ser de origen interno (como las válvulas uretrales, cálculos, restos de material exploratorio: sondajes, cateterismo, etc.) y externo (ampollas de cristal u objetos metálicos). Son frecuentes como consecuencia de prácticas sexuales sadomasoquistas. La clínica más común es una corriente urinaria débil con goteo, incontinencia e infección. El diagnóstico y el tratamiento es siempre profesional (mediante cistoscopia).

Traslado a un centro hospitalario.

Cuerpos extraños intravaginales

La mayoría son medios anticonceptivos como DIU, diafragmas, preservativos. Los tampones higiénicos pueden igualmente incrustarse. Otros cuerpos extraños son resultado de ciertas prácticas sexuales (botellas, vibradores, objetos metálicos, etc.). Las complicaciones más frecuentes son las perforaciones, el dolor, la hemorragia y las infecciones. El diagnóstico y tratamiento se efectúan mediante la endoscopia vaginal y, en ocasiones, laparoscopia.

Traslado a un centro hospitalario.

Cuerpos extraños en el recto

Los cuerpos extraños en el recto se insertan, generalmente, desde abajo. No siempre son autoinsertados. Se encuentran todo tipo de objetos, algunos verdaderamente raros. Los síntomas son el dolor rectal y la hemorragia. El objeto será identificado por palpación o por examen proctoscópico o radiológico. La exploración local debe efectuarse con mucho cuidado para evitar mayores lesiones del tejido. El dolor obliga a veces a procurar la anestesia local o general durante la exploración. El diagnóstico y tratamiento corresponde siempre al médico, a menudo especialista (proctólogo).

Traslado a un centro hospitalario.

Cuerpos extraños en el esófago

Un cuerpo extraño esofágico puede suponer un problema simple, pero si no es tratado correctamente crea muchas complicaciones y puede amenazar la vida del paciente. La gravedad del cuadro obedece al peligro de perforación esofágica, producida por la propia naturaleza del cuerpo extraño o por las maniobras diagnósticas y terapéuticas. Es frecuente en niños menores de 10 años y en adultos mayores de 50 años a menudo con problemas mentales. Los cuerpos extraños suelen ser alimentos (bolas de carne, huesos, espinas de pescado), dentaduras postizas, etc. La sintomatología cursa con dolor, disfagia, regurgitación y sialorrea. El tratamiento es exclusivamente médico (endoscopia) o quirúrgico.

Traslado a un centro hospitalario.

Diabetes

Las personas que padecen diabetes (azúcar en la sangre) pueden presentar episodios de pérdida de conciencia que pueden conducir al coma.

Causas

Por exceso de azúcar en la sangre. Síntomas:

- Cansancio, bostezos continuos.
- Piel muy seca.
- Lengua muy seca.
- Sensación persistente de sed.
- Aliento de olor especial, muy parecido al esmalte de uñas.
- Pupilas dilatadas.
- Dolores musculares (sobre todo en pantorrillas).

Por falta de azúcar en la sangre (hipoglucemia). Síntomas:

- Sudación muy abundante.
- Piel pálida, fría y húmeda.
- Lengua húmeda.
- No hay olor característico del aliento.
- Debilidad, cansancio.
- Temblores o espasmos musculares.

Medidas de auxilio

- Avisar al médico rápidamente.
- Preguntar siempre si el paciente es diabético (familiares, conocidos, etc.). La confusión con una intoxicación etílica puede tener consecuencias fatales.
- Si se tiene la certeza de que se trata de falta de azúcar, se le dará a beber agua azucarada (sólo si mantiene la conciencia).
- Traslado rápido al hospital si existe pérdida de conciencia.

Es importante la compensación del cuadro. El paciente puede morir o sufrir deterioro cerebral si no se trata rápida y correctamente el coma hipoglucémico.

Maletín de urgencias:
- BM test
Si hipoglucemia:
- Azúcar.
- Glucosmon.
- En caso extremo la adrenalina puede contribuir a aportar glucosa al organismo (glucógeno hepático).
Si hiperglucemia:
- Traslado rápido para insulinización.

Electrocución

Causas

Electricidad técnica:

- Continua de alto voltaje (de uso industrial; lesiones térmicas muy graves).
- Alterna de bajo voltaje (de uso doméstico, puede producir la muerte por fibrilación ventricular y desarrollar el espasmo de los músculos flexores de la extremidad superior y quedar el accidentado pegado al cable).

Electricidad atmosférica:

- Rayo (fulguración).

Consecuencias

Lesiones de piel y tejidos:

- Marcas lesionales de entrada y salida en la piel.
- Quemaduras en profundidad (en las quemaduras eléctricas, los nervios, los vasos y los músculos se queman más que la piel).
- Necrosis.

Trastornos de la actividad cardíaca:

- Fibrilación ventricular (arritmia muy grave).

- Paro cardíaco.
- Infarto.

Trastornos del sistema nervioso central:

- Convulsiones.
- Edema cerebral.
- Parálisis.

Medidas de auxilio

Retirar al accidentado del contacto eléctrico:

- Cortar la corriente.
- Separar al accidentado con un elemento aislante.
- En caso extremo, saltar en el aire y dar un brusco empujón al electrocutado para separarlo del foco.
- Apagar las llamas si las hubiera.

Comprobar respiración y circulación. En su ausencia:

- Iniciar reanimación cardiopulmonar de inmediato.
- Trasladar con urgencia al hospital sin suspender la reanimación.

La reanimación cardiopulmonar puede salvar la vida de la víctima de una electrocución grave. Vigilar el estado cardiorrespiratorio hasta la llegada al hospital. El paro cardiorrespiratorio puede establecerse con posterioridad.

Las maniobras de salvamento de accidentados por **alta tensión** son tan peligrosas que sólo deben ser efectuadas por personal especializado, adiestrado y formado en electricidad. No están al alcance ni es posible su aprendizaje por auxiliadores de ocasión, preparados en un cursillo o instruidos con un manual.

Sin una seguridad absoluta y rotunda, verificando la ausencia de tensión y la supresión completa de la corriente, no debe intentarse el salvamento de un accidentado por **alta tensión** ya que, probablemente, sólo se conseguirá el rescate de un cadáver a costa de la electrocución de alguno o algunos de los auxiliadores.

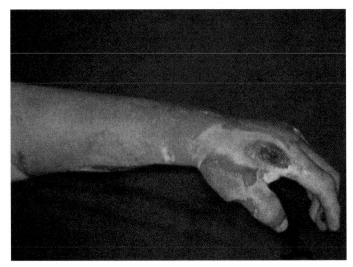

Electrocución.

Maletín de urgencias:
Ver fármacos utilizados en RCP.

Epilepsia

Cuadro neurológico caracterizado por la pérdida súbita de la conciencia seguida de convulsiones en mayor o menor grado.

Síntomas

- Suele aparecer de forma brusca aunque, a veces, el enfermo lo presiente (aura).
- Pérdida súbita de la conciencia.
- Puede haber lesión en la caída.
- Contracturas musculares.
- Convulsiones.
- Labios amoratados durante las convulsiones.
- Mordeduras de la lengua.
- Emisión de espuma por la boca.
- Emisión de orina.
- Período de convulsiones de pocos minutos de duración, en general.
- Período de postración (queda muy abatido y desorientado hasta que se recupera).
- Se recupera sin recordar la crisis.

Medidas de auxilio

- Colocar un pañuelo doblado entre los dientes para evitar la mordedura de la lengua.

- Colocar material blando bajo la cabeza. Evitar, en lo posible, que se lesione.
- Crear un ambiente silencioso y tranquilo. Alejar el exceso de personas.
- Acostar al paciente.
- Consulta médica o traslado al hospital.

- No impedir el ataque.
- No inmovilizarlo.
- No darle a beber (especialmente alcohol) una vez pasada la crisis (el alcohol favorece la aparición de nuevos ataques).
- No demorar el traslado al hospital si la crisis persiste más de 10 minutos (existe riesgo para la función cerebral).

Maletín de urgencias:
Tubo de Mayo para evitar la mordedura de la lengua, si es posible su introducción sin dañar al paciente.

CAPÍTULO 26.13 *Esguinces y luxaciones*

Las lesiones ligamentosas se clasifican en tres grupos:

- Distensión o elongación ligamentosa.
- Esguince o rotura parcial o completa de ligamentos.
- Luxación o pérdida de las relaciones entre dos superficies articulares. Siempre habrá lesión de ligamentos y de la cápsula articular.

Síntomas (con mayor o menor intensidad)

- Dolor.
- Tumefacción.
- Impotencia funcional.
- Hematoma.

En la rotura del ligamento aparece también sonido o sensación crepitante al forzar la articulación y, en ocasiones, chasquido perceptible al producirse la rotura.

En la luxación existe deformidad articular y, a menudo, fractura.

Medidas de auxilio

Distensión / esguince:
- Vendaje compresivo.

- Aplicación de frío sobre la zona lesionada (hielo envuelto en plástico o paño).
- Reposo absoluto del miembro.
- Visita al especialista.

Luxación:
- No intentar la reducción (recolocación del hueso).
- Inmovilizar la articulación en la posición en que se encuentra.

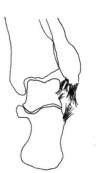

Esguince.

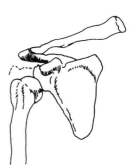

Luxación.

ESGUINCES Y LUXACIONES

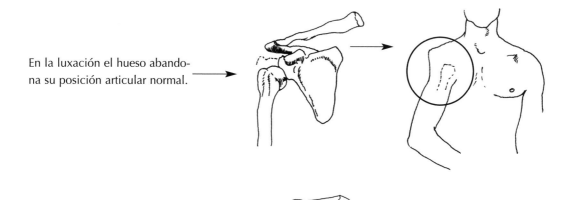

En la luxación el hueso abandona su posición articular normal.

El arrancamiento de un ligamento resistente se produce a expensas de una pequeña fractura (el ligamento no cede y se lleva una porción de hueso)

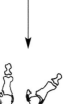

En ocasiones, la luxación se acompaña de fractura.

Elongación o alargamiento forzado de las fibras ligamentosas que produce desde un pequeño rasguño fibrilar hasta la rotura parcial o completa del ligamento.

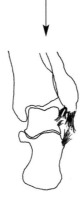

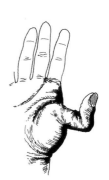

Pulgar de esquí.

26.14 *Fracturas y contusiones*

Pérdida de continuidad de un hueso producida por un traumatismo.

Dos tipos de fracturas: simples y complicadas.

Entre las fracturas *simples* se pueden considerar aquellas de trazo fracturario limpio, cerradas, con escasa o nula separación, etc.

Entre las *complicadas* se considerarán aquellas cuyo resultado da un foco de fractura complejo, con gran separación, diversos o muchos fragmentos, ejes no alineados o abierta.

Fractura *abierta* es aquella en la que el hueso, o el objeto que la produjo, desgarran piel y tejidos y el foco fracturario o el propio hueso se exteriorizan. Hay que considerar y tener muy presente el riesgo de infección.

Fractura *cerrada* es aquella en la que no se percibe rotura de la piel.

Algunas fracturas se acompañan a menudo de riesgo de shock que también debe tenerse en cuenta.

Síntomas

- Chasquido.
- Dolor.
- Tumefacción local.
- Impotencia funcional.¿Fractura?
- Deformidad.
- Hematoma.
- Hinchazón.

Si concurren uno o varios de estos síntomas en presencia de un traumatismo, debe sospecharse una fractura. *En caso de duda, actuaremos como si lo fuera.*

Medidas de auxilio generales

- Tener presente el riesgo de shock y prevenirlo.
- Controlar las hemorragias. Taponar, no manipular. Si es irreductible, torniquete por encima del foco de fractura (ver Técnicas y procedimientos: torniquete).
- Examinar la situación y reflexionar sobre lo que se va a hacer. No precipitarse en movilizar.
- Una vez determinada la situación de la fractura, preparar las férulas apropiadas y acolcharlas adecuadamente (ver Técnicas y procedimientos: férulas y principios de inmovilización).

Fracturas abiertas

- Cubrir el hueso expuesto con gasas húmedas.

- No explorar la herida.
- No recolocar los tejidos blandos que sobresalgan.
- No reintroducir el hueso en el interior de la herida.

Fracturas en las extremidades

- No manipular la fractura.
- Aplicar la férula manteniendo el eje de la extremidad.
- Vigilar el estado general del herido.
- Movilizar con ayuda, procurando mantener la extremidad en posición estable.
- Comprobar la existencia de pulso periférico y sensibilidad en la piel.

Fracturas en el tronco

- Mantener al herido estirado.
- No movilizar sin ayuda.
- Trasladar en ambulancia.
- Desplazar al herido a la camilla de forma rígida (túnel, cuchara, etc.).
- Fracturas costales: trasladar con apoyo sobre foco de fractura.

Fracturas en la columna

No movilizar jamás con precipitación.
- Aplicar collarín cervical, si se dispone, o material de sujeción a ambos lados del cuello.
- Vigilar de forma constante la vía aérea.
- Desplazar al herido a la camilla de forma rígida (túnel, cuchara, férula de tronco).
- Transportar en plano duro.

Problemática de la columna vertebral

- Cuando se produce un movimiento muy brusco de la columna vertebral, las articulaciones que la forman se ven forzadas hasta el extremo de superar la resistencia de los ligamentos que unen las vértebras y provocan la colisión de una vértebra con otra y, en algunos casos, su fractura.

- Esto ocurre sobre todo cuando una parte del cuerpo se desplaza bruscamente mientras la otra se mantiene fija. Es corriente en los accidentes de automóvil cuando la desaceleración súbita traslada con violencia el cuello del accidentado hacia delante y hacia atrás mientras el resto del cuerpo se

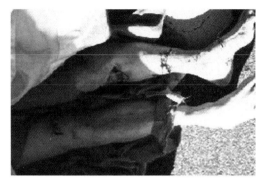

Fractura abierta.

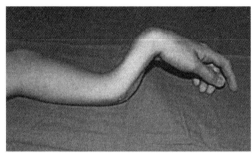

Fractura cerrada.

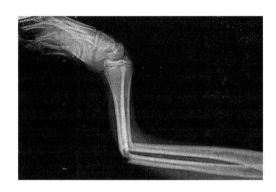

mantiene sujeto al asiento por el cinturón de seguridad. Cuando no hay lesión ósea y aparece dolor, rigidez de nuca y hormigueo en los dedos, se denomina *latigazo cervical*.

- También una caída brusca sobre los pies, desde una cierta altura, una caída sobre la cabeza, un impacto fuerte sobre la región cervical o sobre la cabeza y otros mecanismos pueden tener como consecuencia la fractura vertebral.

- En cualquier accidente del tipo citado hay que considerar la posibilidad de una fractura vertebral. Se incrementará la sospecha si el accidentado se queja de dolor intenso en el cuello o la espalda, se mantiene muy rígido o existen síntomas de que se ha lesionado la médula espinal.

- La **médula espinal** es la gran vía de conducción de los impulsos nerviosos que van desde el cerebro hasta todas y cada una de las regiones del cuerpo y viceversa. Todas las capacidades sensitivas y motoras del organismo pasan por la médula espinal. Es por ello que cuando ésta se lesiona se producen, por debajo de la lesión, sensaciones de acortamiento de las extremidades, pérdida relativa o absoluta de la sensibilidad e imposibilidad de mover las extremidades.

- La *sospecha* de una fractura de columna vertebral obliga rotundamente a realizar el traslado del accidentado sobre un plano duro, boca arriba o boca abajo, pero siempre acostado e impide que flexione la columna vertebral en cualquier momento del traslado. Por dicho motivo, debe dejársele acostado en el suelo hasta que lleguen las asistencias o se disponga de una camilla o se improvise una (con tablones, una puerta, etc.) para su traslado. Éste se efectuará en ambulancia o, en su defecto, en un camión o furgoneta.

- Todo esto que, sobre el papel, parece bastante sencillo en la práctica es muy complicado por diversas razones. La evaluación precisa de la lesión en el lugar del accidente es difícil de establecer. El politraumatizado se queja además de otras lesiones que *despistarán* la atención de la columna vertebral. Conocer el mecanismo del accidente ayuda a definir la sospecha de lesión vertebral. Valorar el cuadro lesional general también es de gran ayuda.

- Disponer de camilla o sucedáneos es fácil en los núcleos urbanos, donde además se contará con la ayuda de profesionales, pero no es así en el medio rural. Poder construir una camilla improvisada no siempre es posible pues no se encuentran tablones adecuados o una puerta en cualquier lugar.

- La mayor dificultad, sin embargo, derivará de la afluencia de curiosos que, humanitariamente, clamarán contra la medida de mantener una persona acostada sobre el suelo y propugnarán su traslado en el primer automóvil que circule por el lugar. Una actitud correcta y de carácter profesional puede calmar la mayor parte de las veces esas exigencias.

- En las peores condiciones posibles, debemos anteponer siempre la vida del accidentado a los demás criterios, pero ello no debe hacer olvidar que hay que intentar respetar siempre la integridad del eje CABEZA-CUELLO-TRONCO de la víctima.

Conclusiones

a) Ante la simple sospecha de lesión de la columna vertebral es preferible asegurar la inmovilización del accidentado en el lugar en que se encuentra (salvo riesgo mayor) y solicitar ayuda profesional.

b) Hay que mantener constantemente la vigilancia sobre la víctima: atención a las constantes vitales (pulso y respiración). Atención al riesgo de vómito. Procurar la máxima comodidad posible al paciente.

c) Si por las circunstancias del lugar no ha de llegar ayuda, tomar el tiempo necesario para planificar el modo más seguro para manipular al accidentado, inmovilizarlo y transportarlo: conseguir la ayuda de otras personas previamente instruidas por el enfermero, respetar el eje cabeza-cuello-tronco, utilizar el vehículo más apropiado, acompañarlo durante el traslado.

d) Una actitud profesional y, a menudo, enérgica calmará, por lo general, los ánimos solivantados de los curiosos. El enfermero se identificará adecuadamente y, si es necesario, explicará los pasos de cada actuación sin alarmar al accidentado.

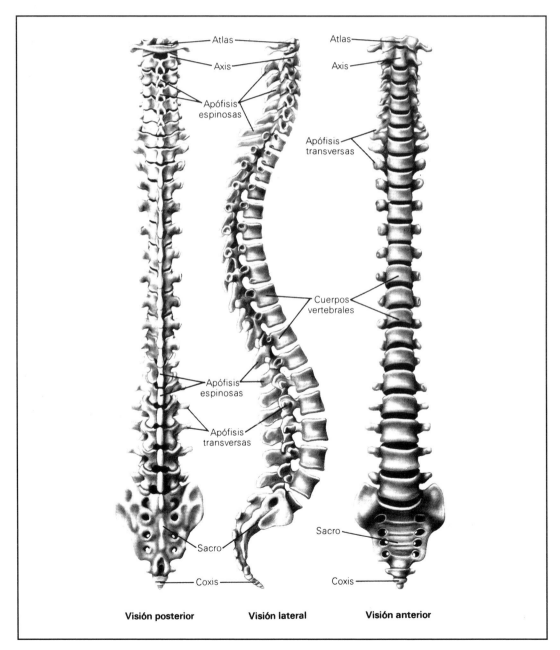

Columna vertebral.

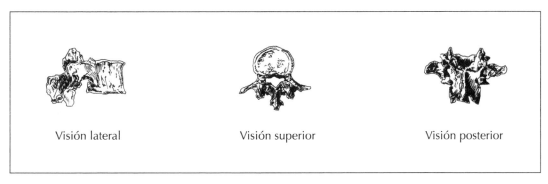

Visión lateral   Visión superior   Visión posterior

Tercera vértebra lumbar (L-III).

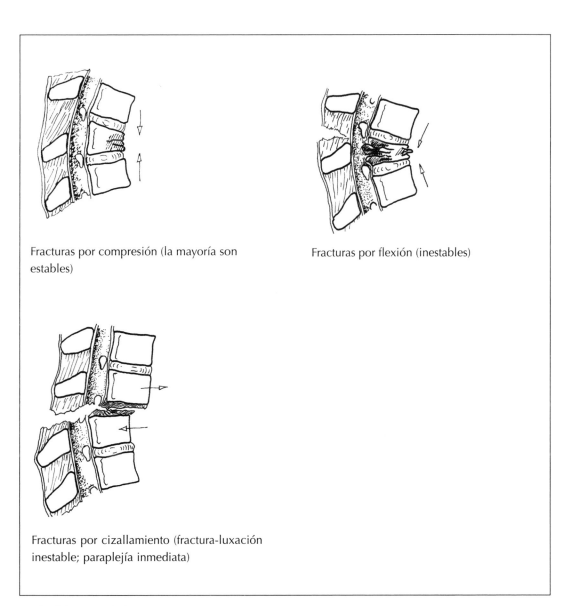

Fracturas por compresión (la mayoría son estables)

Fracturas por flexión (inestables)

Fracturas por cizallamiento (fractura-luxación inestable; paraplejía inmediata)

Grados de lesión vertebral por traumatismo.

CAPÍTULO 26.15

Golpe de calor

Golpe de sol, hiperpirexia, insolación.

Síntomas

- Inicio generalmente súbito tras la exposición al calor. En ocasiones, está precedido de cefalea, vértigos y fatiga.
- Piel enrojecida, seca, caliente y con poca transpiración.
- Pulso acelerado (hasta 180 por minuto). Suele haber aumento de la frecuencia respiratoria, pero con una presión arterial normal.
- Puede haber desorientación, posible pérdida de conciencia y convulsiones.
- Aumento de la temperatura hasta 40/41 °C. El paciente describe la sensación de estar quemándose.

Medidas de auxilio

Es una URGENCIA GRAVE y a menos que se trate de manera inmediata puede producir lesiones cerebrales permanentes o la muerte, en ocasiones, de forma rápida. Una temperatura ≥ 42 °C es de muy mal pronóstico y acostumbra a ser mortal. El cuadro empeora de forma proporcional a la ingestión alcohólica y a la edad avanzada.

- Adoptar inmediatamente medidas enérgicas.
- Enfriar al paciente envuelto en sábanas mojadas (u otro material a mano), sumergiéndolo en agua e incluso frotándolo con hielo o nieve (masaje frío de la piel).
- Impedir, no obstante, que la temperatura descienda por debajo de 38,5 °C.
- Trasladar al hospital.
- Si no existe elevación de la temperatura, el tratamiento es análogo al de las restantes formas de colapso circulatorio (lipotimia, shock).

Colocar al paciente en decúbito supino en un lugar fresco y darle bebidas frías (si mantiene la conciencia).

Insolación

La irritación de las capas que recubren el cerebro, como consecuencia de la acción del sol sobre la cabeza descubierta, se denomina insolación.

Síntomas

- Dolor de cabeza, sensación de mareo y debilidad que suelen tener lugar horas después de la exposición al sol.

- Puede presentar náuseas y vértigo.

- Alteraciones visuales y auditivas.

- En los casos más graves pueden darse rigideces musculares, convulsiones y pérdida de conciencia.

Medidas de auxilio

- Colocarlo en lugar fresco y seco.

- Si no existe pérdida de conciencia, aportar líquidos por vía oral.

- Mantener la cabeza elevada y enfriarla mediante paños húmedos o toallas.

- Consulta médica.

Maletín de urgencias:

-Termómetro.

-Fluidoterapia intravenosa con suero glucosalino.

-O2.

-Tubo de Mayo para evitar la mordedura de la lengua si existen convulsiones.

-BM test.

-Agua con sal si hay calambres.

26.16 *Hemorragias y heridas*

La hemorragia es la extravasación de sangre desde los vasos sanguíneos al exterior.

Hemorragias

Las hemorragias pueden ser clasificadas en *internas*, en las que la sangre no se visualiza, y *externas*, en las que la sangre sale al exterior del organismo a través de una herida, de un conducto, etc.

Aunque el riesgo que supone para la vida una hemorragia externa es, en relación con la pérdida de sangre, muy elevado, siempre es más peligrosa la hemorragia interna por su carácter invisible. Es por ello que hay que prestar mucha atención a los signos de contusión torácica y abdominal y a los signos de shock (ver cap 26, Shock).

Según su procedencia se pueden clasificar en *arteriales* y *venosas*. La hemorragia arterial se caracteriza por la emisión de sangre roja brillante y a chorro, en relación con el latido. La hemorragia venosa presenta una sangre de color rojo oscuro cuya emisión se produce de forma babeante y sin relación con el latido. En las hemorragias intensas suele presentarse una forma mixta al afectar las lesiones a arterias y venas simultáneamente.

La *epistaxis* es la salida de sangre por la nariz. La hemorragia a través del conducto auditivo externo recibe el nombre de *otorragia*. La hemorragia vaginal no relacionada con el ciclo menstrual se denomina *metrorragia*.

La hemorragia procedente del árbol respiratorio se denomina *hemoptisis*. La que se origina en el tubo digestivo recibe el nombre de *hematemesis* cuando se exterioriza por la boca y de *melenas* y/o *rectorragia* cuando se emite a través del ano.

Heridas

Las heridas se pueden clasificar en *incisas* cuando presentan bordes regulares, limpios y producidas generalmente por instrumentos cortantes bien afilados. Heridas *contusas* son aquellas producidas como consecuencia de la acción traumática de un objeto más o menos romo. Suelen presentar bordes desde ligeramente irregulares hasta muy irregulares y suelen ser más sucias que las heridas incisas (restos de material del objeto, suciedad, tejidos, etc.). Las heridas punzantes son aquellas que han sido producidas por instrumentos punzantes. Son engañosas puesto que su punto de entrada no suele tener relación con el traumatismo que producen en el interior. Algunas heridas reciben el nombre genérico de la causa: por *asta de toro*, por *arma de fuego*, por *metralla*, etc. Las heridas en *scalp* son aquellas en las que se produce arrancamiento de un área de la piel. Se producen especialmente en el cuero cabelludo.

En España, dado el número de festejos taurinos de todo tipo, existe una escuela especializada en cirugía taurina que nutre las enfermerías de las plazas. En espectáculos improvisados, se actuará ante una herida por asta de toro como ante cualquier herida penetrante de mayor o menor gravedad. En la terminología médico-taurina las heridas producidas por los pitones del toro se clasifican en: *varetazo*, o contusión producida por la pala del asta; *puntazo*, herida penetrante de corto recorrido y casi siempre con desgarro longitudinal superficial (puntazo corrido); *cornada*, la lesión más grave, con gran atrición de tejidos en profundidad, contaminación profusa y, por lo general, con diversas trayectorias a consecuencia de los esfuerzos del torero por liberarse del asta y del cabeceo del toro.

Seis normas generales para el tratamiento de las heridas. Lo que no debe hacerse:

1. Considerar una herida grave como leve (ante la duda, se tratará como si fuera más grave de lo que parece).

2. Tocar la herida con las manos (evitar por todos los medios incrementar el riesgo de infección).

3. Hacer daño al lesionado con la cura (sólo lo absolutamente inevitable y previa explicación de lo que se hará).

4. Poner antisépticos en forma de polvos, pomadas o líquidos en la herida en cura provisional.

5. Poner algodón o productos filamentosos en contacto con la herida (los materiales que desprenden filamentos que contaminan la herida).

6. Curar al lesionado mientras está de pie (cualquier herido corre el riesgo de desmayarse; debe estar acostado o sentado).

Medidas de auxilio

Evitar una mayor pérdida de sangre

- Compresión directa sobre la herida.
En las extremidades: elevar sobre el plano del corazón.
- Mantener la compresión (no retirar el primer apósito).
- Vendaje compresivo.
- Si no se consigue el control: compresión arterial directa (Puntos de compresión, en este mismo capítulo) o, en último extremo, torniquete (ver Técnicas y procedimientos: torniquete).

Evitar la infección

- Lavarse adecuadamente las manos.
- Lavar la herida en abundancia por irrigación.
- Usar material estéril o, por lo menos, limpio. No ensuciar la herida.

Evitar la aparición de shock (ver cap. 26, Shock)

- Aflojar la ropa si comprime.
- Acostar al herido.
- Posición de shock.
- Posición de seguridad, si existe inconsciencia.
- Si hay plena conciencia, hidratar: dar a beber agua (excepto heridas en el tronco).

Consulta médica

Recordar que todas las heridas son susceptibles de recibir cobertura antitetánica (gammaglobulina + vacuna antitetánica).

26.16.1. COMPLICACIONES DE LAS HERIDAS

Tétanos

El tétanos es una enfermedad infecciosa, relativamente frecuente y muy grave (a menudo mortal) producida por la infestación de las heridas por un bacilo, *Clostridium tetani* o bacilo de *Nicolaier*.

FIGURA 45. Profilaxis antitetánica de las heridas

Td: toxoide tetánico [vacuna]; TIG: inmunoglobulina antitetánica.

Pacientes sin inmunización.
1. Heridas limpias: una dosis Td y completar la vacunación.
2. Otras heridas (sucias, desvitalizadas, con cuerpos extraños, de + de 24 horas de evolución): una dosis Td + 250-500 U. TIG y completar vacunación.

Pacientes con inmunización completa (última dosis < 10 años).
1. Heridas limpias: nada.
2. Otras heridas: una dosis Td (si la última fue anterior a 5 años).
3. Heridas con + de 24 horas de evolución: una dosis Td + 250-500 U. TIG.

Pacientes con inmunización incompleta (última dosis > 10 años).
1. Heridas limpias: una dosis Td.
2. Otras heridas: una dosis Td.
3. Heridas con + de 24 horas de evolución: una dosis Td + 250 U. TIG.

Síntomas

- El primer síntoma llamativo es el trismo o *trismus*. Se trata de una ligera molestia al abrir la boca que evoluciona con rapidez hacia una contractura de los músculos maseteros, de carácter bilateral, invencible y dolorosa.

- Posteriormente, la contractura se extiende a otros músculos de la cara, con lo que el paciente adopta la que de antiguo se conoce como *facies* (cara) o risa sardónica. La contractura de los músculos del cuello puede dar lugar a la necesidad de practicar traqueostomía para mantener la vía aérea permeable. La contractura se extiende hasta afectar la mayor parte de músculos del tronco y, en menor medida, las extremidades.

- Aparecen paroxismos o espasmos súbitos a la menor estimulación, muy dolorosos.

- Este grave cuadro neurológico concluye, en muchas ocasiones, con la muerte del paciente.

- El tratamiento es hospitalario y de extrema urgencia.

La actuación, frente a los síntomas descritos, se basará en la preparación del traslado urgente al hospital con una ambulancia medicalizada. (Fig. 45)

Gangrena gaseosa

La gangrena gaseosa es una infección aguda de los tejidos blandos (tejidos cutáneos, subcutáneos, grasas, tejido conjuntivo y muscular). Está producida por gérmenes anaerobios y es un cuadro de grave compromiso vital.

Causas

- Postraumáticas.
- Postoperatorias.
- Médicas (ateroma, diabetes, malnutrición, inmunodepresión, cáncer, etc.).

Síntomas

- Dolor.
- Edema progresivo.
- Coloración de la piel amoratada, amarronada, oscura.
- Crepitación de los tejidos a la palpación (sonido táctil que remeda el sonido de nieve).
- Necrosis de los tejidos.
- Olor fétido.

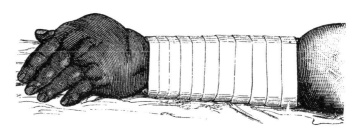

Gangrena gaseosa en fase avanzada.

El tratamiento es médico-quirúrgico, y es necesaria, en muchas ocasiones, la amputación de la extremidad afectada.

Otras infecciones / otras complicaciones

Algunas vías de infección

Si la prevención de la infección en el medio hospitalario exige técnicas y protocolos exhaustivos, con mayor dificultad se podrá prevenir la infección en las condiciones, en general mucho peores, en las que actúa el enfermero cuando socorre a la víctima o víctimas de un accidente prácticamente sin medios. No obstante, su formación le capacita para evitar en la mayor medida posible añadir groseramente riesgo de infección al ya existente por el entorno del accidente.

Siempre se seguirán unas normas mínimas para evitar en lo posible la infección de las heridas atendidas:

- Limpieza profunda de la herida con suero fisiológico, agua o agua y jabón, mediante frote suave y persistente o irrigación directa abundante.
- Lavado completo de manos. Ello incluye los pliegues interdigitales, las uñas y los antebrazos. En condiciones ideales, con agua y jabón durante varios minutos. Secado con paño muy limpio.

- No estornudar, toser o soplar, masticar chicle o fumar, sobre la herida, acciones que el enfermero debe evitar por "reflejo adquirido", por hábito. BM test:
- Utilizar el material disponible más limpio posible para la realización del apósito y el vendaje.
- Remitir lo antes posible al hospital.

Toda herida está expuesta potencialmente a la infección. La manipulación y el tratamiento correctos disminuyen las posibilidades; aun así no es posible lograr la esterilización completa de la herida.

Tres son los factores decisivos:
1. El grado de contaminación.
2. El ambiente.
3. La resistencia del herido a la infección.

26.16.2. HEMORRAGIAS ESPECÍFICAS

1. Hemorragia interna

Cualquier hemorragia que, producida en el interior del organismo, no se exterioriza, se trata de una hemorragia invisible y, por lo tanto, muy peligrosa.

Causas

Existen múltiples causas que se dividen en traumáticas y médicas.

- **Traumáticas:** Contusiones, fracturas, etc.

- **Médicas:** Enfermedades sistémicas, trastornos sanguíneos. La úlcera gastroduodenal constituye siempre una fuente potencial de hemorragia interna.

Cualquiera que sea su causa, la hemorragia interna conduce al síncope y en mayor o menor plazo al Shock.

Síntomas

a) Si la hemorragia es de instauración paulatina se produce un estado hipotónico con sensación de mareo o vértigos, sed intensa y, en ocasiones, dolor.

Sí

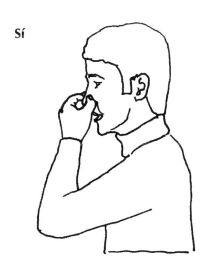

No

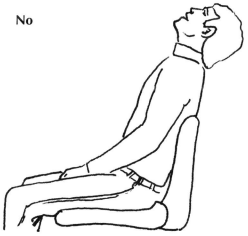

Tratamiento de la epistaxis.

b) Si la hemorragia es masiva y repentina se producirá una pérdida brusca de la conciencia.

- Gran palidez, piel de tono cerúleo, lívida.
- Ojos: conjuntivas sin color, ojeras.
- Nariz afilada.
- Respiración superficial.
- Pulso débil, rápido y que disminuye poco a poco (tomar en la carótida).

Medidas de auxilio

Recabar información, si es posible, de las referencias o antecedentes que puedan darle los familiares o testigos, para comunicarlas al médico o al hospital.

- Traslado urgente al hospital.
- Medidas antishock y posición lateral de seguridad.

2. Hemorragias internas exteriorizadas

1. Hemorragia nasal (epistaxis)

Causas

- Congestión venosa en un área de la mucosa nasal.
- Traumatismos nasales y fracturas de la base del cráneo (Fig 4).
- Tumores.
- Hipertensión arterial.

Síntomas

Salida de sangre por una o ambas fosas nasales.

Medidas de auxilio

- Inclinar la cabeza hacia *delante* de modo que la sangre pueda caer en un recipiente. El método popular de inclinar la cabeza hacia atrás es inoperante. La sangre cae por la faringe y es deglutida, lo cual no permite controlar la cantidad de sangre perdida.

- Compresión de las aletas nasales por espacio de 5 o 10 minutos.

- Introducción de una torunda de gasa en una o ambas fosas nasales.

- Consulta médica, especialmente si el paciente sigue deglutiendo sangre (es posible que requiera taponamiento posterior). Se requiere control de la presión arterial.

- No hacer ningún tratamiento tópico si existe traumatismo previo: Consulta médica.

- No tratar si existe sospecha de fractura de la base del cráneo: Traslado urgente al hospital. (Fig. 46)

- Ante la persistencia de la hemorragia: no demorar la consulta médica. Posición anti-shock.

FIGURA 46. Fractura de la base del cráneo

- Traumatismo previo, otorragia (sangre por los oídos), epistaxis y hematoma en ambos ojos (gafas) son signos que permiten sospechar fractura de base craneal.

- Salida de líquido cefalorraquídeo por los mismos orificios (ver capítulo 27: Traumatismo craneoencefálico).

---

2. Hemorragia a través del oído (otorragia)

Causas

- Perforación timpánica o desgarro de la piel del CAE por cuerpos extraños, artilugios para la limpieza del cerumen, etc.

- Fractura de la cavidad de la articulación mandibular (dolor al abrir la boca y al masticar; suele seguir a una caída sobre la barbilla).

- Fractura de la base del cráneo (Ver apart. Epistaxis en este mismo capítulo).

- Otitis y otras causas (tumores, etc.).

Síntomas

- Hemorragia visible procedente del conducto auditivo externo (CAE).

- Dolor.

- Puede existir sordera.

Medidas de auxilio

- Debe ser visitado por el médico y casi siempre por el otorrino.

- Si la causa no es una herida del conducto cuya hemorragia ceda por compresión, el taponamiento apretado puede provocar tensión timpánica.

3. Hemoptisis

Exteriorización de sangre a través de la tos o del esputo.

Síntomas

- El enfermo arroja sangre al toser o el esputo está manchado. La sangre suele ser de color rojo vivo, acompañada de aire (burbujas) y se emite en una crisis de tos.

- Debe distinguirse de la *hematemesis* o hemorragia procedente del tubo digestivo que se caracteriza por el color oscuro de la sangre, acompañado, a veces, de restos alimentarios y procedente siempre del vómito.

- Pueden existir síntomas de fracaso respiratorio agudo: taquipnea, cianosis, sudación, taquicardia, etc.

- El cuadro puede cursar con intranquilidad o agitación del enfermo.

Medidas de auxilio

Debe entenderse que la hemoptisis es un síntoma y puede ser consecuencia de muchas causas. Compete al médico determinar la causa y la gravedad del cuadro.

- Procurar la máxima tranquilidad posible. Evitar o calmar los nervios del paciente y de su entorno.
- Traslado urgente al hospital.
- Posición semisentada.
- Facilitar aire al paciente.
- Atención y vigilancia constante de la función respiratoria.

4. Hematemesis

Emisión de sangre procedente del tubo digestivo.

Síntomas

- La exteriorización de la sangre procedente del tubo digestivo tiene lugar mediante el vómito.
- Se acompañará de materiales propios del tubo digestivo (restos alimentarios, etc.).
- El color de la sangre suele ser rojo mate a oscuro o negro. El color rojo más vivo (aunque nunca como el de la hemoptisis), indica hemorragia digestiva de las vías altas (procedente del esófago o del estómago), mientras que el oscurecimiento del color (tendente a ocre, marrón o negro) indica una procedencia inferior.
- La deposición de heces muy oscuras o negras indica hemorragia digestiva más baja. Esta sangre digerida toma el color oscuro característico y su deposición se denomina *melena*.

Medidas de auxilio

Al igual que la hemoptisis, la hematemesis es un síntoma y puede ser consecuencia de diversas causas. Compete al médico determinar la causa y la gravedad del cuadro.

- Procurar la máxima tranquilidad posible. Evitar o calmar los nervios del paciente y de su entorno.
- Traslado urgente al hospital.
- Posición de reposo abdominal.

5. Hematuria

Hemorragia renal que se exterioriza a través del conducto urinario.

Es un síntoma de alteración renal, por lo tanto, requiere investigación de las causas que la producen.

Siempre se hospitalizará la hematuria postraumática.

Medidas de auxilio

- Tranquilizar al paciente.
- Solicitar visita médica o trasladar el paciente al hospital.

6. Metrorragia

Es la emisión de sangre a través de la vagina. Existen múltiples causas: agresión, contusión, aborto, etc.

Medidas de auxilio

- Taponamiento con compresas o gasas limpias. Prevención de shock.
- Solicitar ayuda médica rápida o trasladar el paciente al hospital.

7. Hematoma subungueal

Esta extravasación de sangre es una hemorragia interna, pero puede visualizarse. No pone en peligro la vida del paciente, pero produce intenso dolor. Se trata de una colección de sangre que se forma bajo la uña y crea tensión entre ésta y el lecho ungueal (uña negra).

Causas

Se produce a consecuencia del derrame de sangre de los capilares digitales tras una contusión sobre el extremo del dedo o sobre la uña o tras su aplastamiento. Una causa típica: el dedo resulta atrapado por una puerta u otro mecanismo de aplastamiento.

Medidas de auxilio

- La aplicación inmediata de frío paliará los efectos al contener en alguna medida la hemorragia, pero por lo general no será suficiente.

- Ante el incremento del dolor, es conveniente que el herido sea visitado en un centro adecuado para determinar si existe fractura o lesión tendinosa, aunque no se trate de una herida abierta).

En caso de necesidad, puede perforarse la uña con un clip calentado al rojo (ver Técnicas y procedimientos: Drenaje del hematoma subungueal) y proceder al vaciado de la sangre. Aunque no exista des-

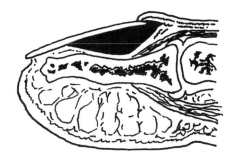

Hematoma subungueal.

viación del dedo, consideraremos que se trata de una fractura y lo inmovilizaremos adecuadamente (ver Técnicas y procedimientos: Férulas y principios de inmovilización).

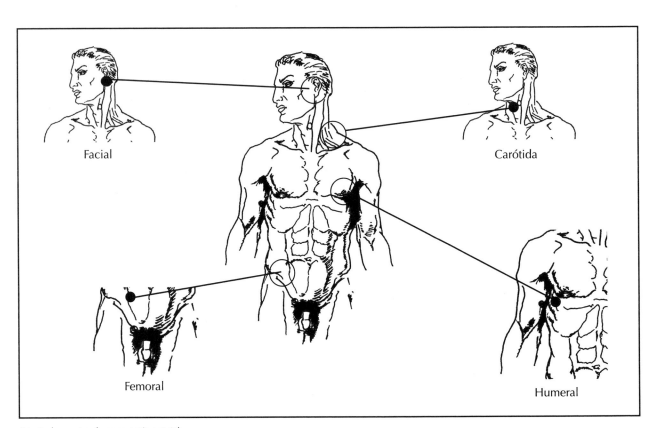

Facial

Carótida

Femoral

Humeral

Principales puntos de compresión arterial.

26.16.3. PUNTOS DE COMPRESIÓN ARTERIAL

- La compresión directa de una arteria sobre un plano óseo más profundo produce la detención del flujo sanguíneo.

- Existen puntos anatómicos concretos desde los que ejercer presión sobre arterias principales para detener una hemorragia importante.

- La compresión, deberá mantenerse hasta que el herido sea entregado al hospital.

- Si es posible, además de la compresión sobre la arteria se efectuará compresión directa con material acolchado sobre el foco hemorrágico.

26.16.4. EL ENFERMERO Y EL SIDA

Consideraciones

- El síndrome de inmunodeficiencia adquirida (SIDA) fue reconocido por primera vez en el año 1981.

- El VIH es un virus (virus de la inmunodeficiencia humana).

- El período de latencia entre la infección por VIH y el desarrollo del SIDA es de 5 años en adultos y de 2 años en niños.

- Entre la población con mayor riesgo se encuentran los siguientes grupos:
   a) Población homosexual o bisexual.
   b) Consumidores de drogas por vía intravenosa.

Dado que el accidentado al que se presta ayuda no puede ser identificado *a priori* de forma pertinente como VIH positivo, la recomendación básica para la actuación del enfermero en relación con este tema es la siguiente:

Hasta que no se demuestre lo contrario se deberá considerar al accidentado como seropositivo y, como tal, tomar en todo momento las necesarias precauciones como si, en efecto, lo fuera.

Ello implica que, siempre que sea posible, se utilizarán guantes (si dispone de maletín debe incluirlos obligatoriamente). En caso de atender a un accidentado sin guantes, tratará de evitar el contacto de la sangre con sus propias heridas (si las hubiera), así como el contacto de la sangre u otros líquidos corporales con las mucosas (boca, nariz, ojos, etc.). Dos bolsas de plástico pueden sustituir a los guantes en caso de necesidad.

A la menor oportunidad se procurará la limpieza de estas manchas de sangre con agua, jabón y alcohol de 70° u otros antisépticos adecuados y solicitará el consejo del hospital.

La limpieza de suelos y superficies puede efectuarse con lejía doméstica al 1/10 (1 parte de lejía por 9 de agua).

El material que haya sido utilizado deberá ser recogido en condiciones de protección y guardado en una doble bolsa de plástico. No incluir material cortante o punzante. Éste deberá ser eliminado en contenedores desechables al uso.

En caso de duda, es aconsejable consultar con el médico para determinar la práctica de las pruebas analíticas pertinentes.

Cuando el enfermero resulte potencial o efectivamente contaminado, procurará hacer sangrar la herida, inactivar el virus con irrigación profusa de alcohol de 70° y consultar al médico obligatoriamente. Se incluirá inmunización contra la hepatitis B y el tétanos.

Histeria

Causas

Consecutivas a estados de inquietud, emociones, preocupaciones, etc. Mayor incidencia en el sexo femenino.

Síntomas

1. El paciente se desvanece, cae al suelo, permanece inmóvil.

2. El paciente cae al suelo (se tira al suelo), ejecuta movimientos desordenados, lanza patadas, puñetazos, etc. Por lo general, al concluir el ataque, llora. Esta última es la sintomatología más frecuente.

Medidas de auxilio

- Evitar, en lo posible, que el paciente se lesione (aunque el histérico, al contrario que el epiléptico, no suele lesionarse).
- Evitar la propia lesión (no olvidar que, aunque agresivo, es un enfermo).
- Proporcionar comprensión y apoyo una vez pasado el ataque.
- Visita médica.

Síndrome de hiperventilación

Estado angustioso complicado a menudo con espasmos tetaniformes y desencadenado por hiperventilación aguda o crónica. Puede estar vinculado a trastornos psíquicos.

Síntomas

- Angustia: Sensación objetiva de sordera, hormigueos en pies y manos.
- La compresión circular en el antebrazo produce la típica *mano de comadrón*.
- Disnea subjetiva: El paciente se siente incapaz de respirar.
- Taquipnea: Respiración acelerada desproporcionada a las necesidades de oxígeno.
- Sensación de vértigo.

Medidas de auxilio

- Tranquilizar al paciente. Buscar ayuda médica.
- Ordenarle que respire lo más despacio posible.
- En caso necesario, hacerle respirar en una bolsa de plástico. Precaución: retirar la bolsa para reoxigenar regularmente.

Paciente agitado

El enfermero puede encontrarse a menudo ante un paciente agitado. Genéricamente, denominaremos agitado a todo aquel paciente amenazante, agresivo, presa del nerviosismo, confundido, desesperado, que amenaza suicidio, sobredosis, alcoholismo, etc.

Ante estos casos se dispone de un bagaje muy personal: comprensión, capacidad de comunicación, espíritu humanitario. Las palabras y los gestos son los que determinarán el efecto beneficioso sobre el paciente.

Consideraciones

- El enfermero tratará al paciente con franqueza, manifestando su deseo de ayudarle sin engañarle. Le hablará con comprensión sin conmiseración y con calidez, pero con firmeza. En ningún caso con furor o cólera.

- La presencia de familiares o acompañantes es, a veces, beneficiosa. En ocasiones, produce el indeseable efecto de enfurecer aún más al paciente, por lo que, si tal fuera el caso, se invitará firmemente a los familiares a mantenerse apartados del paciente. Sin embargo, hay que tener en cuenta que los familiares son los que pueden proporcionar datos sobre el enfermo cuando es inviable la obtención a través de éste.

- No se debe permitir nunca el acceso del enfermo a instrumentos o materiales que pudiera utilizar como arma agresora.

No olvidar nunca que se trata de un enfermo potencialmente peligroso.

- Por la misma razón no se intentará convencer al paciente mientras éste disponga de un arma, excepto mediando las adecuadas medidas de seguridad.

Contención física

- En ningún caso, se intentará reducir a un enfermo agresivo estando solo. Hay que procurar que el paciente comprenda que la única intención es ayudarle; cuando es evidente que la colaboración del enfermo es imposible, se deberá recurrir a la contención física.

- La sujeción del paciente se llevará a cabo siempre mediante un plan establecido y aprovechando algún momento de distracción.

- Debe ser efectuada por cinco personas. El enfermero establece la parte del cuerpo que sujetará cada una de ellas, reservándose la cabeza para sí. El resto de ayudantes sujetará una extremidad cada uno.

- Una vez lograda la contención deberá sujetársele definitivamente sin provocarle daño (almohadillas, etc.)

- A menudo, sólo la presencia del equipo de personas propicia por sí misma la colaboración del paciente.

- No olvidar que, aunque peligroso, se trata de un enfermo.

26.18 *Infarto agudo de miocardio*

Necrosis del tejido miocárdico por déficit súbito de irrigación sanguínea en el área a consecuencia de cualquier mecanismo de obstrucción de las arterias coronarias.

Síntomas

- Dolor intenso en el pecho, quemante y opresivo, con lateralización hacia la izquierda y que suele irradiar hacia el cuello, la mandíbula y el brazo izquierdo. La irradiación hacia el abdomen puede simular un dolor de tipo digestivo (abdomen agudo)[1].

- El dolor no se alivia con el reposo[2] ni con la administración de nitritos sublinguales. Dura 30 minutos o más (en ocasiones, horas) y no varía con los cambios de posición.

- Existen náuseas, vómitos, disnea (dificultad respiratoria) u ortopnea (disnea que obliga a permanecer incorporado).

- Palidez, cianosis, debilidad, signos de shock, sensación de muerte próxima.

- Sudación intensa: El enfermo puede llegar a sudar a chorros.

- Arritmias (trastornos del ritmo cardíaco).

El IAM es un cuadro muy urgente que puede derivar rápidamente hacia la muerte.

En ocasiones ésta se produce de forma súbita.

Medidas de auxilio

- Traslado muy urgente al hospital o asistencia médica muy rápida.

- Transporte en posición semisentada o en decúbito horizontal.

- Proporcionar aire limpio (O2 en la ambulancia).

- Controlar pulsos, respiración, signos de shock y actuar en consecuencia (posición de shock, reanimación cardiopulmonar).

- Apoyar anímicamente todo lo posible.

---

[1]Otros cuadros de gravedad (aneurisma disecante de la aorta torácica, embolia pulmonar, pleuritis, neumotórax, miocarditis, abdomen agudo, etc.) pueden presentar síntomas similares. No diagnosticar ni perder en ello un tiempo precioso. Ante cualquier cuadro con ésta o parecida sintomatología, se seguirán las mismas pautas de auxilio indicadas, principalmente el traslado urgente al hospital.

[2]La angina de pecho o angor pectoris se produce igualmente como consecuencia de la falta de irrigación en un área del miocardio, pero el riego se restablece en pocos minutos, por lo que no se produce necrosis y la sintomatología mejora en 4 o 5 minutos. La angina responde bien a la administración de nitritos sublinguales y el dolor cede o disminuye con el reposo. Pese a la mejoría de los síntomas, el enfermo debe ser explorado por un médico.

Mecanismo de la Angina

El bloqueo de una arteria coronaria origina el cese de la irrigación sanguínea de una parte del músculo cardíaco. Cuando la irrigación se restituye en pocos minutos, antes de que el miocardio resulte dañado, se trata de angina de pecho.

Cuando el bloqueo se prolonga y el miocardio sufre lesión irreversible se trata de un infarto.

Maletín de urgencias:
- *Nitritos sublinguales.*
- *Aspirina (si no existen antecedentes de ulcus gastroduodenal)*

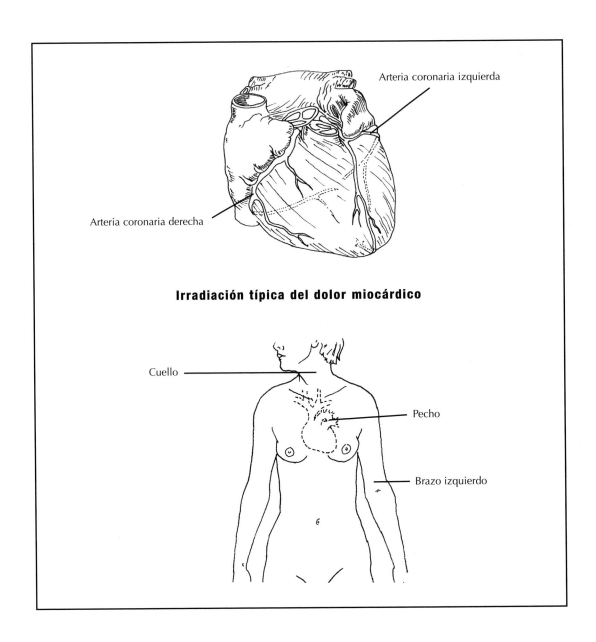

Arteria coronaria izquierda

Arteria coronaria derecha

Irradiación típica del dolor miocárdico

Cuello

Pecho

Brazo izquierdo

26.19

Intoxicaciones

Alteración del organismo producida por la penetración de sustancias venenosas o tóxicas.

Vías de entrada:
- Respiratoria (gases).
- Digestiva (envenenamiento).
- Dérmica (contacto) y parenteral (picaduras).

26.19.1. INTOXICACIÓN RESPIRATORIA

Cuadro tóxico producido por la inhalación de sustancias.

Medidas de auxilio

- Todo auxiliador debe protegerse para no intoxicarse a su vez.
- Retirar al afectado del ambiente tóxico.
- Tender al intoxicado en el suelo y aflojarle las ropas.
- Mantener la permeabilidad de las vías aéreas.
- Iniciar reanimación cardiopulmonar, si es necesario.

26.19.2. INTOXICACIÓN DIGESTIVA

Cuadro tóxico producido por la ingestión de sustancias.

Ingestión

- Alcohol (v. apartado correspondiente).
- Barbitúricos.
- Corrosivos.
- Alimentos (en mal estado, setas, etc.).
- Insecticidas, raticidas.

Medidas de auxilio

Provocar el vómito, excepto:
- Cuando existe disminución del estado de conciencia (riesgo de broncoaspiración).
- Cuando el paciente ha ingerido derivados del petróleo.
- Cuando la intoxicación es por cianuro.
- Cuando el paciente ha ingerido cáusticos (ácidos o bases), ya que el vómito incrementará de forma considerable las lesiones ya causadas a las mucosas.

En estos casos es útil dar a beber agua albuminosa (agua con clara de huevo), pues protege las paredes del estómago. La leche también es útil.

No dar ácidos para contrarrestar bases o bases para contrarrestar ácidos. La producción de calor incrementará la causticación previa.

En caso de intoxicación por barbitúricos:
- Provocar el vómito si el enfermo está

bien consciente.

- Intentar mantener la conciencia del paciente (hablarle, pellizcarle los lóbulos de las orejas, palmear las mejillas).

- Reanimación cardiopulmonar, si es necesario.

Intoxicación por ingestión de setas

La intoxicación por ingestión de setas tóxicas o venenosas sigue produciéndose con relativa frecuencia. Se trata de una intoxicación peligrosa cuyas consecuencias pueden ser mortales.

Consideraciones

- Toda presunta intoxicación por setas debe ser tratada por el médico.

- Las manifestaciones dependen de diversos factores del paciente (edad, sexo, etc.) y del tipo de seta.

- Algunas setas comestibles adquieren toxicidad cuando transcurren varios días hasta su consumo.

- Algunas setas sólo son tóxicas si es simultáneo su consumo con alcohol.

- El género Amanita es el más peligroso.

Características de la intoxicación por Amanita phalloides (síndrome phalloidiano):

- Período de latencia largo (entre 6 y 48 horas; 12 horas por término medio).

- Cuadro grave con afectación del hígado y compromiso vital grave.

- Tratamiento hospitalario.

Medidas de auxilio

- Consulta médica urgente. Recomendar la visita médica de todos los comensales, aunque alguno no presente síntomas (período asintomático).

- Guardar y remitir al médico restos de comida, vómito, heces, mediante los que se

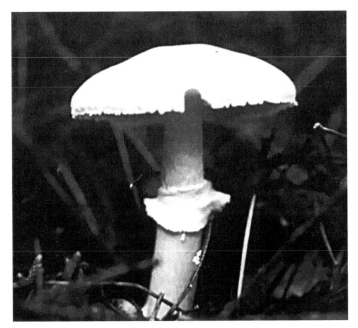

Amanita phalloides.

podrán identificar con exactitud las toxinas causantes.

En cualquier intoxicación digestiva, traslado a un centro hospitalario tras las primeras medidas.

26.19.3. INTOXICACIÓN DÉRMICA Y PARENTERAL

a) Producida por picaduras o mordeduras:
- Insectos (escolopendras, avispas, abejas, etc.).
- Arácnidos (arañas, escorpiones, etc.).
- Serpientes.
- Peces (pez araña, escórpora, etc.).
- Otros animales marinos (medusas, erizos de mar, anémonas, actinias, etc.).

b) Producida por contacto con vegetales o sustancias.

Medidas de auxilio

1. Ligera inflamación local (ver cap. 23,

Picaduras y mordeduras).

2. Reacción alérgica general N (ver cap. 23, Picaduras y mordeduras) (picaduras masivas, veneno de gran potencia, etc.).

- Consulta médica urgente.
- Atención a las vías respiratorias.
- Posición de seguridad si está inconsciente.
- Reanimación cardiopulmonar, si es necesario.

Maletín de urgencias:
- *Adrenalina*
- *Metilprednisolona*
- *O2, en la ambulancia*

26.19.4. INTOXICACIONES POR GASES ESPECÍFICOS

Monóxido de carbono

El monóxido de carbono (CO) es un gas incoloro, inodoro e insípido. No es irritante para la piel y las mucosas. Hoy en desuso, fue el causante de un buen número de accidentes mortales. Se le conocía como el gas de los braseros. En la actualidad, es uno de los contaminantes principales de la atmósfera urbana a través de los tubos de escape de los automóviles y es el contaminante específico de garajes, aparcamientos y túneles.

Mecanismo de acción toxicológica

La hemoglobina es una proteína que proporciona el color rojo a la sangre y que transporta el oxígeno a las células. La afinidad de la hemoglobina por el CO es unas 300 veces superior a la afinidad por el oxígeno, por lo que este último es rápidamente desplazado y provoca una intensa anoxia (ausencia de aporte de O2 a las células).

Además, el CO posee acciones tóxicas específicas sobre diversos órganos.

Manifestaciones clínicas

Están en relación directa con el tanto por ciento de carboxihemoglobina formada; van desde una disminución de la visión nocturna (5%) hasta el coma, convulsiones y muerte (60-70%).

La recuperación es lenta y penosa y puede dejar secuelas neurológicas importantes.

Sulfuros y derivados

El anhídrido sulfhídrico (H2S) es un gas extraordinariamente tóxico, inflamable, incoloro y posee un intenso olor a huevos podridos. Sin embargo, el sentido del olfato se embota con una breve exposición, por lo que la principal característica para su reconocimiento queda pronto inutilizada. La anosmia (ausencia de olfato) se produce con concentraciones ambientales de 150 ppm. A 1.000 ppm se produce el coma y a concentraciones de 5.000 ppm, la muerte.

Se desprende espontáneamente de la combustión de residuos y detritus que contengan azufre en cloacas, fosas sépticas, túneles, minas, fumarolas volcánicas, etc.

Posee gran poder irritante sobre las mucosas. Existe una forma de intoxicación crónica que cursa con irritación de las mucosas de las vías aéreas y una forma aguda fulminante con convulsiones, shock, coma, cianosis y paro cardiorrespiratorio.

Inhalación de humo

Intoxicación frecuente por inhalación de humos en incendios en locales cerrados o en espacios abiertos (bosques).

El humo está formado por una suspensión de pequeñas partículas de aire caliente y gases.

En un incendio pueden formarse más de 75 productos tóxicos conocidos. Según los materiales en combustión varía la concentración de unos u otros, pero el monóxido de carbono está siempre presente y es el causante principal de la muerte.

Intoxicación aguda por gases en general

Tipos

1. Intoxicación producida por gases irritantes.
2. Intoxicación producida por gases asfixiantes.
3. Intoxicación mixta.

Mecanismos de producción de la intoxicación en el árbol respiratorio

1. Asfixia: Por desplazamiento del oxígeno.

2. Irritación local: Suele ser la acción mayoritaria.
3. Absorción del tóxico: Producirá la enfermedad no sólo en los pulmones (mecanismo de acción del CO y del cianuro; también son asfixiantes).

Clasificación de los gases tóxicos

Irritantes

Sulfuros y derivados, flúor, cloro, vapores nitrosos, amoníacos, aldehídos, fosgeno, bromuro y cloruro de metilo (Fig. 48).

Asfixiantes

Cianuros, monóxido de carbono, metano, CO_2 N_3.

Mixtos

Humos.

FIGURA 48		
Gas	**Exposición**	**Efectos principales**
Monóxido de carbono	Minas, braseros, garajes, incendios.	Asfixia química.
Cloro	Blanqueador, industria del plástico, desinfectantes.	Inflamación del tracto respiratorio, edema pulmonar.
Cianuros	Fumigación, síntesis química, industria del plástico.	Asfixia química.
Bromuro de metilo	Insecticidas, fungicida.	Coma, cefaleas, ataxia, edema pulmonar.
Vapores nitrosos	Silos, arco voltaico, producción de ácido nítrico.	Traqueobronquitis, edema pulmonar, bronquiolitis.
Sulfuros y derivados	Industria del pescado, fosas sépticas, pozos negros, minas, túneles.	Asfixia química, irritación de las vías aéreas.

26.19.5. INTOXICACIÓN MEDICAMENTOSA

- Todas las intoxicaciones medicamentosas accidentales o voluntarias son potencialmente graves, por lo que el enfermo debe ser visitado por el médico o ser trasladado con urgencia al hospital.

- No menospreciar la intoxicación por medicamentos considerados popularmente como menores: ácido acetilsalicílico, paracetamol. Pueden producir intoxicaciones o lesiones viscerales graves.

- Provocar el vómito si el medicamento se ha determinado con claridad y no ha habido ingestión asociada de otras sustancias no conocidas (el vómito sólo es efectivo en la primera media hora). El tratamiento será hospitalario.

- Atención a las constantes del paciente: pulso, respiración.

- Reanimación cardiopulmonar, si fuera necesario.

26.19.6. INTOXICACIONES EN LA INFANCIA

Las intoxicaciones infantiles merecen un apartado propio pues suponen una de las consultas más frecuentes en los servicios de urgencias. Afortunadamente, la mayoría no suelen tener graves consecuencias.

- El período de tiempo comprendido entre el primer y cuarto año de edad y la adolescencia son las etapas en las que se producen más intoxicaciones infantiles. En este último caso, hay que descartar siempre una posible motivación de carácter suicida.

- Los agentes tóxicos más comunes son los productos de limpieza y los fármacos.

- Un 85% de las intoxicaciones infantiles se producen por vía digestiva.

Medidas de auxilio

- **Atención al estado general**. Se debe prestar atención a las funciones vitales. Estado cardiorrespiratorio y de conciencia. Se practicará la reanimación cardiopulmonar, si es necesario.

- Evaluación de las posibles lesiones traumáticas asociadas.

- Siempre que sea posible (familiares, testigos, etc.) es muy importante conseguir la identificación del tóxico.

- **No provocar el vómito** cuando el producto ingerido sea desconocido o cáustico (ácido o base). En tal caso, se dará a beber leche o agua con clara de huevo (si la conciencia del paciente lo permite) para proteger las paredes del tubo digestivo.

- **Provocar el vómito** cuando se tenga la absoluta certeza de que la ingestión ha sido por fármacos (cápsulas, comprimidos, etc.). (Fig. 49)

- **Traslado urgente al hospital.**

FIGURA 49. El vómito como medida terapéutica

El vómito, cuando puede ser provocado, es mucho más efectivo que el lavado gástrico que se practicará en el hospital. Su precocidad incrementa la efectividad. Sin embargo, tiene importantes limitaciones.

La provocación del vómito está contraindicada cuando:
- Existe disminución del estado de conciencia o ésta se encuentra ausente.
- Se han ingerido productos cáusticos o existe imposibilidad de determinar el producto o productos ingeridos.
- Existe hematemesis (ver cap. 16, Hemorragias y heridas: hematemesis).
- Existen convulsiones.
- En niños de corta edad y lactantes.

26.19.7. SOBREDOSIS DE HEROÍNA

La intoxicación aguda por heroína o sobredosis de heroína es uno de los accidentes que con frecuencia tienen lugar entre la población adicta a dicha droga.

El paciente o su entorno pueden referir el accidente mediante el uso de una variada terminología: chute, caballo, pico, etc.

La sobredosis se produce como consecuencia de un incremento en la pureza de la droga no advertido por el drogadicto (incremento de componentes mórficos) y también en la inyección que sigue a una cura de desintoxicación.

Síntomas

- El propio entorno y el aspecto del paciente es a menudo orientativo (atención a la presencia de signos de pinchazos en antebrazos).
- Bradipnea (respiración muy lenta) o apnea (ausencia de respiración).
- Miosis bilateral (pupilas muy reducidas, puntiformes).
- Estado estuporoso o comatoso.

Medidas de auxilio

La atención inmediata se orientará al mantenimiento de la capacidad respiratoria y circulatoria.

- Establecer respiración artificial y, si es necesario, reanimación cardiopulmonar.

- Si el paciente mantiene un mínimo nivel de respiración, colocar en posición lateral de seguridad y controlar.

- Solicitar el traslado urgente en ambulancia, con presencia previa del médico.

- La respiración artificial boca a boca puede ser, en estos casos, desagradable en extremo. Conviene utilizar un pañuelo, paño o gasa para aislar los labios de la boca del paciente.

- Recordar siempre que gran parte de la población heroinómana es, además, VIH+, es decir, portadores o afectados por el virus del SIDA (ver cap. 16, Hemorragias y heridas: el enfermero y el SIDA).

- La heroína sigue siendo la droga más utilizada entre la población adicta, seguida por la cocaína. El uso de la vía intravenosa comporta un gran número de problemas médicos y sociales. Las infecciones suponen un alto porcentaje de ingresos hospitalarios de adictos y son consecuencia de la falta de asepsia y esterilidad del material, de la contaminación de la propia droga, de los útiles para la preparación y de la costumbre de compartir jeringas y materiales.

- Es muy elevada la incidencia de la hepatitis B. Extremar precauciones.

Cuando se actúa en estas circunstancias, pensar siempre en la posibilidad de que sea más de una sustancia la causante del proceso. Normalmente se acompaña de ingesta de alcohol importante u otros productos (drogas de síntesis, etc.) que pueden alterar los síntomas que presentan y normalmente los agravan.
Ante la posibilidad de ser portadores de hepatitis o VIH es importante intentar todas las medidas de protección personal que podamos realizar.

26.19.8. INTOXICACIÓN ETÍLICA

(ver cap. 3, Alcohol, intoxicación).

Maletín de urgencias:
- Naloxona I. v. ó S.c. (antagonista de la heroína). Cuadros tóxicos alérgicos severos.
Metilprednisolona.
Adrenalina.

26.20 *Lesiones abiertas en cavidades*

En toda lesión de una cavidad hay que proteger su contenido mediante un vendaje adecuado.

Riesgos

- Shock.
- Pérdida de conciencia.
- Infección.
- Trastornos funcionales.

Medidas de auxilio

Lesiones abiertas en el tórax
- Signos: ruidos sibilantes, aumento de la dificultad respiratoria, salida de aire a través de la pared torácica.
- Taponamiento con gasas y vendaje estéril con sujeción por varias tiras de esparadrapo.

Lesiones abiertas en el abdomen
- Vendaje oclusivo estéril de la herida sin intentar reintroducir el material eviscerado.

Lesiones abiertas en el cráneo
- Oclusión estéril de la lesión: en hemorragias del oído, apósito estéril de taponamiento, pero sin impedir el drenaje de la sangre.

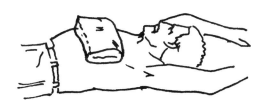
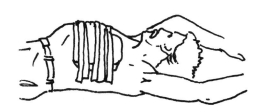

Vendaje oclusivo de fractura costal con saco de arena y tiras de esparadrapo.

26.21

Lipotimia

Desmayo, pérdida brusca de la conciencia de carácter benigno, síncope.

Causas

Producidas por factores psíquicos.
- Temor.
- Ansiedad.
- Impresiones fuertes, etc.

Producidas por trastornos cardiocirculatorios.
- Calor.
- Permanencia de pie en la misma posición.
- Cambios de posición corporal.

Producidas por trastornos neurológicos.

Síntomas

- Pérdida de la conciencia acompañada de caída súbita al suelo.
- Circulación y respiración mantenidas.
- El pulso puede ser lento al principio, tendiendo a normalizarse e incluso a convertirse en pulso rápido en la posición de acostado.

Medidas de auxilio

- La recuperación suele ser rápida y espontánea al adoptar la posición de decúbito supino con las piernas en tijera (ver Técnicas y procedimientos: posiciones de urgencia).
- Aflojar las ropas que opriman.
- Procurar ambiente puro (aire fresco).
- Controlar el pulso.
- Puede estimularse la recuperación de la conciencia mediante ligeros tirones o pellizcos en la mejilla o en el lóbulo de la oreja.
- Si la inconsciencia persiste, atención a la posibilidad de vómito.
- Traslado a un centro médico para su revisión.

La recuperación del paciente que ha perdido el conocimiento requiere mantener la postura natural de recuperación que es la de permanecer estirado en el suelo. No forzar nunca al paciente a levantarse y evitar que, una vez consciente, se incorpore con prontitud. Hacerle adoptar la posición de sentado durante unos minutos como paso previo a la incorporación. Una nueva lipotimia dará como resultado una recuperación más larga y penosa. Se han relatado casos de personas que han sufrido una lipotimia en un espacio en el que no ha sido posible estirarlos sobre el suelo y que, como consecuencia, han sufrido importantes lesiones cerebrales (p. ej., el metro de la ciudad de Tokio en hora punta).

26.22
Parto de urgencia

El parto debe ser considerado como lo que es: un fenómeno natural con el que finaliza el proceso del embarazo. No se trata de una enfermedad.

Actualmente el parto se atiende de forma óptima en el ámbito hospitalario, pero puede darse alguna ocasión en la que se deba hacer frente a la inminencia de un parto sin posibilidades de llegar a tiempo al hospital y asistirlo allá donde se produce. Esta situación es especialmente frecuente en zonas rurales.

Recuerdo anatómico y fisiológico

El *feto* (futuro recién nacido) se forma a partir del óvulo fecundado en el interior del útero de la madre. Desde el momento de la fecundación el óvulo sufre una serie de transformaciones que conducen a la formación de un nuevo ser.

El *útero* es un órgano hueco, contráctil, compuesto de fibra muscular en el que diferenciamos dos partes: el cuerpo y el cuello uterino.

En el cuerpo uterino anidará el óvulo fecundado, se desarrollará el feto y tendrá lugar la formación de la placenta, órgano donde la circulación fetal y materna establecen intercambio de gases y de sustancias nutritivas a través del cordón umbilical. Feto, placenta y cordón están recubiertos por una fina membrana llamada bolsa amniótica y sumergidos en el líquido amniótico cuya función es proteger al feto frente a posibles traumatismos externos y permitirle una movilidad en el claustro

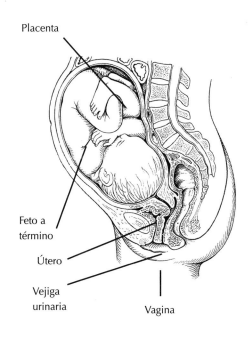

Placenta

Feto a término

Útero

Vejiga urinaria

Vagina

materno para evitar la posibilidad de aparición de deformidades por posiciones forzadas y mantenidas durante largo tiempo.

El cuello uterino permanece cerrado hasta el inicio de las contracciones uterinas, con las que se va acortando y dilatando, lo cual indica la proximidad del parto.

El fenómeno conocido popularmente como *romper aguas* es la expulsión de líquido amniótico y del tapón mucoso por la vagina. En ese momento puede afirmarse que ha comenzado el parto.

Períodos del parto

El parto se puede dividir en tres períodos:

1. Período de dilatación.
2. Período de expulsión.
3. Período de alumbramiento.

1. Inicio de la dilatación cervical como consecuencia de las contracciones uterinas. Clásicamente se reconoce el inicio de la dilatación cervical por la pérdida del tapón mucoso que ocluye el cuello uterino y sale manchado de sangre. Este período varía en intensidad y duración entre una y otra mujer (en especial entre nulíparas y multíparas) y termina cuando el cuello, ya completamente dilatado, se halla por detrás de la cabeza fetal (Fig. 1).

2. Las contracciones se hacen más enérgicas. La paciente siente la necesidad imperiosa de contraer la musculatura abdominal (pujos). Termina con la salida del feto del claustro materno (Figs. 2, 3 y 4).

3. Este período se inicia al salir el feto y se acaba al salir la placenta (Fig. 5).

Medidas de auxilio

Conducta que se debe seguir:
Ante la inminencia del parto, que puede producirse en cualquier lugar (en plena calle, en un vehículo, etc.), se seguirán las siguientes pautas de actuación:

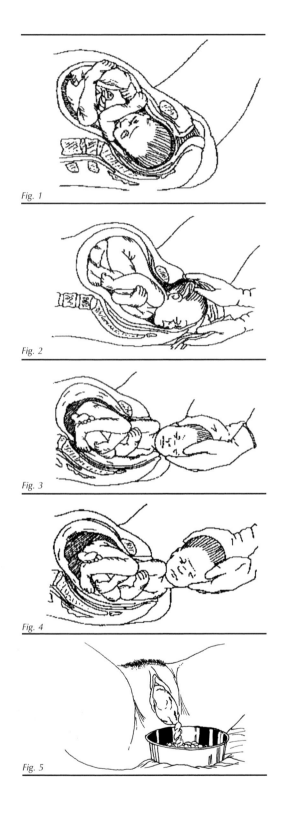

Fig. 1

Fig. 2

Fig. 3

Fig. 4

Fig. 5

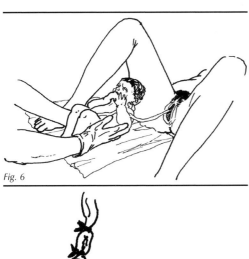

Fig. 6

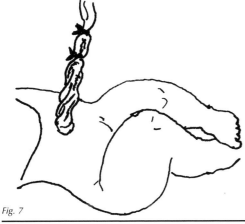

Fig. 7

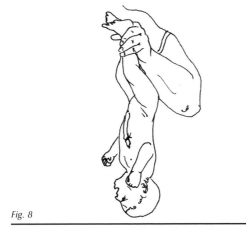

Fig. 8

1. Tranquilizar a la parturienta y evitar a los curiosos.

2. Trasladarla, si es posible, a un lugar limpio y aislado.

3. Colocar a la parturienta tendida boca arriba con las piernas flexionadas y las rodi-

llas separadas a poder ser sobre algo cómodo (cama, camilla, etc.) o si sólo es posible estirarla sobre el suelo, cubrirla con una manta, toalla o algún tejido que se tenga a mano.

4. Si es factible, el enfermero se lavará las manos con agua y jabón.

5. Una vez en posición, se recomendará a la futura madre que respire con tranquilidad y que puje cuando note la contracción hasta la aparición de la cabeza del feto. A esto se denomina coronación de la cabeza fetal. Al coronar la cabeza no se debe estirar de ella, simplemente se intentará proteger la zona perianal para evitar desgarros.

6. Cuando ya se ha producido la salida de la cabeza, comprobaremos que ningún asa del cordón rodea el cuello del feto (circulares del cordón). Si existen, deben ser liberadas deslizándolas sobre la cabeza fetal.

7. Una vez comprobado, se cogerá la cabeza con ambas manos y se tirará suavemente hacia abajo, hasta la aparición del hombro anterior. En ese instante se procederá a estirar hacia arriba al niño que saldrá con facilidad (Fig. 6).

8. Cuando se ha producido la salida del niño, se atará fuertemente el cordón umbilical por dos sitios separados entre sí unos cuatro dedos y a unos 20 cm del niño. Se seccionará entre ambos nudos con unas tijeras, cuchillo afilado u hoja de afeitar, procurando siempre que se trate de material lo más limpio posible (Fig. 7).

9. Se sostendrá el niño boca abajo, cogido por los pies y se le golpeará en la espalda con suavidad hasta que llore (Fig. 8). Inmediatamente se envolverá al niño en una sábana o manta limpia, bien abrigado y se colocará en los brazos de la madre.

10. Se esperará la salida de la placenta. Nunca se debe tirar del cordón. Si no sale en unos minutos se dará un masaje suave en la zona infraumbilical del abdomen de la madre.

Cuando la placenta haya salido se debe conservar para ser examinada en el centro (Fig. 9) al que se traslade a la madre y al niño para ser revisados por el especialista.

11. Durante el traslado se pondrá a la madre en posición horizontal; se colocarán compresas estériles sobre los genitales y se procurará que esté bien abrigada y lo más cómoda posible.

12. Si la placenta no es expulsada en un plazo de 15 o 20 minutos se procederá al traslado inmediato de la madre y del niño a un centro hospitalario.

13. La expulsión de la placenta suele acompañarse de sangrado vaginal. Se preparará a la madre para la contención de la hemorragia que puede ser abundante (ver apart. Complicaciones, en este mismo capítulo).

14. Se anotará la hora exacta del parto.

Complicaciones de la madre

Hemorragia vaginal

- Colocar una toalla o paño limpio sobre la región vulvar y mantener a la paciente con las piernas estiradas y cerradas.
- No introducir ningún tipo de compresa en el interior de la vagina.
- Mantener a la paciente (así como al recién nacido) bien abrigados.
- Aplicar un masaje suave y circular en el bajo abdomen donde se apreciará un abultamiento palpable que corresponde al útero.
- Colocar a la madre en posición anti-

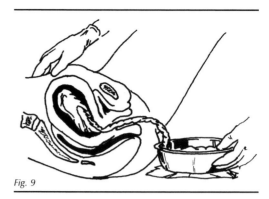
Fig. 9

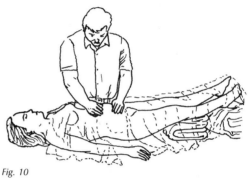
Fig. 10

shock, si fuera necesario (elevación de las piernas 45°) (Fig. 10).
- Procurar confortar a la madre: unas palabras amables, la prestación de sencillos cuidados, atención a su comodidad, abrigo, limpieza, etc. animarán considerablemente a una persona que acaba de pasar por una gran prueba física y emocional.

Complicaciones del niño

No respira

Si transcurridos más de 30 segundos tras la limpieza de mucosidades el niño no respira espontáneamente, se aplicarán las maniobras de RCP (ver cap. 25, Reanimación cardiopulmonar: lactantes y niños).

Si el aspecto del niño es flácido o moribundo se procederá también a practicar inmediatamente la reanimación cardiopul-

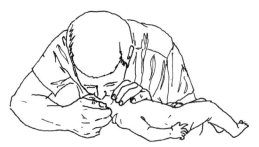

Insuflación boca a nariz.

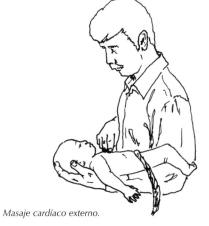

Masaje cardíaco externo.

Fig. 11. Reanimación cardiopulmonar para lactantes.

monar. Las maniobras se mantendrán hasta la llegada al centro hospitalario (Fig. 11).

Nace muerto

Algunas características ponen de manifiesto que el niño murió unas horas antes en el seno materno:
- Olor desagradable o nauseabundo.
- Ampollas cutáneas.
- La cabeza es anormalmente blanda.

No efectuar ningún intento de reanimación en tales casos.

Otras complicaciones

Parto prolongado

Si después de más de 20 o 25 minutos de contracciones separadas entre sí por 2 o 3 minutos no se produce el inicio del alumbramiento, la madre debe ser trasladada a un centro hospitalario. Es un parto prolongado que puede dar lugar a complicaciones importantes.

Embarazo ectópico

En el embarazo ectópico, el óvulo fertilizado se implanta en un lugar anómalo en lugar de hacerlo en el útero. Suele ser común la implantación en la trompa de Falopio, pero también tiene lugar en el cuello uterino, ovarios o cavidad abdominal.

Síntomas

- Dolor abdominal agudo (tratamiento quirúrgico).
- Signos de shock. Traslado urgente a un centro hospitalario.

Interrupción del embarazo. Aborto

Puede presentarse en las primeras semanas del embarazo, de forma espontánea y, en algunas ocasiones, provocado.

Síntomas

- Dolor abdominal. Contracciones.
- Hemorragia vaginal.
- Alteración del estado general.
- Vigilar signos de shock.

Medidas de auxilio

- Evacuación a un centro hospitalario.
- Taponamiento vaginal.
- Traslado en posición antishock.

26.23 *Picaduras y mordeduras*

Las picaduras o mordeduras ocasionan varios problemas, en relación a:

- La importancia de la herida producida y la posible hemorragia.
- La virulencia del veneno, cuando existe.
- La reacción alérgica (hipersensibilidad).
- El riesgo de infección (tétanos, rabia, otras).

Normas generales

- Limpiar adecuadamente la herida o punto de entrada. Lavado abundante con agua y jabón.
- Cubrir con un apósito limpio.
- No cerrar nunca la herida (p. ej., con esparadrapo a modo de sutura), ya que son heridas que se infectan con extraordinaria facilidad.
- Mantener elevada la parte afectada y trasladar con inmovilización.
- Control médico (es necesaria la vacunación antitetánica y, en algunos casos, vacunación antirrábica).

Mordedura de serpiente

En España, los casos más graves son los producidos por la mordedura de los diversos tipos de víbora. En personas sanas pueden llegar a producir shock y, tan sólo en casos extremos (niños muy pequeños, ancianos, enfermos) la muerte. Cabe recordar que no siempre se ve a la serpiente o se siente la mordedura, por lo que el edema o inflamación de una extremidad que aparece tras un paseo por el campo puede considerarse una potencial mordedura de víbora y requiere observación clínica (ver anexo 4).

Síntomas

- Dolor intenso en el lugar de la mordedura.
- Inflamación de la zona circundante en mayor o menor extensión.
- En general, dos puntos de mordedura simétricos, a 1 cm de distancia. En ocasiones, no se aprecian los dos puntos, sólo uno e incluso no se observa puerta de entrada alguna. En ocasiones, la mordedura no implica inoculación de veneno. En un 30% de los casos, no se produce envenenamiento.

Medidas de auxilio

- No caer en el pánico que provoca la situación en la víctima y sus acompañantes.
- Limpiar y desinfectar la herida.

- Efectuar un vendaje compresivo e inmovilización de la extremidad.

- Tranquilizar al paciente y trasladarlo al hospital.

- No se recomienda efectuar la succión del veneno. Casi nunca supone beneficio para el paciente.

Picaduras de insectos

Son debidas, por lo general, a avispas o abejas. También producen picaduras importantes el escorpión y la escolopendra (ciempiés). Las picaduras múltiples de himenópteros (abejas, avispas) pueden producir shock grave (ver anexo 4).

Síntomas

3 Signos locales (dolor, enrojecimiento, picor, inflamación).

Medidas de auxilio

- Si el aguijón permanece clavado, extraerlo sin oprimirlo.
- Lavado de la herida con agua amoniacal (abejas) o con agua con bicarbonato sódico (avispas).
- Puede aplicarse frío local.
- Desinfección de la herida.

Si por razones de hipersensibilidad particular o por picaduras múltiples aparecen signos de afectación general como picor generalizado, urticaria o dificultad respiratoria, se trasladará al afectado con urgencia al hospital, atendiendo al estado cardiorrespiratorio (reanimación cardiopulmonar, si es necesario). Más de 30 picaduras en un adulto sano requieren control médico.

Picaduras de animales marinos

Las más importantes son las causadas por picadura de pez araña, escórpora, erizo de mar y medusas.

Síntomas

- El síntoma principal es el dolor, que puede ser muy intenso en el punto de la picadura.

Medusas

Las medusas son invertebrados marinos, gregarios, que se desplazan flotando en bancos y que, en ocasiones, cubren grandes extensiones de mar. Se encuentran provistas de unos filamentos venenosos e inoculan dicho veneno por contacto (Otros invertebrados como las actinias y las anémonas producen picaduras y efectos similares).

Síntomas

- Lesiones cutáneas con edema, vesículas azuladas y dolor similar al producido por una quemadura.

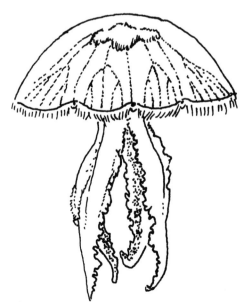

Medusa.

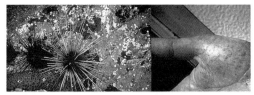

Erizo de mar.

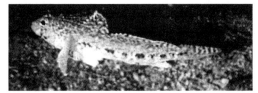

Pez araña.

- En raras ocasiones pueden provocar reacciones graves por hipersensibilidad.

Medidas de auxilio

- Lavado abundante con agua de mar, vinagre o alcohol (el agua dulce no es eficaz en esta primera fase) durante un período prolongado (20/30 minutos).
- Si existen, se retiran los restos del animal (con guantes o pinzas). Lavado con agua y jabón.
- Aplicación de frío seco.
- No es conveniente tapar las lesiones.

Erizo de mar

El erizo de mar, equinodermo muy común en las costas rocosas, está constituido por un caparazón calcáreo completamente recubierto de púas. Hay erizos que no son venenosos, pero la inclusión de sus púas en la piel (en general al pisarlo por descuido) es muy dolorosa. Por otra parte, al ser púas muy quebradizas quedan con facilidad enterradas debajo de la piel, lo que incrementa la dificultad de la extracción.

Medidas de auxilio

- Retirar las púas con unas pinzas de punta fina con cuidado, procurando que no se rompan durante la extracción. Si ésta no es inmediata, humedecer bien la piel antes de proceder.
- Lavar y desinfectar las pequeñas heridas.
- Solicitar atención especializada cuando la extracción resulte dificultosa.

Pez araña

El pez araña es un pequeño pez que vive enterrado en los fondos arenosos, a poca profundidad. El extremo anterior de su aleta dorsal dispone de un aguijón mediante el cual inyecta un veneno neurotóxico cuando es pisado.

Produce edema local que puede extenderse a la pierna e intenso dolor en la región adyacente.

Medidas de auxilio

- El tratamiento consistirá en la extracción de los cuerpos extraños superficiales, si los hubiera, después limpiar y desinfectar la herida.
- El tratamiento del edema local y del dolor debe ser aplicado por el médico. La aplicación de calor en el punto de picadura alivia el dolor y limita el efecto del veneno (toxinas termolábiles).

En todos los casos en que se ha producido picadura o mordedura animal (o humana) es necesaria la profilaxis antitetánica. En algunos pacientes es necesaria la profilaxis antirrábica. Siempre debe haber control médico.

Maletín de urgencias:
- Control médico
- Metilprednisolona
- Antihistamínicos
- AINE's

Mordeduras

Las mordeduras causadas por animales suelen tener lugar en las extremidades inferiores. En los niños pequeños, sin embargo, la incidencia de las mordeduras suele ser superior en la cabeza. En tales casos es necesario descartar que se haya producido herida o penetración ósea.

Además de los efectos traumáticos, los riesgos que conllevan las mordeduras de un animal no venenoso son tres:

1. Infección.
2. Tétanos.
3. Rabia.

- Las mordeduras de animales o humanas no se considerarán nunca heridas limpias, por lo que siempre existe la necesidad de una correcta profilaxis antitetánica (ver cap. 16, Hemorragias y heridas: tétanos).

- Debe practicarse vacunación antirrábica cuando el herido haya sido agredido por un animal enfermo de rabia, cuando no haya podido controlarse el animal agresor y sea potencialmente portador de la rabia, por animales salvajes o cuando existan brotes declarados de rabia en la zona.

- El riesgo de infección varía según la región anatómica en que se ha producido la lesión: es máximo en las manos (30%) y mínimo en la cara (1,4 a 5,8%), que es mucho más resistente a la infección.

- La mordedura humana es una herida seria, especialmente en las manos, pues inocula gran variedad de microorganismos.

- La importancia de las mordeduras según la especie agresora y en relación con el riesgo de infección es la siguiente, de mayor a menor riesgo:
a) Mordedura de gato doméstico (alto riesgo).
b) Mordedura humana.
c) Mordedura de perro doméstico.
d) Mordedura de mono (prosimios, simios y primates).
e) Mordedura de cerdo.
f) Mordedura de roedores domésticos (bajo riesgo).

- Las mordeduras múltiples y las causadas por grandes felinos, grandes reptiles, cánidos de gran tamaño, tiburones, morenas u otros animales de potente mordedura, son graves por la importante destrucción de tejidos, hemorragia, posibles fracturas asociadas y riesgo de shock e infección.

- La mordedura que presenta mayor riesgo de infección es la mordedura punzante, es decir, aquella en la que un colmillo penetra profundamente en los tejidos a través de una pequeña puerta de entrada.

Medidas de auxilio

- Limpiar la herida mediante irrigación abundante con agua y jabón o suero fisiológico.
- Cubrir la zona con apósito limpio.
- Consultar con el médico para evaluar el riesgo de infección (necesidad de antibióticos), profilaxis antitetánica (vacunación), rabia y tratamiento quirúrgico definitivo.
- **No cerrar nunca** una herida por mordedura (sutura provisional con esparadrapo), pues se potencia considerablemente el riesgo de infección.

La mordedura puede requerir incluso hospitalización cuando se trata de:
- Mordedura humana de 12 o más horas de evolución.
- Con presencia de claros signos de infección.
- Con pérdida significativa de tejido o mutilación.
- Con deterioro de una cápsula articular,

tendón o fractura.

- Paciente incapaz de cuidar de sí mismo o bajo los efectos del alcohol o las drogas.

- Paciente inmunodeprimido.

Rabia

La rabia es una encefalitis vírica mortal que se transmite a través de la saliva. El tratamiento es preventivo, mediante vacunación cuando se prevé la existencia de riesgo (profesional, viajes, etc.) o tras la mordedura de un animal sospechoso.

Síntomas

- La incubación de la enfermedad no produce síntomas y dura entre una semana y un año.

- Suele iniciarse con alteraciones de la conducta.

- Evoluciona en forma de cuadro infeccioso grave, espasmos musculares dolorosos y sensibles a la menor estimulación (hidrofobia, aerofobia).

- Acusada sialorrea (producción de saliva), coma, parálisis o, por el contrario, excitación que precede a la muerte.

Medidas de auxilio

- El enfermero, en caso de mordedura sospechosa, deberá limpiar profusamente la herida, desinfectarla y sin cerrarla, remitir inmediatamente el paciente al hospital.

- Si es factible se debe conservar el animal agresor o sus restos (cabeza), para la identificación de la infección.

26.24 *Quemaduras y caustaciones*

Lesión de los tejidos causada por la acción térmica derivada de cualquier fuente de calor, productos químicos, electricidad u otros agentes cauterizantes.

Clasificación

Las quemaduras se clasifican según diversos parámetros. Los principales son la extensión y la profundidad (Fig. 1).

Extensión

- Leves < 15%.
- Moderadamente graves < 25%.
- Graves > 25%.
- Muy graves > 50%.

Profundidad

- **Primer grado:** Quemadura leve o escaldadura que produce simplemente un enrojecimiento de la piel sin aparición de ampollas. Existe gran sensibilidad dolorosa.
- **Segundo grado:** La dermis se ve afectada por la quemadura y existen ampollas o flictenas y mayor destrucción de la superficie de la piel.
- **Tercer grado:** Destrucción en profundidad de la piel y sus estructuras. Piel seca, dura, correosa y, en ocasiones, blanquecina y translúcida. No produce dolor por la destrucción de las terminaciones nerviosas.

Signo del pelo: Si se estira un pelo que permanece en la zona quemada y éste se desprende de su folículo con gran facilidad, se trata de una quemadura profunda.

Valoración de la extensión

La regla de los nueves o de Wallace (Fig. 2) es un método muy adecuado para valorar la extensión de la quemadura. Según este sistema, las diferentes partes del organismo son valoradas en %, según sigue:

Cabeza y cuello = 9%.
Tronco (cada mitad anterior o posterior) = 18%.
Extremidades inferiores:
- Muslo = 9%
- Pierna (6) + pie (3) = 9%

Extremidades superiores:

- Brazo (3) + antebrazo (3) + mano (3) = 9%.

Genitales, periné = 1%

Otro método sencillo y fácil de recordar es aquel en el que se considera que la superficie de la palma de la mano del paciente es equivalente al 1% de su superficie corporal. Así, por superposición o valoración estimativa puede calcularse la extensión de la quemadura con buena aproximación (Fig. 3).

En ocasiones resulta más práctico (quemaduras muy extensas) valorar la superficie no quemada, la cual por su menor extensión facilita el cálculo.

Pronóstico

El pronóstico de las quemaduras está en relación directa con diversos factores:
- Extensión.
- Profundidad.
- Edad (peor pronóstico en niños y ancianos).
- Enfermedades de base.
- Zona del cuerpo quemada (cara, cuello, articulaciones, genitales).
- Complicaciones (pulmonares, renales, etc.).

Medidas de auxilio

- Proporcionar de inmediato el máximo bienestar.

a) Sumergir la parte quemada en agua fría.

b) Colocar gasas húmedas sobre la quemadura.

c) No aplicar hielo directamente sobre el área quemada.

- Limpiar bien.
- Vendaje limpio, moderadamente compresivo.
- No reventar ampollas. No aplicar pomadas ni antisépticos colorantes.

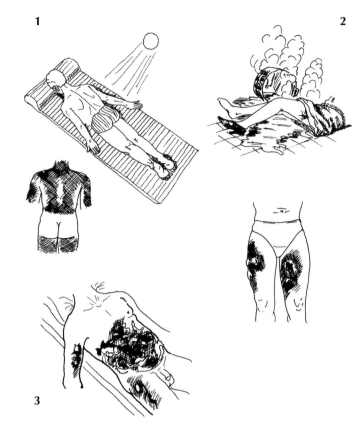

Fig. 1. Quemaduras de primero, segundo y tercer grados.

- Valoración del estado general. Atención a la amenaza de shock.
- Atención a la respiración y a la circulación.
- Evitar el enfriamiento cutáneo general.
- Trasladar a un centro hospitalario. Los grandes quemados deben ser trasladados muy abrigados para evitar el riesgo de hipotermia. Si el traslado se prevé que se prolongue más de media hora, debe hidratarse al paciente dándole a beber agua o una solución de agua con una cucharada de sal y 2 o 3 cucharadas de azúcar.

Maletín de urgencias:
- *O2*
- *Vía endovenosa*
- *Fluidoterapia endivenosa*

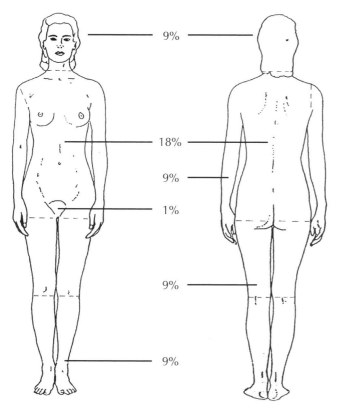

Fig. 2. Regla de los nueves o de Wallace.

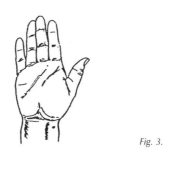

Fig. 3.

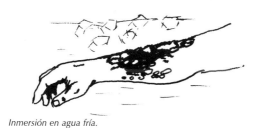

Inmersión en agua fría.

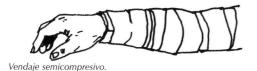

Vendaje semicompresivo.

Fig. 4. Medidas básicas.

Quemaduras por productos químicos o causticaciones

Otro tipo de quemaduras son las producidas por agentes químicos y se denominan quemaduras químicas o causticaciones. Son muy corrientes en el ámbito laboral y en el hogar (productos de limpieza).

Se deben a la acción corrosiva sobre la piel de los productos cáusticos. Estos productos producen la coagulación de las proteínas de las células y, por ello, la muerte celular.

Estos productos actúan progresivamente, por tanto, aunque la lesión parezca superficial, el producto sigue actuando en profundidad hasta su completa eliminación. De ahí la importancia de una rápida actuación para frenar el proceso destructivo. El pronóstico es el mismo que el de las quemaduras normales. La unión del producto con los líquidos corporales agrava el pronóstico.

Medidas de auxilio

- Lavar abundantemente con agua (de 15 a 20 minutos). (Fig. 5)
- Dado que la ropa queda impregnada del cáustico, se cortará con gran cuidado, excepto la que se encuentra adherida a la piel, que se retirará en el centro médico.
- Con un trapo o toalla limpia, si se dispone de ellos, hay que secar la piel con mucha suavidad.

Es conveniente conocer la naturaleza del cáustico. Si se trata de un álcali, habrá que aplicar una solución acidulada (agua con limón o vinagre). Si se trata de un ácido, se aplicará una solución básica (agua jabonosa o agua con bicarbonato).

Ante la duda, utilizar sólo agua y trasladar con urgencia a un centro médico.

Causticaciones oculares

El ojo es muy sensible. Hay productos como la lejía, que no afectan la piel, pero sí la mucosa ocular. En este caso hay que *lavar profusamente con agua* (20 minutos o más).

Se tapará el ojo y se trasladará al accidentado a un centro médico.

En toda causticación, los primeros auxilios revisten gran importancia. Ni los mejores cuidados médicos posteriores recuperarán lo que se ha perdido a consecuencia de unos primeros auxilios incorrectos. (Fig. 6)

No olvidar que toda quemadura es susceptible de requerir vacunación antitetánica.

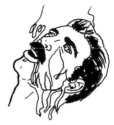

Fig. 5. Irrigar abundantemente con agua (20 minutos).

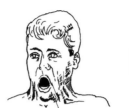
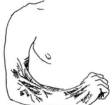

Fig. 6. Ejemplos de secuelas de quemaduras o caustaciones importantes.

26.25 *Reanimación cardiopulmonar básica (RCP)*

(Ver anexo en la pág 233: Recomendaciones 2000)

Serie de maniobras destinadas a mantener a un grado compatible con la vida la respiración y la circulación de una persona que haya sufrido un paro cardiocirculatorio.

Introducción

La aplicación rápida, apropiada y efectiva de la RCP guarda relación directa con un pronóstico favorable.

A pesar de que la falta de irrigación cerebral durante más de 4-6 minutos puede suponer lesiones irreversibles, existen diversos factores que pueden variar el pronóstico: edad, causa del paro, temperatura, circunstancias clínicas.

Aplicar la RCP hasta que se consiga estabilizar el sistema cardiopulmonar o el paciente sea considerado muerto o no pueda continuarse la RCP (circunstancias insalvables, agotamiento del reanimador).

Insistir especialmente en pacientes en estado de hipotermia profunda o tras prolongado período de inmersión en agua fría. Se han conseguido reanimaciones completas sin secuelas tras 3 horas de RCP en estos

casos (Robert M. Rogers, profesor de medicina y anestesiología, Universidad de Pittsburgh, EE.UU.).

Categorías de RCP

Básica: Suministro con urgencia de ventilación y perfusión sistémica adecuadas, sin el apoyo de materiales ni fármacos.

Avanzada: Asistencia vital cardíaca avanzada.

Objetivos

1. Establecer un grado cardiorrespiratorio suficiente para conseguir un aporte mínimo y mantenido de oxígeno a las células del organismo.

2. Recuperación del ritmo por parte del paciente.

Etapas

1. Establecer la ausencia de reacción de

la víctima: golpes, sacudidas, gritos, etc.

2. Reclamar ayuda y anotar la hora exacta del paro.

3. Colocar la víctima en posición horizontal sobre una superficie dura.

4. Aplicar las tres fases de la RCP:

a) Liberar las Vías Aéreas (Airway).

b) Instaurar la Respiración (Breathing support).

c) Instaurar la Circulación (Circulation support).

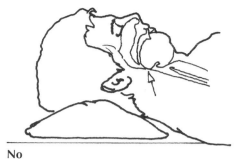

No

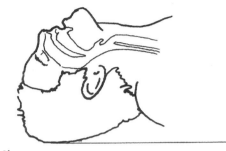

Si

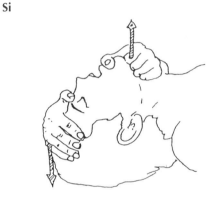

Cuándo aplicar la RCP

La respiración artificial *boca a boca* es el método de elección cuando se mantiene el pulso carotídeo y la víctima no respira o lo hace de forma muy débil o irregular. Frente a esto debe iniciarse la respiración artificial cuanto antes. **Cada segundo es valioso.** Cuanto menos se demore su aplicación mayores serán las posibilidades de éxito.

Fases:

a) Liberación de las vías aéreas.

b) Respiración artificial boca a boca.

c) Masaje cardíaco externo.

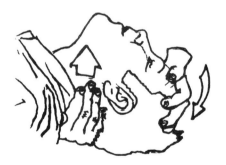

Hiperextensión de la cabeza.

26.25.1. PRIMERA FASE DE LA RCP (A): LIBERACIÓN DE LAS VÍAS AÉREAS O TRIPLE MANIOBRA DE LA VÍA AÉREA

- Inclinar la cabeza hacia atrás.

- No colocar nada debajo de la cabeza del accidentado.

Hiperextensión de la cabeza

Colocar una mano sobre la frente y otra sobre el mentón. Esta última no debe comprimir el cuello.

Variante: Una mano sobre la frente y la otra por debajo del cuello, cerca de la nuca. La primera maniobra (mano al mentón) es preferente porque facilita un mejor control para la abertura de la boca.

Si existe sospecha de una posible lesión medular la hiperextensión de la cabeza está absolutamente contraindicada. Su realización podría causar una sección medular completa con resultado de cuadriplejía irreversible (parálisis por debajo del punto de sección). También cuando se trata de un lactante se evitará la hiperextensión extrema.

Abertura de la boca

La hiperextensión de la cabeza provoca, por sí misma, una ligera abertura de la boca. El pulgar de la mano que sostiene el mentón ejerce presión sobre éste hacia el pecho para abrir la boca. Es suficiente una abertura del grosor de un dedo. Una gran abertura de la boca resulta otra obstrucción por relajación de la tensión del cuello. Si la abertura de la boca resulta difícil se utilizará la más idónea de las técnicas que se exponen a continuación.

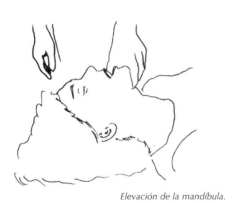

Elevación de la mandíbula.

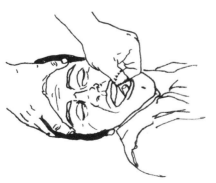

Maniobra de los dedos cruzados.

Si, pese a la ejecución correcta de las maniobras citadas para la abertura de la vía aérea, ésta sigue obstruida o se sospecha la presencia de algún cuerpo extraño, proceder a forzar la abertura de la boca para extraerlo.

La abertura de la boca se puede conseguir mediante alguno de los tres sistemas siguientes:

Método de los dedos cruzados

Es eficaz sobre una mandíbula moderadamente relajada. Se introduce el dedo índice en la comisura de la boca y se mantiene presionado contra los dientes superiores; se presiona con el pulgar, cruzado sobre el índice, sobre los dientes inferiores manteniendo la boca abierta. Los dedos cruzados se situarán lo más lateralmente posible para permitir el paso a las pinzas o al dedo de limpieza de la otra mano.

Método del dedo detrás de los dientes

Puede ser eficaz en una mandíbula tensa que no permite la abertura por delante. Se introduce el dedo índice en la boca entre la mejilla y los dientes. La punta del dedo busca el último molar y ejerce presión sobre la mandíbula detrás de dicho molar.

Maniobra de elevación de la lengua y la mandíbula

Para una mandíbula bien relajada. Se coloca el pulgar dentro de la boca y la garganta y con la punta se eleva la base de la lengua. Los otros dedos agarran la mandíbula a la altura de la barbilla y la elevan hacia delante.

Maniobras para la abertura y sondeo de la boca

En ocasiones, la hiperextensión de la cabeza y la abertura de la boca conducen a la recuperación espontánea de la respiración por parte del paciente. Si así no fuera, tras una rápida comprobación, se debe proceder a la subluxación mandibular.

Subluxación mandibular

En un cierto número de pacientes (del 7 al 9%, según Safar) no se consigue la abertura de la vía aérea mediante las dos primeras maniobras descritas. Debe llevarse a cabo, entonces, la maniobra de subluxación de la mandíbula.

Pese a que se trata de una maniobra difícil, puede aprenderse y ser ejecutada perfectamente con cierta práctica.

Si la respiración es espontánea, el enfermero se colocará a la cabecera del paciente. Se toma la rama ascendente de la mandíbula (que va del ángulo mandibular a la oreja), se utilizan los dedos 2.º al 5.º o 2.º al 4.º de ambas manos y se tira con fuerza hacia arriba. Con esto se procura el desplazamiento de la mandíbula para que los dientes inferiores queden colocados delante de los superiores. Posteriormente se lleva el labio inferior hacia atrás. No debe ejercerse presión sobre la rama horizontal de la mandíbula porque se puede volver a cerrar la boca. Esta maniobra proporciona un acceso suficiente a la vía aérea superior en la mayoría de los casos.

El procedimiento es doloroso, por tanto, sirve también para valorar el estado de conciencia del paciente: si éste no ofrece resistencia alguna a la maniobra, puede asegurarse que se encuentra en coma.

En el paciente relajado también puede luxarse la mandíbula tirando de ella con el pulgar dentro de la boca. No se debe utilizar este método en pacientes con capacidad de reacción, pues pueden morder el pulgar.

Estos tres procedimientos descritos componen la **Triple Maniobra de la Vía Aérea**.

Limpieza manual de la vía aérea (limpieza manual de boca y faringe)

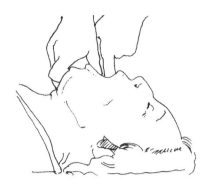

Sondeo de limpieza con los dedos.

Limpieza de líquidos y secreciones con uno o dos dedos. Se cubrirá el dedo o los dedos con una gasa o un paño, si se cree conveniente. Se debe sujetar adecuadamente para evitar que la gasa suelta se convierta en un nuevo cuerpo extraño y retrase la limpieza. Con ambos dedos (índice y medio) envueltos se retirarán los cuerpos extraños líquidos. Para retirar cuerpos extraños sólidos se utiliza el dedo índice en forma de gancho o los dedos índice y medio como pinzas. Se debe ser cauteloso para no introducir el cuerpo extraño más profundamente.

Drenaje de líquidos mediante lateralización. Puede intentarse la limpieza de líquidos situados en la faringe mediante la

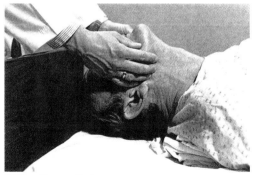

Subluxación mandibular.

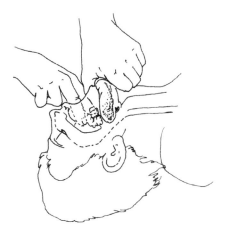

Limpieza de secreciones bucofaríngeas.

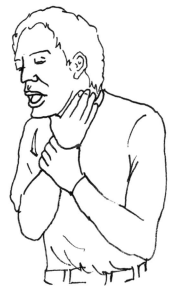

Signo universal.

lateralización de la cabeza y drenaje por gravedad.

En accidentados de los que se sospeche lesión medular, será necesario contar con ayuda para proceder a girar al paciente completo (no sólo la cabeza). Respetar el eje cabeza-cuello-tronco.

Eliminación de cuerpos extraños mediante maniobras de compresión

Maniobra de Heimlich. La obstrucción

propiamente dicha de las vías aéreas suele ocurrir, generalmente, durante una comida. Ante la presencia de una persona con súbita obstrucción parcial (tos violenta y dificultosa) o completa (no puede hablar ni toser), pronto cianótico y que manifiesta la gravedad del cuadro con la expresión y, por lo común con el signo de la mano al cuello o signo universal, cualquier medida desesperada puede estar justificada.

Síntomas

1. El enfermero presencia el momento en el que se produce la ingestión del cuerpo extraño.

2. El paciente, consciente aún, no puede hablar ni toser y manifiesta su estado de ahogo, generalmente llevándose la mano al cuello. La expresión es de gran angustia y de situación vital gravísima.

3. La inconsciencia, en este estado sobreviene en 1 o 2 minutos.

4. Si el paciente ya está inconsciente, es síntoma evidente de obstrucción el hecho de que, pese a haber realizado todas las maniobras de liberación de las vías aéreas, no se consigue insuflar aire en los pulmones de la víctima.

Medidas de auxilio

Si el paciente está consciente debe animársele enérgicamente a toser; si en cuestión de segundos no se produce la tos:

- Solicitar del paciente la abertura de la boca e intentar extraer el cuerpo extraño (pudiera haberse movilizado por los intentos de tos, facilitando su extracción). Si ello no se consigue:

- Aplicar al paciente 4 o 5 compresiones abdominales procurando la inclinación de éste hacia delante. Si aún no se libera el cuerpo extraño:

- Intentar nuevamente la extracción manual y, si fracasa, proceder nuevamente a golpear y comprimir.

Si el paciente está inconsciente, colocarlo en el suelo, en posición horizontal e intentar la ventilación mediante el boca a boca. Si el resultado es infructuoso, intentar extraer el cuerpo extraño con los dedos. Si persiste la oclusión se aplicarán 4 o 5 compresiones en la boca del estómago, **por debajo del apéndice xifoides**, o torácicas a modo de masaje cardíaco.

La secuencia puede repetirse indefinidamente durante 3 o 4 minutos para proseguir a continuación con la respiración artificial boca a boca o RCP (tras comprobación del pulso carotídeo), con la esperanza de que la obstrucción no sea absoluta y permita el paso de una mínima cantidad de aire que mantenga la vida de la víctima hasta la llegada de personal especializado.

Consideraciones especiales

En **embarazadas** o en **pacientes muy obesos** aplicar compresiones torácicas, por encima del apéndice xifoides, en la posición que se adopta para el masaje cardíaco externo.

Para aplicar los golpes en la espalda girar al paciente hacia el enfermero, apoyándolo sobre las rodillas. Golpear con fuerza, con el talón de la mano, sobre la columna vertebral entre las escápulas.

El recurso a la traqueotomía queda reservado al personal entrenado (quirófanos, UCIS, urgencias, etc.). La supuesta espectacularidad de sus resultados sólo se obtiene cuando se sabe efectuar y su aplicación por inexpertos en casos desesperados conduce a complicaciones insuperables.

26.25.2. SEGUNDA FASE DE LA RCP (B): RESPIRACIÓN ARTIFICIAL BOCA A BOCA

Si a pesar de haber obtenido una vía aérea permeable la respiración sigue ausente o es muy débil o irregular, se procederá a la aplicación de la respiración artificial.

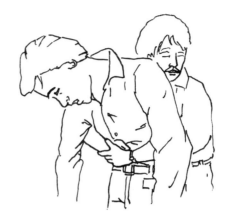

Maniobra de Heimlich en posición de pie.

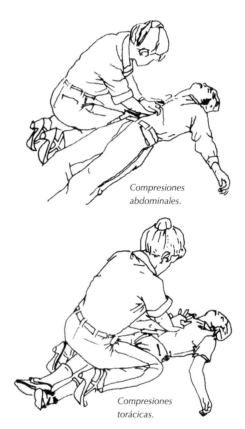

Compresiones abdominales.

Compresiones torácicas.

Maniobra de Heimlich (accidentado inconsciente).

Cómo saber que existe ausencia de respiración:

- Observación del tórax: *no hay evidencia de movimiento torácico.*
- Audición del murmullo inspiratorio y espiratorio: *no existe.*

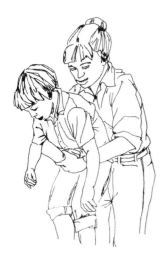

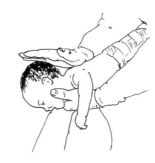

Maniobra de Heimlich en niños pequeños. Percusión del lactante (en este caso no se debe comprimir)

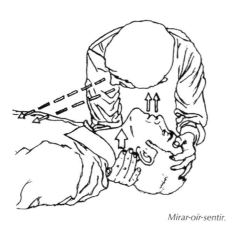

Mirar-oír-sentir.

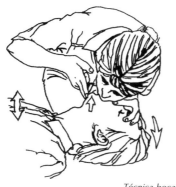

Técnica boca a boca.

- Sensación de aire espirado sobre la mejilla: *no existe*.

Así pues, para comprobar la existencia o no existencia de respiración se procederá a:

Mirar-Oír-Sentir:

- Observar los movimentos torácicos (mirar).

- Intentar oír los sonidos producidos por el aire en boca y nariz (oír).

- Acercar la mejilla a la nariz de la víctima para captar el aire espirado (sentir).

El resultado será:

- **Respira:** Colocar en posición lateral de seguridad.

- **No respira:** Iniciar inmediatamente la respiración artificial.

Técnica de la respiración artificial boca a boca

- Colocar la cabeza en hiperextensión (atención al paciente traumatizado).

- Situarse de rodillas al lado de la víctima. Apretar la nariz de la víctima con los dedos y aspirar profundamente.

- Aplicar la boca alrededor de la boca de la víctima sellándola con los labios (intercalar gasas o un pañuelo si la acción resulta desagradable).

- Soplar para introducir aire en los pulmones de la víctima.

- Observar la elevación del pecho de la víctima para comprobar que el aire penetra efectivamente.

- Retirar ligeramente la boca para permitir el vaciado de los pulmones de la víctima. El tórax se deprime ligeramente.

- Aspirar y volver a introducir aire en los pulmones de la víctima.

Cadencia rítmica para la respiración artificial

- Se debe introducir el aire de forma rítmica, a razón de aproximadamente 12 veces por minuto, es decir, una insuflación cada 4 segundos.

- No insuflar realizando un gran esfuerzo, pues el enfermero se agotaría de forma prematura.

- Continuar hasta la llegada de ayuda, hasta que la víctima respire espontáneamente por sí misma o hasta la propia extenuación.

Variante: Boca a nariz.

Si se encuentra algún obstáculo en la boca o es imposible abrirla debe pasarse a insuflar boca a nariz:

- Colocar la mano en la barbilla de la víctima.
- Mantener cerrada la boca con el pulgar.
- Efectuar una inspiración profunda. Rodear la nariz de la víctima con la boca e insuflar.
- Si es posible, abrir la boca de la víctima durante la espiración de ésta.

Tanto con una como con otra técnica, comprobar el pulso carotídeo después de dos insuflaciones profundas. Si existe pulso continuar con la secuencia expresada (12 insuflaciones por minuto).

Si existe ausencia de pulso, combinar la respiración artificial con el masaje cardíaco externo, lo que supone efectuar la **RCP Básica completa** (ver apart. siguiente).

26.25.3. TERCERA FASE DE LA RCP (C): MASAJE CARDÍACO EXTERNO

Ante un paro cardíaco por cualquier causa debe instaurarse rápidamente la circulación artificial o masaje cardíaco externo, que se combinará con la respiración artificial. Es lo que se denomina **Reanimación cardiopulmonar** o **RCP básica**.

El paro repentino y completo de la circulación produce inconsciencia en unos 15 segundos, electroencefalograma isoeléctrico (plano) en 15-30 segundos, respiración agónica, apnea (ausencia de respiración) y dilatación pupilar máxima en 30-60 segundos.

Comenzar de inmediato la RCP, por que si su instauración se demora más de 5 mi-

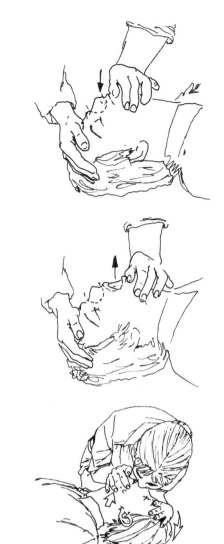

Técnica boca a nariz.

nutos, existen pocas posibilidades de recuperación sin secuelas a consecuencia de la hipoxia (ausencia de oxígeno) cerebral. Este período de tiempo es ligeramente superior en pacientes hipotérmicos (temperatura corporal muy baja) y en niños pequeños.

Cómo determinar que se ha producido paro cardíaco. Síntomas

El paro cardíaco se determina por las siguientes condiciones:
- Inconsciencia.

- Apnea o respiración boqueante.
- Apariencia de muerte (cianosis o lividez).
- Ausencia de pulso en las grandes arterias.

El signo más importante de todos ellos es la ausencia de pulso palpable en una arteria central, como la femoral o la carótida. Esta última es la arteria de elección y su pulso se localiza en el cuello. La ausencia de pulso en la carótida obliga a practicar de inmediato la **RCP**.

Localización del pulso carotídeo

- Mantener el cuello de la víctima en extensión con una mano sobre la frente.
- Explorar el lado del cuello más próximo al enfermero.
- Colocar los dedos índice y medio sobre la laringe del paciente (sobre la nuez). Deslizar los dedos hacia nosotros, con suavidad, hasta encontrar el surco entre la laringe y el músculo esternocleidomastoideo y presionar suavemente hasta encontrar el

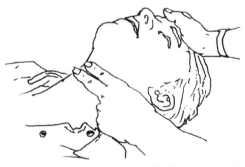

A. Localizar la nuez en el centro del cuello. Cuello en extensión.

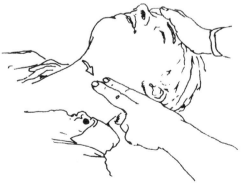

B. Deslizar los dedos hasta el surco por donde circula la carótida. Presionar suavemente con las yemas de los dedos.

pulso.
- El pulso se palpa con las yemas de los dedos mejor que con las puntas.
- La presión aplicada será suave para no ocluir la carótida.
- Palpar el tiempo suficiente para evitar el error inducido por una frecuencia cardíaca muy baja.

La ausencia de pulso carotídeo o femoral es el signo clave para comenzar de inmediato la RCP. No se debe esperar a que se produzca la dilatación pupilar, ya que ésta se produce más tarde e implica una pérdida de tiempo injustificable.

Mecanismo de acción

La circulación artificial se produce expulsando la sangre del corazón mediante su compresión entre el esternón (en el pecho) y la columna vertebral (en la espalda). La expulsión de esta sangre del corazón, de los pulmones y de los grandes vasos proporciona una circulación sistémica (en todo el organismo) y pulmonar reducida, pero compatible con la vida.

Al liberar la presión producida por la compresión, la elasticidad de las paredes torácicas hace que el tórax se expanda y el corazón se llene de sangre. También se produce la oxigenación de la sangre en los pulmones (ventilados mediante la respiración artificial). El valor circulatorio representa algo menos del 30% normal. Sin embargo, este mínimo grado de perfusión supone el mantenimiento con vida de una persona que, de otro modo, moriría irremisiblemente en pocos minutos.

Técnica de ejecución

Localización del punto de compresión

Para que la compresión del corazón sea eficaz, ésta debe ejercerse exactamente en la porción inferior del esternón, sin lesionar el apéndice xifoides que es el extremo óseo del esternón, pero de consistencia mucho más débil.

La localización del xifoides es fácil si se palpa desde el vientre (a lo largo de la línea media) en dirección a la cabeza o bien siguiendo el reborde costal hasta el centro del tórax.

El punto de presión puede ser localizado de dos modos:

a) Identificar por palpación el apéndice xifoides en la parte inferior del esternón y el hueco supraesternal en la porción superior del esternón. El punto de presión corresponde al punto medio entre ambos.

b) Palpar la base del apéndice xifoides y colocar 2 dedos inmediatamente por encima de aquélla. Sin levantar los dedos, colocar a continuación el talón de la otra mano adyacente al dedo superior. El talón de la mano se encuentra ahora situado sobre el punto de presión.

Ejecución

1. Colocarse en cualquiera de los dos lados del paciente.

2. Localizar el apéndice xifoides.

3. Colocar el talón de la mano izquierda (zurdos, derecha) sobre el punto de presión y el talón de la otra mano sobre la primera. Entrelazar los dedos y separarlos del tórax. Sólo el talón de la mano izquierda establece contacto.

4. Presionar el esternón 4 o 5 cm en dirección a la columna vertebral. No aplicar más fuerza que la necesaria para realizar este movimiento.

5. Comprimir el esternón en menos de un segundo. La relación entre compresión y relajación debe ser 1:1.

6. Los brazos deben permanecer verticales, extendidos (incluyendo los codos) y perpendiculares al punto de presión. Así se

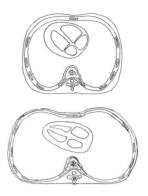

Mecanismo de acción del masaje cardíaco externo. El corazón, comprimido contra las estructuras óseas de la espalda, expulsa la sangre contenida en su interior. En la relajación, las cavidades cardíacas se rellenan de nuevo.

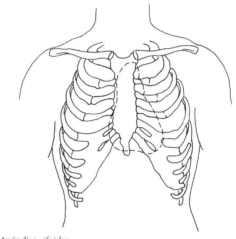

Apéndice xifoides.

aprovecha el propio peso del cuerpo y se evita la fatiga muscular prematura de los brazos.

7. Repetir las compresiones con una frecuencia de 80 a 100 por minuto y una ventilación interpuesta después de cada 5 compresiones (dos reanimadores). Mantener la frecuencia de 80 a 100 por minuto y dos ventilaciones interpuestas después de cada 15 compresiones (un solo reanimador).

Lactantes y niños

- En el lactante se empleará una insuflación mucho menos profunda (**Soplar con las mejillas**) a un ritmo de **20 insuflaciones**

a)

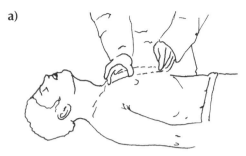

b)

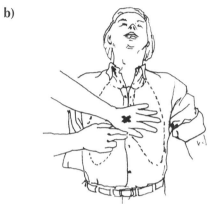

Localización del punto de compresión.

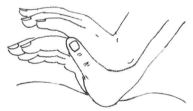

Posición de las manos en el masaje cardíaco externo.

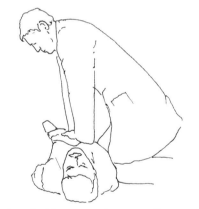

Posición del cuerpo en el masaje cardíaco externo.

por minuto. **No hiperextender la cabeza**, sólo **levantar la barbilla. En este caso puede colocarse un almohadón.**

- En niños menores de un año, **5 insuflaciones por minuto**, aproximadamente.

- **Heimlich**: En lactantes y niños menores de un año **Está contraindicada la compresión abdominal**, debido a la facilidad con que se producen lesiones viscerales. La técnica que debe aplicarse en estos casos es la percusión dorsal combinada con la compresión torácica suave.

- El enfermero, sentado, coloca al niño sobre el antebrazo, entre sus piernas y boca abajo. Con la otra mano procura la lateralización de la cabeza y ejerce ligera tracción sobre la boca para facilitar cierta abertura.

- Aplicar **cuatro o cinco palmadas** entre las escápulas del niño.

- Girar al niño y colocarlo sobre las piernas del auxiliador en decúbito supino (boca arriba) con la cabeza algo más baja que el tronco y realizar **con los dedos cuatro o cinco compresiones torácicas**. Éstas se efectúan de modo similar al masaje cardíaco a ritmo algo menor.

- Si estas maniobras no tienen éxito, se procederá a la abertura de la vía aérea y a efectuar **cuatro o cinco insuflaciones**.

- Si tampoco se logra la respiración espontánea, seguir la pauta regular de RCP.

- **No efectuar barrido digital en la faringe del niño para extraer al azar un cuerpo extraño**. Si éste se visualiza, retirar con los dedos o con pinzas. Si no se visualiza, la consecuencia de un barrido a ciegas será el enclavamiento o profundización del objeto. Proceder a efectuar las maniobras antes indicadas.

Otras consideraciones acerca de la RCP

- El cuello de la víctima debe mantenerse en hiperextensión, excepto en el lactante.

- Las insuflaciones serán cortas, rápidas y llenas.

- Si el paciente usa dentadura no debe retirarse salvo en el caso de que esté suelta y dificulte la ventilación.

- No pierda tiempo retirando cuerpos extraños si éstos permiten la ventilación.

- Si el paciente vomita se le ladeará la

cabeza, se limpiarán rápidamente las secreciones y se continuarán las ventilaciones.

- Localizar el pulso carotídeo en personas sanas sin practicar un masaje en el área ni presionar fuertemente. No usar el dedo pulgar para buscar el pulso. Buscar el pulso desde un lado. No rodear el cuello con la mano.

- Si existen dudas, el enfermero debe tomarse algo más de tiempo para cerciorarse de la presencia o ausencia de pulso.

- Durante la ejecución del masaje cardíaco externo pueden producirse ruidos y chasquidos en el tórax a consecuencia de la presión que se ejerce sobre las articulaciones costales. Ello no debe detener el masaje. Sin embargo, si la presión que se ejerce es excesiva pueden producirse, además, fracturas costales, desgarros pulmonares y hepáticos, etc. Son casi siempre el resultado de una mala técnica en la presión ejercida y en el apoyo de las manos. **Los dedos no deben tocar nunca el tórax**.

- En el paro cardiopulmonar de la embarazada las víctimas son dos. La RCP se practica girando a la madre sobre el lado izquierdo (menor presión del útero sobre las cavas y mayor regreso de sangre al corazón).

- El pulso debe palparse regularmente para comprobar la posible recuperación. **No debe comprimirse un corazón que está latiendo**.

- No interrumpir las maniobras más de 5 segundos, salvo para:

a) Trasladar al paciente en caso de peligro.

b) Buscar ayuda, si después de unos minutos no acude nadie.

- Comprobar la recuperación del pulso y de la respiración después del primer minuto de RCP y, posteriormente, cada 4 o 5 minutos.

- La recuperación del pulso, aunque débil, y de la respiración son indicativas de que se deben interrumpir las maniobras. Observe atentamente a la víctima. Posición lateral de seguridad.

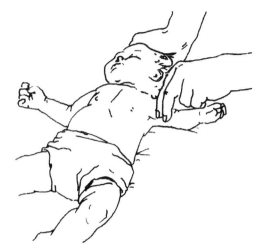

Localización del pulso (lactantes).

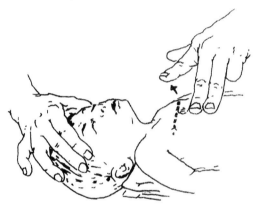

Masaje cardíaco externo (lactantes).

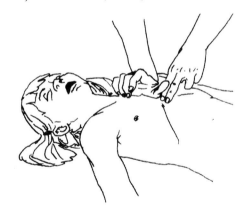

Masaje cardíaco externo (niños).

- Las pupilas dilatadas y sin reacción a la luz son signo inequívoco de ineficacia de las maniobras.

El paro cardiocirculatorio es la urgencia en su máximo grado. La única alternativa a la RCP es la muerte.

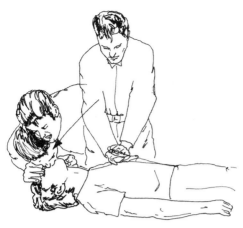

Un reanimador. 15 compresiones x 2 ventilaciones.

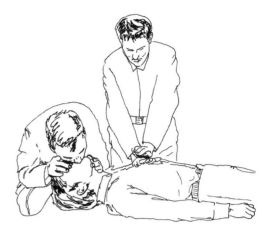

Dos reanimadores. 5 compresiones x 1 ventilación.

Secuencias

Maniobra	Tiempo empleado
- Reconocer la pérdida de conocimiento.	6 a 10 segundos
- Sacudir y llamar.	
- Colocar en posición adecuada.	
- Abrir las vías respiratorias.	
- Comprobar la ausencia de respiración.	3 a 5 segundos
- Mirar, oír y sentir.	
- Practicar dos ventilaciones rápidas.	3 a 5 segundos
- Comprobar la ausencia de pulso.	7 a 10 segundos
- Colocarse junto al paciente.	10 a 12 segundos
- Buscar apéndice xifoides.	
- Realizar 15 compresiones.	10 a 12 segundos
- Sin cambiar la posición, inclinarse sobre la víctima: aplicar dos ventilaciones.	3 a 5 segundos
- Volver a colocar las manos en la posición correcta.	3 a 5 segundos
- Continuar las maniobras a un ritmo de 15/2 (80/100 compresiones por minuto).	
- Después de un minuto (4 ciclos a 15/2) revisar pulso y respiración.	1 minuto

RCP durante el traslado de la víctima

La práctica de la RCP mientras se traslada a la víctima exige una perfecta coordinación de los miembros del equipo de rescate, un ritmo bien sincopado de las pausas y una adecuada dirección por parte del líder del equipo.

Las condiciones de traslado serán sencillas en algunos casos, mientras que en otros pueden ser extremadamente difíciles.

Siempre que sea posible practicar la RCP en el lugar en que se encuentra la víctima, después de pedir ayuda y esperar la llegada de ésta, salvo en el caso de que se dieran condiciones de riesgo grave para la víctima o para el enfermero si permanecen en el lugar.

Consideraciones

- Iniciar de inmediato la RCP.

- Colocar una superficie plana (férula espinal, tabla, puerta) bajo la víctima. No interrumpir la RCP más de 5 segundos.

- Reiniciar la RCP una vez colocado el paciente sobre la tabla. Los ayudantes se preparan para levantar la tabla con el paciente a la voz del líder.

- Trasladar al paciente a la camilla. Interrupción de escasos segundos.

- Mover la camilla lentamente mientras un miembro del equipo sigue practicando la RCP sobre la víctima.

- Cuando se trata de escaleras: detenerse en los rellanos de las escaleras para preparar el descenso.

- Alcanzar el siguiente rellano y reiniciar la RCP.

- Las pausas entre rellanos no deben superar los 15 segundos.

La reanimación cardiopulmonar deberá mantenerse en todo momento, salvo para las pausas de absoluta necesidad que no deberán abarcar más que escasos segundos.

- Mantener la RCP en el traslado en ambulancia, ante la ausencia de personal sanitario y hasta la entrega a personal médico.

- En situaciones extremas como pueden ser accidentes en montaña, grandes catástrofes, etc., mantener la RCP en todos los momentos posibles del traslado.

- En accidentes acuáticos iniciar desde el primer momento la RCP. En las lanchas de salvamento, en la playa, etc.

- Tener siempre presente que debemos evitar interrupciones en la RCP de más de 15 segundos.

Maletín de urgencias:

- *Adrenalina.*
- *Vía endovenosa.*
- *Bicarbonato sódico para contrarrestar la acidosis metabólica conforme avanza la RCP (no administrar por la misma vía que*

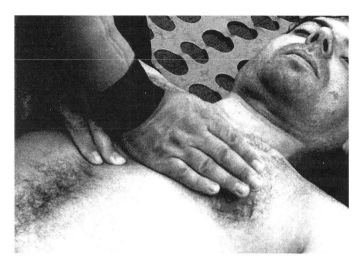

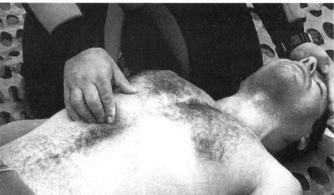

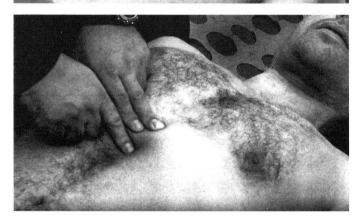

la adrenalina).

SISTEMA RESPIRATORIO

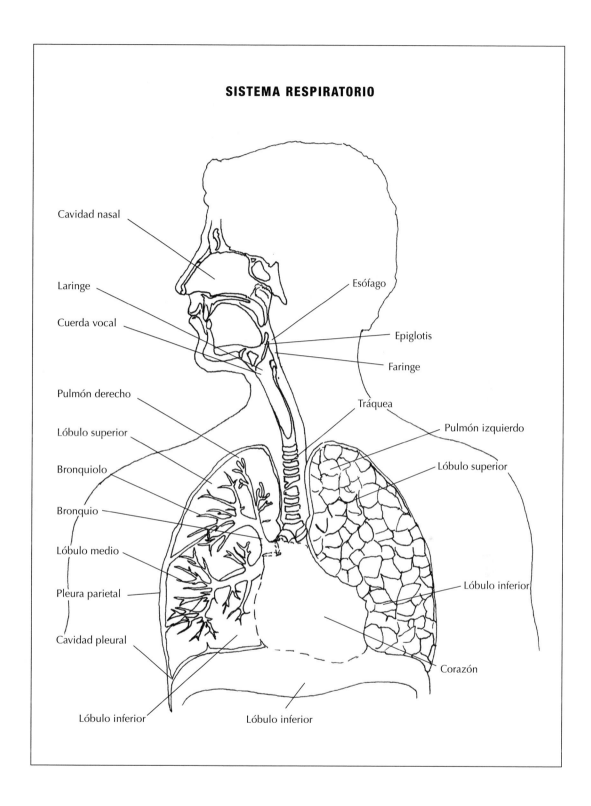

Cavidad nasal

Laringe

Cuerda vocal

Pulmón derecho

Lóbulo superior

Bronquiolo

Bronquio

Lóbulo medio

Pleura parietal

Cavidad pleural

Lóbulo inferior

Esófago

Epiglotis

Faringe

Tráquea

Pulmón izquierdo

Lóbulo superior

Lóbulo inferior

Corazón

Lóbulo inferior

SISTEMA CARDIOCIRCULATORIO: CORAZÓN

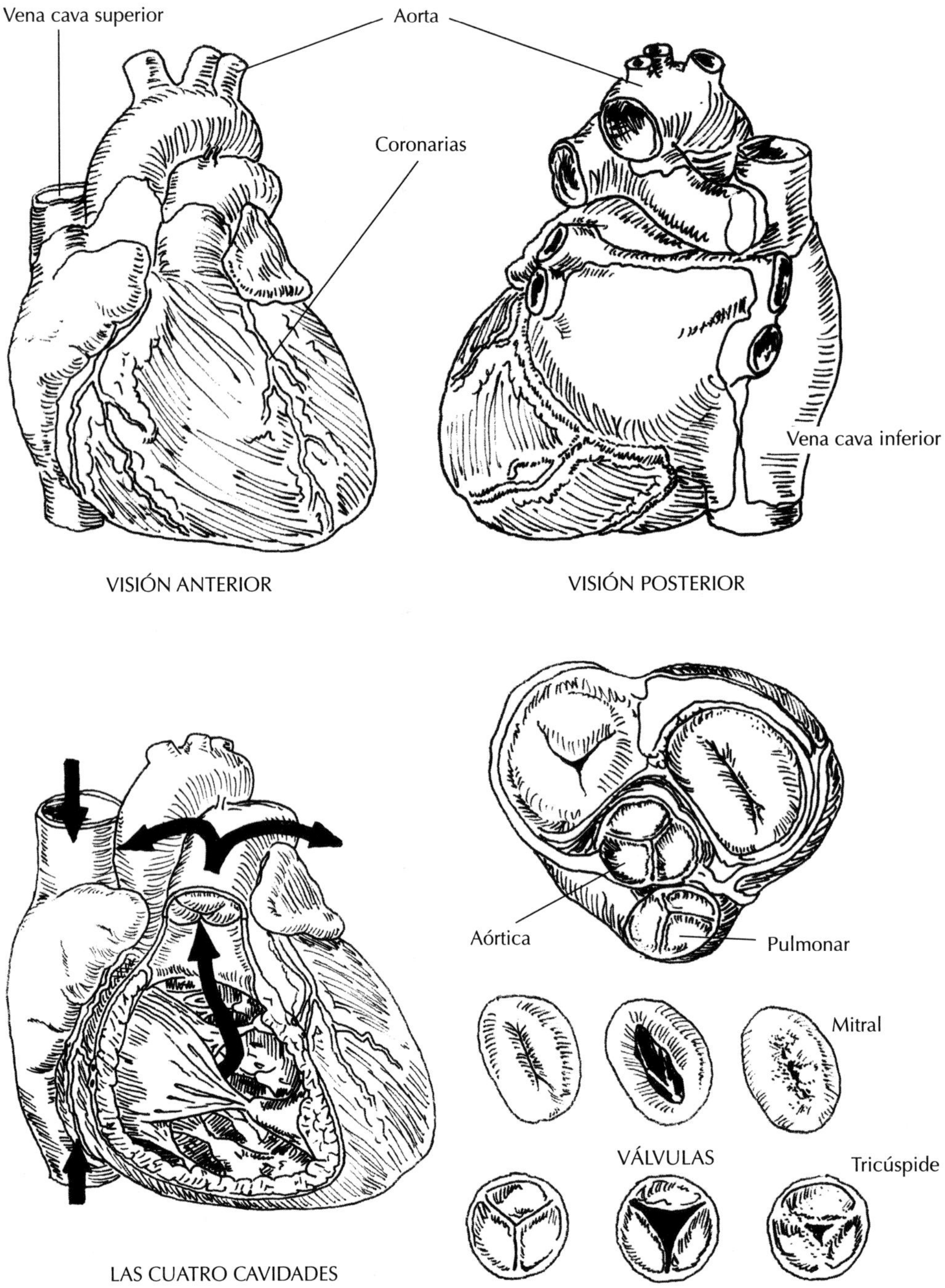

Vena cava superior

Aorta

Coronarias

Vena cava inferior

VISIÓN ANTERIOR

VISIÓN POSTERIOR

Aórtica

Pulmonar

Mitral

VÁLVULAS

Tricúspide

LAS CUATRO CAVIDADES

SISTEMA CARDIOCIRCULATORIO: CIRCULACIÓN

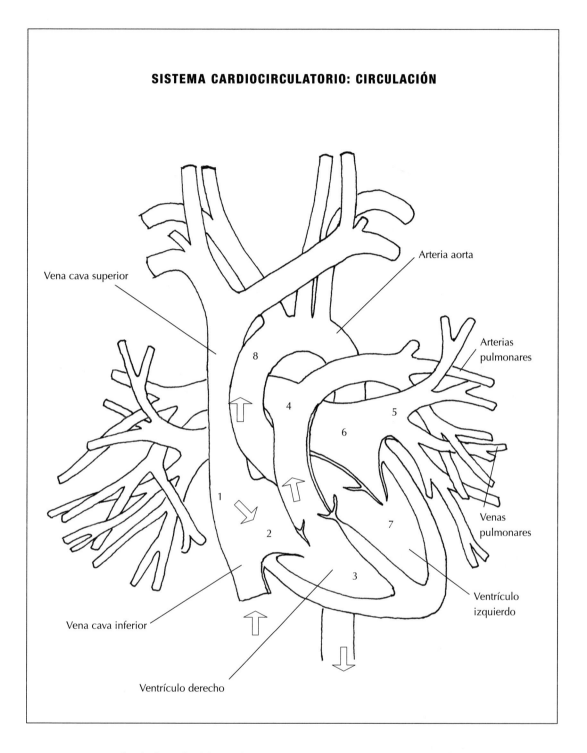

La sangre que proviene de todos los tejidos del cuerpo llega al corazón a través de las **venas cavas superior e inferior** (1). Esta sangre venosa (impura) entra en la **aurícula derecha** (2) y pasa al **ventrículo derecho** (3). La contracción del ventrículo impulsa a la sangre a través de las **arterias pulmonares** (4) hacia los pulmones. En éstos es purificada y oxigenada y retorna al corazón a través de las **venas pulmonares** (5). Entra en el corazón por la **aurícula izquierda** (6), pasa al **ventrículo izquierdo** (7) y es impulsada a todos los tejidos del cuerpo a través de la **arteria aorta** (8).

Shock

Insuficiencia del sistema cardiovascular para abastecer de sangre al organismo.

Causas

- Traumatismos.
- Quemaduras.
- Septicemia.
- Insuficiencia cardíaca aguda.
- Pérdida masiva de líquidos: hemorragias, diarreas.

Tipos de shock

Hipovolémico: Obedece a la pérdida de sangre. Hemorragia externa e interna, lesiones por aplastamiento (pérdida de plasma), quemaduras (pérdida de plasma).

Respiratorio: Por insuficiencia de oxígeno en la sangre. Heridas torácicas con entrada/salida de aire, obstrucción del conducto respiratorio, lesión de la médula espinal.

Neurógeno: Lesión de la médula espinal → penalización de la musculatura de los vasos → llenado inadecuado de los vasos ›descompensación → shock.

Cardiogénico: Por insuficiencia, funcionamiento inadecuado o episodio cardíaco. Falta de bombeo adecuado.

Séptico: Efecto tóxico en los vasos a consecuencia de la infección generalizada. Dilatación de los vasos y aumento de la permeabilidad. Falta de llenado y pérdida de plasma.

Metabólico: Pérdida de líquidos corporales. Diarrea, vómito, orina. También como consecuencia de alteraciones del equilibrio ácido-base. Alteraciones de la diabetes.

Anafiláctico: Shock alérgico de instauración muy rápida.

Síntomas

- Enfermedad previa.
- Debilidad (síntoma muy indicativo).
- Sensación de gravedad del cuadro.
- Náuseas.
- Vómitos.
- Sed.
- Indiferencia.

- Pulso rápido y débil.

- Respiración rápida y superficial.

- Piel pálida, húmeda y fría. Diaforesis (sudación profusa).

- Estremecimientos y temblores.

- Pupilas dilatadas, ojos apagados y sin brillo.

Medidas de auxilio

- Asegurar que la respiración es adecuada (ventilar en ambiente puro).

- Controlar la hemorragia.

- Elevar las extremidades inferiores si no existen trastornos cerebrales.

- Entablillar las fracturas, cubrir las heridas.

- Evitar movimientos bruscos.

- Mantener el calor corporal.

- Mantener acostado al paciente.

- No administrar nada por vía oral.

- Controlar el pulso y, si es posible, la presión arterial. (Fig. 50)

FIGURA 50			
Relación entre el pulso y la presión arterial en el shock			
Presión arterial (máxima)	120	100	60
Pulso	60	100	120
	Normal	Riesgo	Shock

Técnicas de tratamiento avanzado

- Vendaje de extremidades o pantalones anti-shock.

- Fluidoterapia intravenosa.

- Fármacos.

- Reanimación cardiopulmonar avanzada (instrumental).

Maletín de urgencias:

- *Vía endovenosa con aporte rápido de líquido (suero glucosado 0,5%).*

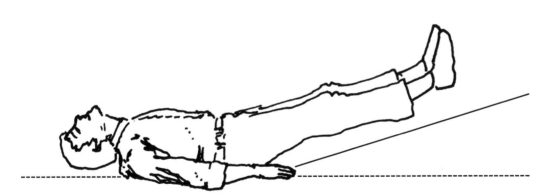

Posición básica de prevención, recuperación y traslado.

26.27 *Traumatismo craneoencefálico*

Contusión violenta sobre cualquier zona de la cabeza.

El traumatismo craneoencefálico es un cuadro urgente que puede ser de extraordinaria gravedad y poner en riesgo la vida o la integridad neurológica y cognoscitiva del paciente.

Síntomas

Trastornos de la conciencia

Puede apreciarse una ligera disminución de la conciencia (ligera desorientación), somnolencia, sopor o coma.

- **Menoscabo:** El paciente siente deseos de dormir y existe una cierta lentitud de ideas o de comprensión.

- **Somnolencia, sopor y coma:** Existe menoscabo intenso o pérdida completa del sensorio inmediatamente después del traumatismo. Disminución de la sensibilidad ante el estímulo doloroso (pellizcar la parte interna del brazo o el lóbulo de la oreja).

Somnolencia: defensa contra el estímulo doloroso.

Sopor: movimientos de defensa incoordinados ante el estímulo doloroso.

Coma superficial: Sin respuesta ante el estímulo doloroso.

Coma profundo: Movimientos de extensión espasmódicos ante el estímulo doloroso.

Reacciones pupilares

Las pupilas sin respuesta a la luz y las pupilas irregulares son indicativas de lesión encefálica. Las pupilas dilatadas fijas, sin reacción a la luz, pueden orientar hacia una posible fractura de la base del cráneo (por lesión del nervio óptico o del motor ocular común a consecuencia de la fractura).

Reacciones motoras

Reacciones de las extremidades frente a estímulos dolorosos (movimientos de defensa, de flexión, espasmódicos monolaterales o ninguna reacción).

Respiración

El traumatizado craneoencefálico sufre propensión al vómito y corre el consiguiente riesgo de aspiración. Debe procurarse una vía aérea permeable y la pronta administración de O2.

Circulación

La circulación sanguínea suele estar conservada si no se ha lesionado un seno venoso importante. Cuando el traumatizado presenta un estado de shock deben investigarse otras causas (lesiones abdominales, torácicas, en las extremidades), además de los signos de grave lesión cerebral.

Hemorragias

La salida de sangre por la nariz, la boca o los oídos son signos de posible fractura de la base del cráneo. Cabe recordar que otras lesiones en la boca, las fosas nasales y el conducto auditivo pueden causar también estas hemorragias. No obstante, cuando la hemorragia se acompaña de la salida de líquido cefalorraquídeo por los orificios naturales de la cabeza adquiere mayor seguridad la posibilidad de la fractura mencionada. La salida de sangre por la faringe puede provocar la asfixia del accidentado por aspiración, si aquélla es profusa y el accidentado no es capaz de expulsarla.

Medidas de auxilio

- *Siempre* hay que ingresar en el servicio de urgencias al paciente cuando se aprecian signos de lesión cerebral o sospecha de cualquier tipo de fractura craneana.
- *Siempre* hay que ingresar en urgencias a todo traumatizado craneoencefálico que haya sufrido pérdida de conocimiento.
- Colocar al paciente en decúbito lateral con elevación de la cabeza unos 45° (Atención a posibles lesiones acompañantes de columna vertebral), tracción de la lengua hacia delante y limpieza de las vías aéreas superiores.
- Contener las hemorragias externas

TRAUMATISMOS CRANEALES

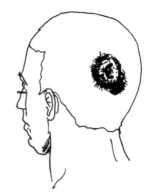

Contusión.

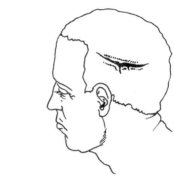

Laceración del cuero cabelludo.

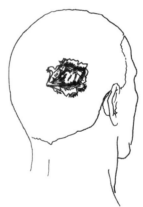

Fractura de la bóveda craneana con exteriorización de la masa encefálica.

importantes.
- Tratamiento urgente de otras posibles fracturas.
- Reanimación cardiopulmonar, si es necesario.

26.28 *Traumatismos oculares*

Cualquier lesión traumática sobre los ojos y sus anejos.

- Las lesiones oculares deben ser consideradas siempre como potencialmente graves y, en ocasiones, una lesión de aspecto banal puede ocultar otra mucho más grave.
- Los traumatismos oculares incluyen lesiones del globo ocular y de sus anejos: párpados, órbita, conducto lagrimal y estructuras vecinas.
- El tratamiento óptimo de las lesiones oculares será el que aplique el oftalmólogo.
- La pérdida de un ojo implica la pérdida de la visión.

Toda lesión ocular suele ser difícil de manipular y su tratamiento conlleva riesgos importantes, de modo que una manipulación incorrecta puede comportar una lesión mucho más grave que la que presentaba inicialmente. Pese a que, en muchos casos, las lesiones oculares son de gran espectacularidad no conviene, frente a un politraumatizado, olvidarse de otras lesiones o condiciones que supongan un riesgo vital para el paciente muy superior al de la lesión ocular.

Las lesiones oculares admiten, siempre y cuando las primeras medidas sencillas se apliquen correctamente, un traslado sosegado al centro hospitalario. No requieren evacuación con extrema rapidez, excepto en el caso de las quemaduras, especialmente las quemaduras químicas, que deben ser vistas con prontitud por el especialista.

Medidas de auxilio

- Aplicación de un parche ocular estéril o limpio, sin presionar las estructuras. Si no se dispone de parche ocular o no es posible confeccionarlo, puede vendarse la cabeza del paciente incluyendo ambos ojos. Siempre que sea posible, se ocluirán ambos ojos.
- Las quemaduras suponen una excepción a la regla general. Ante toda quemadura ocular se aplicará suero fisiológico o agua a los ojos durante un mínimo de 10 a 15 minutos. La irrigación será aplicada sin excesiva violencia, aunque es conveniente que se consiga el arrastre de las materias que permanecen en los ojos.
- No intentar la extracción de cuerpos extraños enclavados.
- No aplicar ningún tipo de colirio, pomada, ungüento o cualquier otra sustancia.
- Procurar no ejercer presión directa al realizar la cobertura de los ojos.
- Evacuar al paciente en posición supina (acostado), advirtiéndole que no toque el apósito ni presione los párpados.

CAPÍTULO 26.29 *Traumatismos regionales específicos*

Lesiones en el cuello

Las lesiones en el cuello son, en su mayoría, complejas y graves y comportan riesgo inmediato o diferido para diversas estructuras vitales y, en consecuencia, para la vida del accidentado.

Las lesiones traumáticas en el cuello pueden comprometer la función respiratoria por obstrucción de las vías aéreas altas, pueden producir hemorragias masivas si se produce sección de los grandes vasos y existe, además, el riesgo de lesión medular por fracturas o luxaciones vertebrales.

En un traumatismo importante del cuello todas estas lesiones pueden presentarse aisladamente o en asociación.

Medidas de auxilio

- Prestar atención inmediata a la permeabilidad de la vía aérea, salvo cuando exista hemorragia masiva, cuyo taponamiento es prioritario. Realizar RCP si es necesario. Ante la menor duda de afectación cervical, la reanimación se efectuará sin hiperextensión de la cabeza y se mantendrá hasta que pueda llevarse a cabo el tratamiento médico-quirúrgico oportuno.

- Las hemorragias se contendrán, por lo general, con compresión directa mediante gasas o pañuelos limpios. La sección de la carótida principal suele originar una hemorragia masiva de consecuencias por lo general fatales.

Jamás se debe sondear o explorar una herida en el cuello por el riesgo de activar una hemorragia incontrolable procedente de un vaso principal.

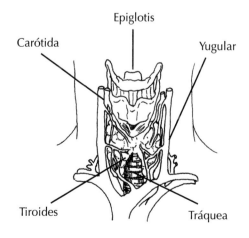

Algunas de las estructuras alojadas en el cuello.

Lesiones en las manos

La mano es un órgano trascendental para el desarrollo de las capacidades del ser humano. Se encuentra expuesta a innumerables lesiones en todos los ámbitos: doméstico, laboral, recreativo y, por supuesto, en los desastres naturales o provocados por el hombre.

A pesar de que la mano goza de gran poder de recuperación, las lesiones en ella deben ser controladas siempre por el especialista.

Las estructuras que pueden lesionarse incluyen piel y uñas, vasos, nervios, tendones y ligamentos, músculos y lesiones óseas y articulares y, en la mayor parte de los casos, asociadas.

Cualquier causa puede producir lesiones diversas en las manos: punzantes, incisas, contusas, por aplastamiento, por explosión, por cizallamiento, amputación, etc.

Control de la hemorragia

- Elevar la extremidad lo más alto posible por encima del cuerpo.

- Ejercer compresión directa sobre la herida, añadir el volumen necesario de gasas o paños limpios sin retirar la primera (la que está en contacto directo con la herida sangrante).

- Sustituir la compresión directa por un vendaje compresivo si se ha obtenido el control de la hemorragia (sin retirar las primeras gasas). Asistencia médica lo antes posible.

Limpieza de la herida

La limpieza profunda en primera instancia es un paso muy importante para evitar la infección, en especial por anaerobios (tétanos).

- Lavar con profusión la mano con suero fisiológico, agua y jabón o simplemente agua, procurando arrastrar restos de suciedad. Eliminar los cuerpos extraños visibles y de fácil acceso (restos de piedras, tierra, hierba, partículas metálicas, astillas sueltas, etc.).

- Lavar las uñas con agua, jabón y cepillo. Recortar, si es necesario para su limpieza.

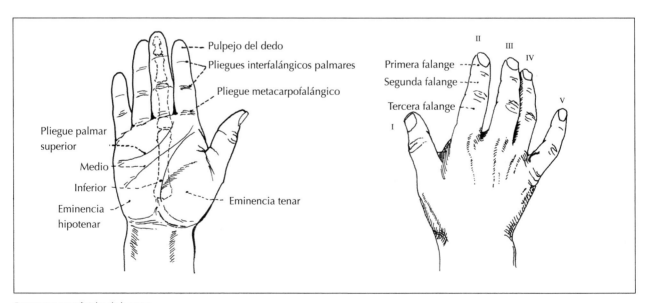

Estructuras superficiales de la mano.

- Retirar todo tipo de alhajas: anillos, pulseras, reloj, etc.

- No recortar restos de piel ni, por supuesto, de otras estructuras.

- **No efectuar si antes se ha controlado una hemorragia intensa y el lavado implica el riesgo de que vuelva a desencadenarse.**

Inmovilización de la mano

- Efectuar un buen acolchado con gasas, especialmente de los espacios interdigitales.

- Vendar desde el extremo de los dedos o, en su caso, desde los nudillos hasta el brazo.

- Dejar los extremos de los dedos al descubierto para control del aporte sanguíneo.

- Colocar una férula palmar que incluya la lesión, la articulación superior y la articulación inferior. La inmovilización debe practicarse en posición funcional o anatómica. Esta posición se obtiene manteniendo los dedos flexionados unos 30 o 40 grados y con el pulgar en ligera rotación hacia el resto de los dedos. Es la posición en la que aproximadamente se dispone la mano al coger un vaso no muy ancho. Almohadillar bien la férula y colocar respetando las posiciones funcionales. Colocar el brazo en posición antiálgica, es decir, doblado por el codo en ángulo recto y con la mano situada ligeramente más elevada que el codo.

Lesiones en los dientes

Toda lesión que afecte uno o varios dientes deberá ser considerada por el médico, a ser posible por el especialista odontólogo.

La hemorragia producida por la fractura de un diente, alvéolo sangrante o desgarro gingival (de la encía) puede controlarse momentáneamente mediante la introducción de una torunda de gasa y presión constante sobre el foco. Puede utilizarse hielo para producir un efecto vasoconstrictor añadido.

La pérdida de un diente exige el control de la hemorragia y la recuperación del diente (si es posible) para su reimplantación. El transporte del diente se realiza llevando éste en algún recipiente con suero fisiológico o leche o incluso llevándolo el propio paciente en la boca (no demasiado recomendable por el riesgo de que se lo trague involuntariamente -nunca en niños-). No debe permitirse que el diente se seque. La máxima viabilidad para reimplantación es en los 30 primeros minutos.

Lesiones en el oído

Oído externo

Las lesiones producidas por agentes agresores externos afectan, por lo general, el pabellón auditivo dada su situación de exposición en ambos lados de la cara. Es menos frecuente que se lesione el conducto auditivo externo (CAE).

Heridas del pabellón auricular

Pueden encontrarse heridas aisladas o asociadas a otros traumatismos como consecuencia de accidentes de tráfico, deporte, agresiones, mordeduras, accidentes laborales, etc.

La herida puede afectar piel, partes blandas, cartílago e incluso puede tener lugar el arrancamiento completo del pabellón auricular.

Medidas de auxilio

- Como para cualquier otra herida, se procederá al control de la hemorragia, si existe, limpieza y protección mediante apósito.

- Si se ha producido una avulsión completa (arrancamiento total de la oreja), se remitirá ésta en hielo (Ver Amputación, en el mismo capítulo) para el intento de reconstrucción quirúrgica.

Congelación

El pabellón auricular, los dedos de las manos y de los pies, y la nariz son las zonas más expuestas a la congelación.

La congelación del pabellón auricular evoluciona también en tres grados (ver cap.7, Congelación):

1. Palidez, insensibilidad, picor o pinchazos en la oreja.

2. Edema, vesículas y flictenas.

3. Necrosis.

Como se ha explicado en el capítulo 7, el tratamiento consistirá en calentamiento progresivo y atención médica.

Oído medio

El oído medio puede presentar lesión aislada o asociada a otras lesiones.

Una causa frecuente de lesión particular del oído medio es la que se produce como consecuencia del uso de instrumentos punzantes para limpiar o rascar el CAE. A consecuencia de un golpe inesperado o bien por imprecisión del propio paciente o de quien realiza la limpieza, el objeto (palillo, palillo otológico, pinza, etc.) se desliza bruscamente hacia dentro hiriendo el CAE o la membrana timpánica o ambos. En ocasiones se produce la perforación del tímpano, produciéndose lesiones en la cadena de huesillos situada a continuación.

Una bofetada sobre la cara en ciertas condiciones puede generar la energía necesaria para provocar la rotura de la membrana timpánica.

Síntomas

- Dolor intenso.
- Otorrea escasa.
- Disminución de la audición o aparición de sonidos en el oído afectado.

Medidas de auxilio

Excepto cuando la otorrea es abundante (y casi nunca lo es) No se debe hacer nada.

El accidentado debe ser visitado por el médico especialista (otorrinolaringólogo).

Amputación traumática

Se entiende por amputación la separación completa de una parte del organismo del resto del cuerpo. La amputación como consecuencia de un traumatismo recibe el nombre de amputación traumática. La amputación quirúrgica de una articulación se denomina *desarticulación*.

Consideraciones

- Amputación de las falanges distales: no se reimplantan.
- Dedos completos: la reimplantación es posible siempre que no estén desvitalizados o triturados.
- No hacer valoraciones positivas en exceso para animar al accidentado, en relación a la reimplantación.

Recordar que los reimplantes no siempre se solucionan con éxito.

Medidas de auxilio

Atención al accidentado

- Si existe hemorragia copiosa, taponar ésta en primera instancia.
- Colocar al paciente estirado.
- Valorar el estado general, estado cardiorrespiratorio, conciencia, otras lesiones.
- Taponar el muñón a presión para controlar la hemorragia. Elevar el miembro. No aplicar torniquete, salvo en caso de absoluta necesidad. La aplicación del torniquete limita las posibilidades de reimplantación (ver Técnicas y procedimientos:

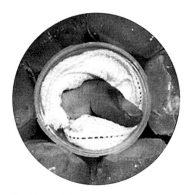

Preparación del material amputado.

torniquete).

- Efectuar un vendaje moderadamente compresivo del muñón con elevación sostenida de la extremidad, si es necesario.

Atención al extremo amputado

- Lavar con suero fisiológico o con agua.
- Cubrir con gasas.
- Preparar una bolsa limpia e impermeable y depositar en ella el extremo amputado cubierto con gasa.
- Preparar hielo picado y colocarlo en un recipiente o en una segunda bolsa.
- Depositar la bolsa que contiene el extremo amputado en el interior del recipiente o bolsa con hielo, pero **sin que se establezca contacto directo entre el hielo y el extremo amputado**.
- Trasladar al hospital para su tratamiento quirúrgico y posible reimplantación.
- En todo momento apoyo anímico y vigilancia del estado general del accidentado.

Amputación: otras consideraciones

Consideraciones que afectan la probabilidad de reimplantación:

Del paciente

Mecanismo de producción: Las amputaciones traumáticas suelen producirse, en general, por tres mecanismos:
- Arrancamiento o avulsión.
- Sección.
- Aplastamiento.

La amputación producida por sección es la que ofrece mayores garantías.

Estado general de salud del lesionado: Un buen estado de salud es una condición de importancia para llevar a cabo el intento de reimplantación.

En principio, la amputación y sus consecuencias directas serán el único trastorno grave del paciente.

Edad: La edad avanzada puede suponer una contraindicación (en especial si está acompañada de enfermedad de base).

Esado psicológico, social y laboral: Los individuos con escasas posibilidades de colaborar en los largos procesos de rehabilitación, con trastornos psicosociales importantes, factor cultural muy bajo, toxicómanos, etc., no son buenos candidatos para la reimplantación.

Del extremo amputado

Lugar de amputación: Las amputaciones distales (excepto el último extremo de los dedos de la mano) suponen un factor a favor de la reimplantación. Los resultados en el tercio superior del brazo no suelen ser tan satisfactorios.

Tiempo de isquemia: Se interpreta en función de los factores anteriores, aunque a mayor tiempo de isquemia disminución de posibilidades.

Mecanismo de producción: Debe existir una mínima integridad de las estructuras. Las amputaciones por sección son las que ofrecen, por sí mismas, más probabilidades de reimplantación.

Dotación del hospital: Es de la mayor importancia que el hospital disponga de un equipo entrenado y de buenos medios técnicos. Debe existir buena coordinación entre traumatología, ortopedia, cirugía vascular y plástica, y rehabilitación.

Extremidad inferior: La reimplantación es una indicación muy limitada en la extremidad inferior. Sólo se practica en casos excepcionales por la tendencia al fracaso y consiguiente reamputación. Se prefiere la regularización del muñón y el tratamiento protésico.

Maletín de urgencias:
- *Vía endovenosa*
- *Fluidoterapia endovenosa*

26.30 *Urgencias urogenitales*

Parafimosis

Se produce parafimosis cuando un prepucio apretado resbala por detrás del glande y lo constriñe. Cuanto más tiempo permanezca en esta posición mayor será el grado de edema (inflamación) de la porción del glande constreñida. El diagnóstico es sencillo; sin embargo, no es siempre fácil de solucionar.

Medidas de auxilio

- Exprimir y practicar masaje con cuidado en el glande y el prepucio para conseguir la reducción del edema o que éste se desplace a la zona posterior al anillo formado.
- Dedicar el tiempo suficiente; la reducción suele ser cuestión de paciencia.
- Derivar al médico si no se obtiene la reducción. En ocasiones, es necesaria la reducción quirúrgica con anestesia local. Si se ha obtenido el éxito en la reducción, el paciente deberá ser visitado también por su médico, pues estos casos suelen ser tributarios de circuncisión (extirpación quirúrgica del prepucio).

Cuerpos extraños en la uretra

(Ver cap. 26.9, Cuerpos extraños). Introducción de objetos en el conducto urinario.

Medidas de auxilio

- Debe ser visitado por el médico que, en la mayoría de los casos, derivará el paciente al especialista (urólogo) para que proceda a la extracción.
- No debe intentarse su extracción.

Incarceración del pene

Inflamación aguda del pene producida por cualquier objeto que produzca presión circular sobre éste.

Mecanismo de producción

Colocación de cuerdas, cintas, anillas u otros objetos circulares sobre el cuerpo del pene; introducción de éste en un cuello de botella, etc. En general, cualquier mecanismo que, voluntaria o accidentalmente, produzca la compresión.

Medidas de auxilio

La resolución del cuadro consiste en cortar y retirar el elemento constrictor. Se llevará a cabo cuando se establezca claramente que no existe riesgo adicional alguno para el pene en la operación que vamos a realizar. Si no fuera así, y existe compromiso para la integridad del pene, se derivará el paciente a un servicio de urgencias.

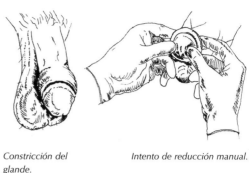

Constricción del glande.   *Intento de reducción manual.*

Traumatismos sobre la región púbica y pelviana

Los traumatismos sobre la región pelviana o sobre la región púbica o suprapúbica pueden tener consecuencias graves, no siempre evidentes a primera vista, y afectar una o varias estructuras anatómicas de la región. Deben ser controlados siempre por el médico.

Pueden producirse roturas en la vejiga de la orina, en la uretra o asociadas que tendrán como consecuencia una hemorragia interna. Otros órganos pueden verse igualmente afectados y, por supuesto, pueden existir fracturas de la pelvis.

Cuando se produce rotura en el trayecto de la uretra, existe a menudo incapacidad para eliminar orina; en su lugar se produce emisión de sangre. En la rotura del tejido vesical (de la vejiga) suele aparecer emisión de orina teñida en mayor o menor grado con sangre (hematuria).

Medidas de auxilio

- Trasladar con urgencia al hospital, preferiblemente en ambulancia y con manipulación cuidadosa como si existiera afectación de la columna vertebral (que puede existir).

- Atención a la presentación de posible estado de shock (recordar que existe gran probabilidad de hemorragia interna). Atención al estado cardiocirculatorio.

- Recomendar al paciente que evite, en lo posible, orinar, especialmente cuando se sospecha rotura de la uretra (emisión de sangre). Si ha orinado y ha sido posible recoger la muestra, se remitirá al hospital junto al accidentado.

Traumatismos y trastornos de los testículos

Los traumatismos y diversas afecciones de los testículos suelen cursar con gran fenómeno inflamatorio que debe ser tratado por el urólogo. Existe siempre la posibilidad de hematocele (hemorragia interna) y otras lesiones.

La torsión del cordón espermático sobre sí mismo en una o varias vueltas se denomina torsión testicular. Se observa con frecuencia en el lactante y en el joven. El testículo se retrae. El tratamiento quirúrgico es urgente.

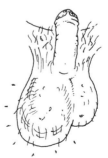

Torsión testicular.

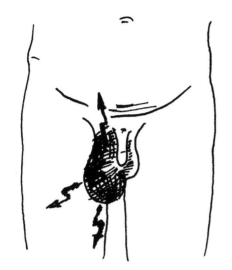

Edema.

Síntomas

- Instauración súbita, dolor agudo, en ocasiones atroz.
- Escroto enrojecido, edematizado.
- Fiebre ligera con el paso de las horas.
- La orina es normal, no hay afectación de las vías urinarias.

Medidas de auxilio

Traslado urgente al hospital para intervención quirúrgica. El aplazamiento de la intervención acarrea el riesgo de necrosis del testículo.

Traumatismos vulvares

En la mujer, son relativamente frecuentes los traumatismos sobre la vulva. Suelen ser ocasionados por contusión directa (sillín de bicicleta, caída casual, agresión, etc.).

La paciente suele aparecer estirada con las piernas flexionadas. Aparece un engrosamiento exagerado del labio mayor que adquiere rápidamente un color azulado a consecuencia del hematoma, con borramiento del labio menor. Debe explorarse el introito de la vagina pues, con frecuencia existen desgarros. Para ello se efectuará un tacto vaginal.

Estas últimas exploraciones deberán ser siempre efectuadas por un médico especialista en un centro médico y con las debidas condiciones de asepsia.

En la emergencia nos limitaremos a mantener abrigada a la paciente, con las piernas flexionadas y aplicará compresas de hielo sobre la zona inflamada, manteniendo en todo momento el debido respeto a la dignidad de la paciente.

SISTEMA URINARIO

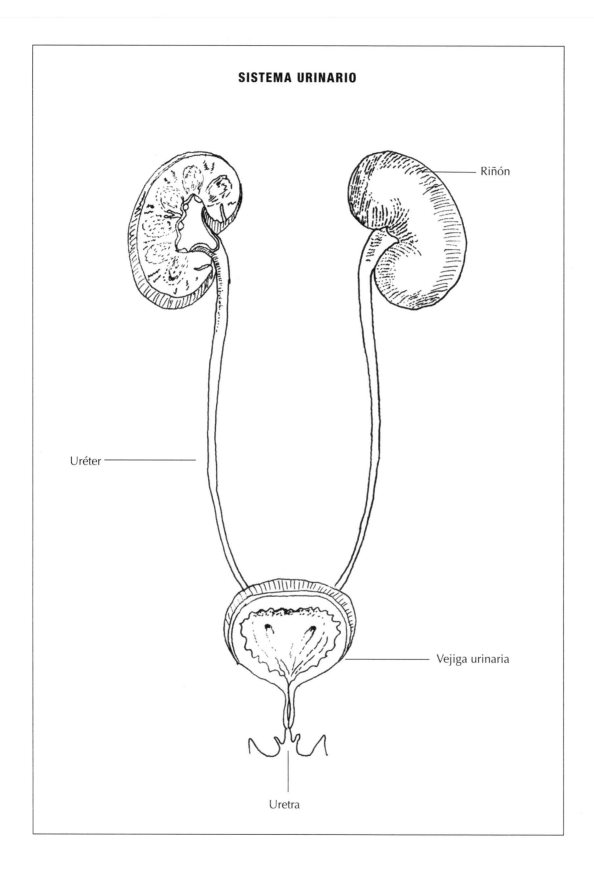

Riñón

Uréter

Vejiga urinaria

Uretra

SISTEMA REPRODUCTOR

Femenino

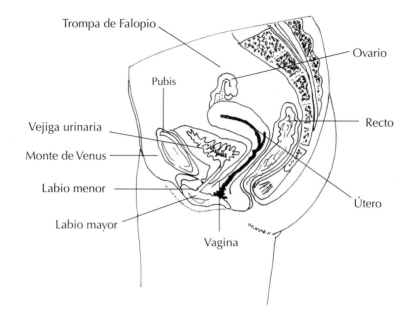

Trompa de Falopio

Pubis

Vejiga urinaria

Monte de Venus

Labio menor

Labio mayor

Vagina

Ovario

Recto

Útero

Masculino

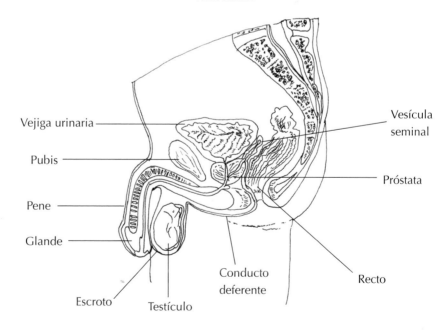

Vejiga urinaria

Pubis

Pene

Glande

Escroto

Testículo

Conducto deferente

Vesícula seminal

Próstata

Recto

27 *Técnicas y procedimientos*

27.1. LIBERACIÓN DE LAS VÍAS AÉREAS Y REANIMACIÓN CARDIOPULMONAR

Liberación de las vías aéreas: desobstrucción de aquellos obstáculos que impiden la respiración.

La asfixia, uno de los cuadros urgentes de mayor espectacularidad, se produce por la imposibilidad de respirar o la disminución intensa de tal función. Es la máxima expresión de la urgencia.

Síntomas

En la disminución del flujo respiratorio:
- El paciente busca la posición que le facilite la respiración (sentado, agarrado a los brazos de la silla, tensión muscular torácica).
- Existe gran ansiedad, confusión, agitación, desorientación.
- En estado más avanzado: cianosis (color azulado en el extremo de las extremidades y en los labios).
- Pulso acelerado.

En la asfixia por atragantamiento:
- Signo de la mano al cuello. El afectado cesa toda actividad y expresa, sin palabras, su estado.
    - Mirada desorbitada.
    - Agitación extrema.
    - Sensación de muerte inminente.

Medidas de auxilio

Disminución del flujo respiratorio:
- Mantener al paciente incorporado.
- Procurar un ambiente lo más puro posible.
- Invitar al paciente a respirar profunda y lentamente con los labios fruncidos.
- Evitar que se duerma.
- Trasladar al hospital en posición adecuada.

Asfixia por atragantamiento:
- Si se tiene la certeza de que se trata de un cuerpo extraño que bloquea las vías respiratorias (p. ej., súbita crisis durante la comida), se efectuará la *Maniobra de Heimlich* (descrita a continuación).
- Intentar extraer el cuerpo extraño con dos dedos en forma de cuchara, si éste es visible.
- Si una vez conseguida la liberación de las vías aéreas el paciente ha desarrollado un

paro respiratorio o cardiorrespiratorio, proceder a la reanimación. Ésta se practicará aunque el cuerpo extraño no haya podido ser desalojado, con la esperanza de que la obstrucción no sea completa y permita el paso de cierta cantidad de aire a los pulmones.

27.2. MANIOBRA DE HEIMLICH

Maniobras no instrumentales ideadas por el Dr. Henry J. Heimlich para desprender un cuerpo extraño insertado en las vías respiratorias las cuales obstruye totalmente.

La maniobra consiste en producir una corriente de presión abdominal que eleve el diafragma transmitiendo la ola de presión al árbol respiratorio. Esto, en ocasiones, libera el cuerpo extraño. Las compresiones (4 o 5 cada vez) se efectúan a la altura de la boca del estómago, por debajo del apéndice xifoides, ejerciendo el impulso hacia atrás y arriba de un solo movimiento, mediante ambos puños entrelazados.

En la siguiente ilustración se observa la técnica a emplear.

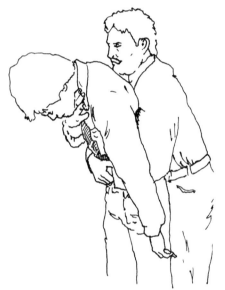

Maniobra de Heimlich de pie (la víctima conserva la conciencia)

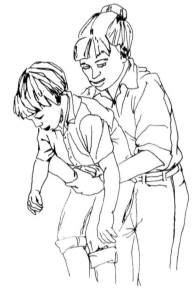

Maniobra de Heimlich en el niño (consciente)

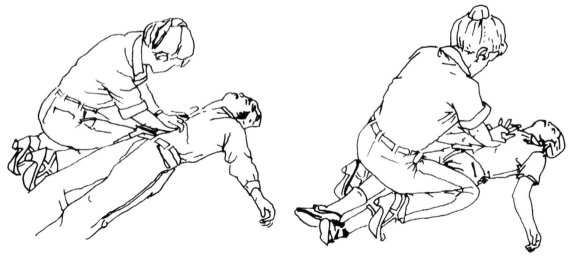

Maniobra de Heimlich sobre el suelo (víctima inconsciente). Compresiones abdominales (izquierda). Compresiones torácicas (derecha).

27.3. PAUTA ESQUEMATIZADA DE LA RCP (Fig. 51)

(A) Liberación de las vías aéreas

- Hiperextensión de la cabeza.
- Abertura de la boca.
- Limpieza de líquidos y secreciones.
- Retirada de cuerpos extraños accesibles.

(B) Respiración artificial / boca a boca (Mirar-oír-sentir)

- Situarse de rodillas al lado de la víctima.

- Mantener la hiperextensión de la cabeza.
- Ocluir la nariz de la víctima.
- Insuflar aire a través de la boca.
- Observar la elevación del tórax.
- Retirar la boca para permitir la espiración.

(C) Soporte circulatorio: masaje cardíaco externo combinado con la respiración artificial = RCP

- Comprobar ausencia de pulso carotídeo.
- Localizar punto de compresión.
- Ejecutar las compresiones.

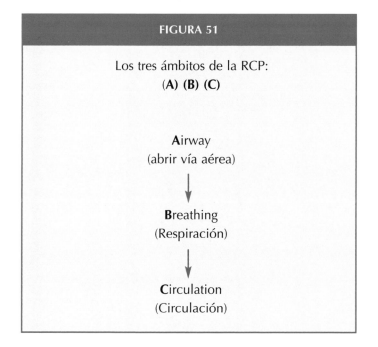

FIGURA 51

Los tres ámbitos de la RCP:
(A) (B) (C)

Airway
(abrir vía aérea)

↓

Breathing
(Respiración)

↓

Circulation
(Circulación)

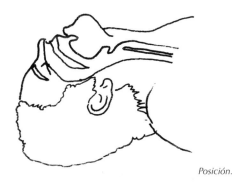

Posición.

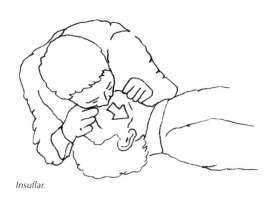

Insuflar.

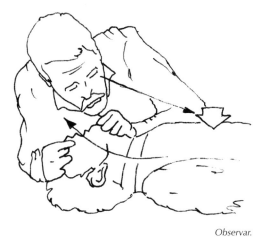

Observar.

Ritmo: 12 insuflaciones por minuto.

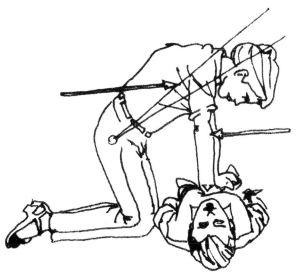

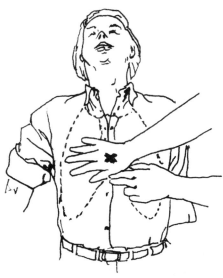

Posición del cuerpo en el masaje cardíaco. La presión se efectúa con la ayuda del peso de la parte superior del cuerpo.

Punto de compresión. Ritmo: 80/100 pulsaciones por minuto.

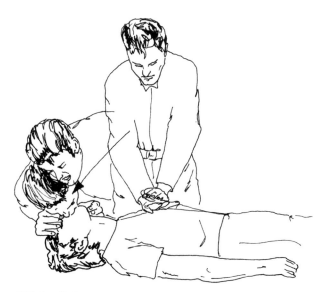

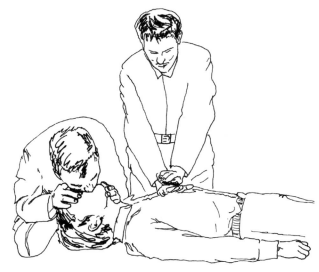

RCP: 1 auxiliador.
Ritmo: 2 insuflaciones por 15 compresiones.

RCP: 2 auxiliadores.
Ritmo: 1 insuflación por 5 compresiones.

RCP: 3 auxiliadores.

El tercer auxiliador colabora:

- Busca ayuda profesional.
- Sustituye a los compañeros.
- Comprueba el pulso carotídeo.
- Comprueba la dilatación pupilar.
- Marca el ritmo, si es necesario.

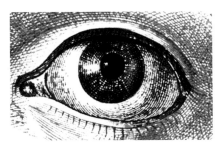

Las pupilas dilatadas indican ineficacia de las maniobras. La clave, no obstante, es el pulso.

27.4. POSICIONES DE URGENCIA

Posición de seguridad

Posición en la que se colocará al paciente inconsciente o en shock para prevenir la asfixia accidental por ingestión del propio vómito u otros líquidos (sangre, etcétera).

Consiste, básicamente, en conseguir la lateralización de la cabeza para evitar el fenómeno de endoaspiración con el consiguiente cuadro, muy grave, de asfixia.

El riesgo de vómito, siempre presente en la persona accidentada, reviste especial riesgo cuando ésta se encuentra inconsciente al no ser capaz de emitir el contenido gástrico al exterior pudiendo aspirarlo, produciendo el taponamiento de las vías aéreas e inmediata asfixia.

La lateralización e inclinación de la cabeza hacia el suelo facilita por gravedad la emisión del vómito al exterior, evitando de este modo su aspiración al árbol respiratorio.

La contraindicación para lateralizar la cabeza del paciente es, sin duda, la posibilidad de que éste presente, además, un traumatismo de columna vertebral que pudiera ser agravado por los movimientos. En tal caso, la lateralización deberá realizarse entre varias personas que actuarán tomando al paciente en cuchara lateral y girándolo en bloque para no producir desviación de la columna (ver Técnicas y procedimientos: movilización y transporte de accidentados).

Posición lateral estable

Posición en la que se debe colocar a la víctima inconsciente una vez se ha comprobado que respira por sí misma de forma regular y aceptable.

El término completo es posición en decúbito lateral estable o posición lateral de seguridad (PLS).

Esta posición favorece tanto la respira-

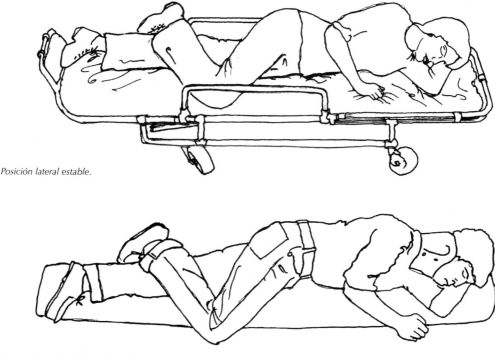

Posición lateral estable.

Posición lateral estable: se ha aplicado collarín cervical.

ción como la circulación y facilita la salida al exterior a través de la boca de vómito, sangre, secreciones, etc.

Técnica de realización

El enfermero se coloca junto al accidentado que se encuentra ya tendido en el suelo.

1. El enfermero flexiona la pierna de la víctima más lejana a sí mismo hasta llevar el talón del pie junto a la zona glútea.

2. Colocar el brazo más cercano pegado al cuerpo de la víctima con la mano bajo el glúteo.

3. Estirar al accidentado hacia sí mismo tomándole de la mano del otro lado y haciéndole girar sobre el costado. La otra mano del enfermero guía el movimiento desde la rodilla de la víctima.

4. Extender hacia atrás la cabeza de la víctima y doblar el brazo para estabilizar la cabeza sobre la mano.

El brazo que queda por debajo se aparta ligeramente de la espalda para estabilizar aún más la posición y evitar que el cuerpo ruede hacia atrás.

- La posición lateral estable garantiza la permeabilidad de la vía aérea al mantener la cabeza hacia atrás, evitando la caída de la lengua.

- Facilita la expulsión de moco, residuos, sangre o vómito a través de la boca al situar la cabeza en una posición más baja que el cuerpo.

- Es estable y ello impide que la víctima ruede y adopte la posición de decúbito supino.

- La circulación cerebral mejora por la disposición de la cabeza y por la posición de acostado.

Consideraciones

- Debe protegerse a la víctima del frío y de la humedad cubriéndola con el material

más adecuado de que se disponga.

- Se debe comprobar y controlar el estado cardiorespiratorio.

- No dejar a la víctima sin vigilancia.

Posición antishock

Posición en la que se colocará al accidentado con riesgo de shock (hipovolémico, postraumático, etc.).

La posición de la figura 1(a) se utilizará en el tratamiento inmediato de la lipotimia y en la prevención de shock (posición en tijera).

La figura 1(b) muestra una variación correcta de la posición preventiva de shock (tijera 45º).

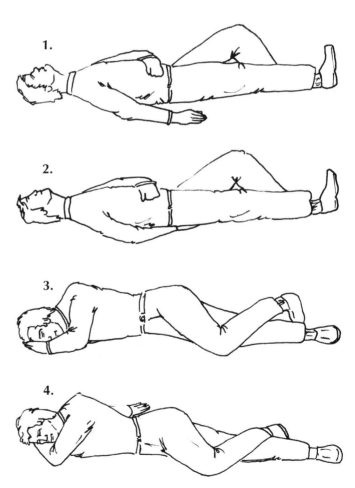

1.

2.

3.

4.

Posición lateral de seguridad.

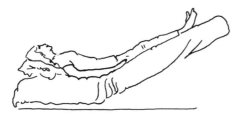

Fig 1(a). Antishock: posición en tijera 15 a 20°.

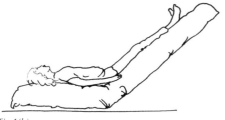

Fig 1(b).

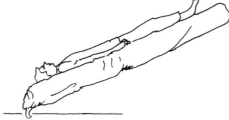

Fig 2. Antishock: posición de Trendelenburg.

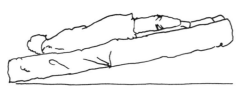

Fig 3. Prevención del shock en posición lateral de seguridad.

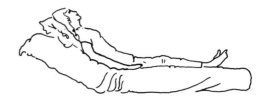

Fig 4. Posición para el shock cardiogénico.

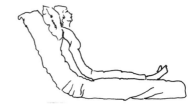

Fig 5. Posición para disnea.

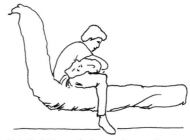

Fig 6(a). Posición en el edema pulmonar (I)

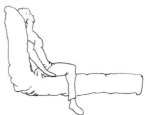

Fig 6(b). Posición en el edema pulmonar (II)

En la figura 3 se observa la combinación de posición antishock y PLS para pacientes inconscientes o con riesgo de vómito.

El shock cardiogénico (producto, p. ej., de un IAM) (ver cap. 18, Infarto agudo de miocardio) exige una posición de traslado diferente (Fig. 4) para evitar las complicaciones respiratorias que suelen acompañar a las alteraciones cardíacas agudas.

Posición para trastornos respiratorios

Los trastornos respiratorios requieren una posición de tratamiento y de traslado en la que el tórax se encuentre incorporado (con sus variantes), en especial en aquellos casos que cursan con disnea (Fig. 5).

La posición sentada o de Fowler que aparece en la figura 6 está indicada en el edema pulmonar.

A todo paciente con dificultades respiratorias se le debe proporcionar aire limpio, espacio suficiente así como aflojar todas las prendas que causen constricción o compresión.

Posiciones para lesiones específicas

Requieren posición especial las lesiones

siguientes:

- Traumatismos vertebrales.
- Heridas y lesiones en la cara.
- Lesiones que producen hemorragias en boca y faringe.
- Traumatismos craneoencefálicos.
- Lesiones abdominales.

Traumatismos vertebrales

La posibilidad de provocar una lesión de la médula ósea debe hacer extremar la prudencia en todo accidentado sospechoso de haber sufrido lesiones de la columna vertebral en toda su longitud (fracturas en zonas cervical, dorsal, lumbar, fractura de pelvis).

La posición adecuada de transporte es la que se observa en la figura 7: paciente extendido por completo sobre una superficie dura. Apoyo y fijación de la víctima, especialmente del cuello y de la cabeza.

Traumatismos y trastornos abdominales

Las heridas y lesiones abdominales requieren una posición en la que la musculatura abdominal se relaje. La posición idónea de transporte es la que se observa en la figura 8. Paciente extendido con ligera elevación del cuello y piernas flexionadas. Hay que vigilar constantemente al paciente por el riesgo de vómito.

Traumatismos faciales

Los heridos en la cara pueden ser trasladados en la posición que se ilustra en la figura 9; en esta posición se protegen las estructuras lesionadas y se previene el riesgo de atragantamiento por el vómito, dientes o secreciones que siempre se encuentran presentes en tales lesionados.

Traumatismos torácicos

Los heridos que presentan lesiones en el tórax suelen sentirse más cómodos, por lo

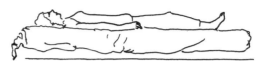

Fig 7. Posición para traumatismos vertebrales.

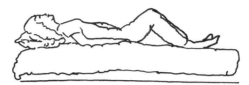

Fig 8. Posición para traumatismos abdominales.

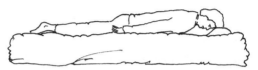

Fig 9. Posición para traumatismos faciales.

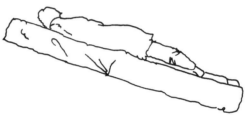

Fig 10. Posición para traumatismos torácicos.

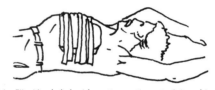

Fig 11. Fijación de la herida en traumatismo torácico abierto.

general, cuando el transporte se realiza con éstos apoyados sobre la lesión, como se ilustra en la figura 10.

En la figura 11 se observa el taponamiento de una herida torácica realizada con un saquito de arena y cinta adhesiva.

27.5. RESCATE DE ACCIDENTADOS

El rescate de los accidentados se convierte, en numerosas ocasiones, en la tarea más difícil para cualquier socorrista. A la intensidad y espectacularidad de la situación se añaden factores de todo tipo, dificultades de acceso y riesgos añadidos que ponen en peligro la vida o la integridad del enfermero y del accidentado.

Es por ello, que la primera premisa básica en el rescate de personas accidentadas es la siguiente:

1. Se procurará en todo momento su propia protección.

Es evidente que si el enfermero resulta accidentado a su vez difícilmente podrá ayudar al primer accidentado. De ello se deriva que el enfermero seguirá criterios de actuación acordes a sus propias posibilidades no intentando actuaciones que superen sus posibilidades físicas por edad, condición o falta de medios. Por tanto seguirá la segunda premisa:

2. Se actuará en todo momento con sentido común.

El enfermero debe intentar por todos los medios no sucumbir al estado general de nerviosismo y anarquía que suele presidir la escena del accidente, y actuará sin olvidar la tercera premisa:

3. El pánico es la causa principal de accidente en acciones de rescate.

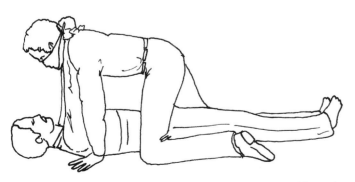

Método para extraer a la víctima del incendio.

Veamos a continuación una serie de normas básicas de actuación en casos particulares.

27.6. INCENDIOS

Valorar la situación general y evaluar lo que se puede hacer. No permitir que el primer impulso haga perder el sentido común. No dejarnos dominar por el pánico.

Gases en combustión:

La aparición de gas a través de rendijas, puertas y ventanas cerradas implica la posibilidad de explosión al entrar dichos gases en contacto con el aire oxigenado. No se debe entrar. El servicio de bomberos debe hacerse cargo de la situación.

Entrada en un edificio en llamas:

Protéjase, si es posible, con casco, guantes y mascarilla o un pañuelo húmedo en su lugar cubriendo la boca y la nariz. No abrir puertas a ciegas si se sospecha la existencia de fuego detrás de ellas. Tocar con la mano la parte superior de la puerta. Si está caliente, no abrir. Con seguridad hay fuego al otro lado. Si no está caliente, abrir con cautela apuntalándola por debajo con su pie.

- Si para entrar o salir de una habitación hay que recorrer un pasillo lleno de humo, arrastrarse sobre manos y pies, es decir, *a gatas*. Los gases calientes ascienden al igual que el humo y se encuentran en la parte superior del pasillo. Los gases tóxicos desprendidos en todo incendio son más pesados que el aire, por lo que se mantienen a ras del suelo. Desplazándose *a gatas* las vías respiratorias permanecen a la altura menos comprometida posible en tal situación y ese medio supone la forma más segura de moverse por un pasillo.

27.7. ACCIDENTES EN EL AGUA

Recordar: el simple hecho de arrojar un objeto flotante consistente a la persona que se encuentra en dificultades en el agua puede salvarle la vida.

No obstante, en ocasiones, esto no es suficiente pero sí supone el primer paso del rescate acuático que consta de cuatro tipos de actuación:

1. Lanzar cualquier objeto flotante.
2. Remolcar al accidentado.
3. Remar hacia el accidentado.
4. Lanzarse uno mismo al agua.

1. Lanzar cualquier objeto flotante que pueda resistir el peso de una persona y permitirle sentirse estabilizado en el agua hasta que se produzca el rescate definitivo. Una cantimplora grande, una lata vacía, recipientes de plástico, etc. Cualquier recipiente vacío con 4 o 5 litros de capacidad puede sostener en el agua el peso de una persona normal. Entre otros objetos, se pueden citar cámaras de neumático, tablas de surf, maderas, puertas, etc.

2. Si es posible y se dispone de una cuerda o material similar, remolcar al accidentado hasta la orilla.

3. Después de haber arrojado un objeto flotante para la seguridad del accidentado, remar hasta él si se dispone de un bote. Si es difícil izar al accidentado al bote, remolcar.

4. Arrojarse al agua para rescatar al accidentado personalmente puede hacerse *sólo si es un buen nadador y está entrenado en el rescate de personas en el agua.*

Accidentes en el hielo o en el agua helada

El rescate de personas que han caído al

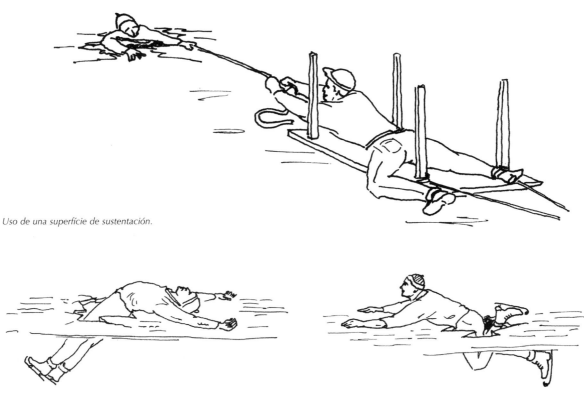

Uso de una superfície de sustentación.

Rescate en agua heladae intento de autorrescate.

TÉCNICAS Y PROCEDIMIENTOS

agua de un río o lago a través de una grieta en el hielo supone el riesgo de que el enfermero acompañe al accidentado debido a la debilidad de la capa de hielo en la zona circundante. El aspecto del hielo alrededor de la grieta es engañosamente sólido.

A continuación se exponen algunos medios para prestar ayuda:

1. Lanzar objetos flotantes, al igual que en el salvamento en aguas libres. Aferrarse a un objeto flotante proporciona seguridad al accidentado.

2. Cuerda. Si se dispone de ella, se debería lanzar la cuerda al accidentado después de realizar previamente una lazada sólida para que el accidentado pueda pasar su cuerpo a través de ella y ser remolcado fuera de la grieta.

3. Si se decide acudir directamente en ayuda del accidentado, no hay que hacerlo, por supuesto, caminando. Si existe la posibilidad de utilizar cualquier superficie plana sobre la que estirarse y arrastrarse sobre ella (tabla, puerta, etc.) el reparto del peso sobre el hielo resulta mucho más equilibrado y facilita el acceso cercano a la grieta.

27.8. ACCIDENTES DE TRÁFICO

Dada la complejidad de las situaciones provocadas por los accidentes de tráfico es difícil dictar unas normas concretas de socorro pero, ateniéndose a lo que suele suceder en la práctica, el papel del enfermero como auxiliador deberá ser el siguiente:

1. Aparcar el propio coche fuera de la carretera. Si es de noche, dirigir la luz de los faros, en posición de cruce, hacia el lugar del accidente.

2. Si se hubiera producido, apagar el incendio del vehículo siniestrado con arena, tierra o extintor si hay en el coche. Nunca utilizar agua.

3. Parar el motor del coche siniestrado, si está en marcha, cerrar el contacto o desbornar la batería para evitar el incendio y la explosión de la gasolina que haya podido derramarse y de la que quede en el depósito.

4. Calzar y frenar el coche siniestrado con el fin de impedir su deslizamiento, mientras se retiran las posibles víctimas.

5. Señalizar el lugar del accidente con los triángulos de peligro, linternas, con los faros de otros coches o mediante personas que acuden al accidente o que hayan resultado ilesas.

6. Liberar cuidadosamente a los lesionados, sacarlos del vehículo como mejor se pueda, aunque siempre con suavidad; evitar tracciones bruscas o violentas (ver Técnicas y procedimientos: movilización y transporte de accidentados).

7. Prestar los primeros auxilios, según el tipo de lesiones que se encuentren y de los medios de que se disponga.

8. Evacuar a los heridos con las precauciones que sus lesiones determinan, evitar siempre el amontonar heridos en un automóvil en el afán de trasladarlos rápidamente a un centro médico.

27.9. EXPLOSIONES, DESPLOMES Y DERRUMBAMIENTOS

Son las catástrofes con mayor índice de mortalidad y en las que supone mayor dificultad establecer o programar *a priori* normas concretas de salvamento y auxilio, por la extraordinaria variedad de sus circunstancias y la complejidad de las situaciones traumáticas. No obstante, siempre existen factores comunes en los que se basan las líneas maestras de actuación para los primeros momentos. Debe procurarse:

1. Aportar el mayor número posible de linternas, focos y aparatos de luz eléctrica para iluminar lo mejor posible el lugar del siniestro.

2. Interrumpir las posibles conducciones de gas que existan en el edificio o instalación.

3. Realizar los desplazamientos para el auxilio de las víctimas en las proximidades de muros íntegros y puntos de resistencia de la edificación siniestrada.

4. Tratar de localizar y liberar a los heridos, sacarlos entre tres o más personas, con todo el cuidado necesario y sin dar tirones bruscos ni realizar movimientos violentos.

5. Apuntalar con trozos de viga, andamios o muebles las zonas agrietadas.

6. Remover cuidadosamente los escombros en los lugares en que presumiblemente pudieran encontrarse víctimas.

7. Procurar una ocupación o trabajo sencillo a los histéricos y, si ello no es posible, alejarlos enérgicamente y sin contemplaciones.

8. Instar a los que vayan llegando a conseguir lo que se requiere con más urgencia: luz suficiente, equipos de aire fresco y ambulancias.

9. Organizar un punto de socorro donde puedan prestarse los primeros auxilios a los rescatados.

10. Habilitar un cuarto o cobertizo como depósito de cadáveres y sustraerlos a la vista de los heridos y de los curiosos (ver anexo 3, El enfermero frente a la muerte).

27.10. NAUFRAGIO

Las características del naufragio dependen del tipo de embarcación de que se trate:

1. Pequeños buques de placer o barcos de pesca de bajura, casi siempre con pocas víctimas.

2. Grandes buques de pesca, industriales o de pasajeros, con múltiples víctimas.

Medidas de auxilio

1. Escasas víctimas:
- Evaluación rápida del estado general de las víctimas (estado de conciencia, pulsos, lesiones, hemorragias, etc.).
- Detener hemorragias, RCP.
- Proteger del frío: desnudar al náufrago; secar con cuidado sin frotar; cubrir con ropas secas o mantas o cualquier prenda de abrigo.
- Dar bebidas calientes azucaradas; aportar azúcar al organismo de la víctima.
- Apoyo psicológico y anímico; confortar al náufrago. Si es posible obtener información acerca de los hechos, detalles de importancia y la posibilidad de más víctimas.
- No dar alcohol.

2. Múltiples víctimas:
- Ante un escenario catastrófico: se seguirán las pautas de *triage* de accidentados.

Otras consideraciones

- El náufrago, como todo ser humano enfrentado a una situación catastrófica y en un medio hostil, se encuentra en un estado de gran desorientación. La comunicación no siempre es fácil. Además del hermetismo que puede propiciar la situación, pueden existir barreras idiomáticas que hay que tener en cuenta.
- La hipotermia es una de las causas más frecuentes de muerte del náufrago. No hay que olvidar que las víctimas deben secarse y también abrigarse. (ver Congelación e hipotermia).
- Explorar cuidadosamente, intentando descartar lesiones ocultas o que hubieran pasado por alto en la primera exploración.
- No olvidar la posibilidad de lesiones de la columna vertebral.

27.11. URGENCIAS A BORDO

- Las urgencias médico-quirúrgicas se solventarán según las posibilidades del personal médico-sanitario de que vaya dotado el barco o del personal médico-sanitario que se encuentre entre el pasaje. Las urgencias de importancia sólo podrán ser resueltas en tierra. El enfermero colaborará y/o dirigirá a la tripulación en la medida de las posibilidades.

- En muchas ocasiones (sin material médico) difícilmente podrá superarse el apoyo anímico y el seguimiento de las normas de prudencia.

Mareo

- La tripulación no suele marearse, excepto en los grandes temporales y, por lo general, cada marinero tiene su propio remedio personal.

- Los pasajeros que sufran mareo intenso deben permanecer en su camarote, a oscuras y tomar con frecuencia pequeños sorbos de agua con aporte hidrocarbonatado (galletas, azúcar, etc.).

Calambres musculares

- También denominados rampa de Stoker, producen dolor y contractura intensa en las extremidades como consecuencia de la pérdida de sal.

- Se consigue alivio con la ingestión abundante de agua ligeramente salinizada.

27.12. NOCIONES DE *TRIAGE* DE ACCIDENTADOS

Triage es una palabra de procedencia francesa que significa selección o clasificación. La expresión triage de accidentados o de heridos es de origen militar y hace referencia a la selección de prioridades que deben efectuarse cuando son varias las víctimas de un accidente o catástrofe. La selección la dirige siempre el médico de mayor experiencia y se ramifica, una vez instaurado el puesto provisional de auxilio, en médicos auxiliares del primero, médicos junior, supervisor de enfermería, enfermería, auxiliares de enfermería, auxiliadores y voluntarios.

El triage antepondrá siempre el auxilio a los casos más graves frente a los más leves, a los más viables frente a los más inviables, proporcionando, además, los cuidados necesarios a cada víctima en el menor tiempo posible.

Los objetivos del triage de heridos son los siguientes:

- Salvar la vida. La prioridad vital por encima de las demás consideraciones (p. ej., aplicar RCP antes que tratar una fractura).

- El máximo beneficio para el mayor número de heridos (no detenerse en el cuidado de una sola víctima).

- Los procesos que requieren auxilio inmediato son la asfixia y la hemorragia.

Priorización de la asistencia

1ª prioridad

Riesgo de asfixia:
- Obstrucción de las vías aéreas.
- Ausencia de respiración.
- Heridas torácicas abiertas.
- Asfixia traumática.

Shock o riesgo de shock:
- Hemorragia intensa externa o interna.
- Quemaduras con más del 20% de la superficie corporal.

2ª prioridad

- Lesiones viscerales sin shock.
- Lesiones vasculares que requieran torniquete.
- Traumatismo craneoencefálico.
- Quemaduras con menos del 20% de la superficie corporal quemada, pero con afectación de cara, manos, pies o genitales.
- Lesiones craneales o de columna vertebral.
- Fracturas abiertas.

3ª prioridad

- Lesiones de tejidos blandos sin shock.
- Lesiones musculoesqueléticas sin shock y con buenas constantes.
- Lesiones oculares.
- Quemaduras con menos del 20% de la superficie corporal.

4ª prioridad

- Lesiones de carácter irreversible o inaccesibles al tratamiento (aplastamiento, decapitación parcial, destrucción masiva, etc.).

Priorización de la evacuación

1ª prioridad

- Pacientes en los que persiste el peligro de asfixia o hemorragia.
- Pacientes con shock o en evidente riesgo de shock.

2ª prioridad

- Pacientes estables, pero con peligro de shock (traumatismos cerrados, quemaduras, etc.).
- Pacientes con traumatismo craneoencefálico cerrado, pero con una disminución del estado de la conciencia.

3ª prioridad

- Fracturas abiertas con gran destrucción de tejidos.
- Lesiones de la columna vertebral.
- Lesiones oculares.
- Lesiones de la mano.

4ª prioridad

- Fracturas menores y lesiones de tejidos blandos.

5ª prioridad

- Heridas menores.

Recordar: el mayor bien para el mayor número.

Extracción del accidentado de su vehículo

La extracción de las víctimas de un accidente automovilístico es, a menudo, muy complicada. No pocas veces hay que forzar la rotura de las puertas, de la barra de dirección e incluso es necesario, en ocasiones, abrir literalmente el techo para extraer al accidentado. Esta tarea corresponde a personal debidamente preparado: equipos de emergencia de la policía, bomberos, etc.

Si la extracción de la víctima no ofrece grandes dificultades, debe realizarse con ayuda, siguiendo siempre la regla de oro del respeto al eje cabeza-cuello-tronco si existe la menor duda razonable de lesión vertebral. La secuencia es la que sigue: (Figs. 1, 2, 3, 4)

27.13. MOVILIZACIÓN Y TRANSPORTE DE ACCIDENTADOS

Los accidentados no han de ser trasladados con urgencia, sino atendidos con urgencia.

Normas generales para el transporte de accidentados

- Siempre que sea posible, el enfermero esperará la llegada de personal especializado o entrenado. A su llegada se pondrá a su disposición para colaborar en el transporte.
- Lo más prudente es garantizar las mejores condiciones para la permanencia del accidentado en el lugar del accidente hasta la llegada de ayuda (posición de seguridad, estabi-

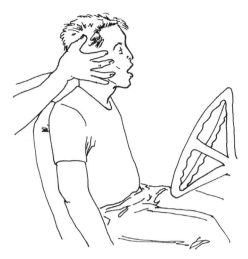

Figura 1: Sujeción del cuello manteniendo la alineación. Un auxiliador accede desde atrás o desde un lado.

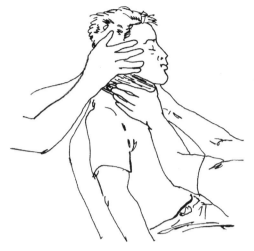

Figura 2: El segundo auxiliador procede a colocar un collarín cervical.

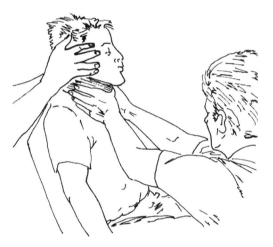

Figura 3: Los dos primeros auxiliadores separan al accidentado del respaldo del asiento del coche para que un tercer auxiliador o ayudante coloque la férula espinal.

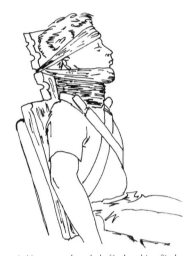

Figura 4: Una vez colocada la férula y bien fijado a ella, el accidentado puede ser extraído del vehículo con seguridad.

lidad, confortabilidad y apoyo anímico).

- Cuando no es posible mantener al accidentado en el lugar del accidente en buenas condiciones, debido a la persistencia del peligro o a un nuevo riesgo añadido, se le trasladará a un lugar seguro en las mejores condiciones posibles. La consecución de tales condiciones de traslado está siempre en función de la gravedad del riesgo existente. Cuando el riesgo es grave se antepondrá la vida del accidentado (y la del enfermero) a la optimización del traslado.

- Se realizarán las maniobras de la forma más adecuada para evitar la propia lesión o el riesgo para la seguridad. El enfermero no se expondrá temerariamente al peligro.

Normas generales para evitar la propia lesión

- Durante las maniobras de rescate y traslado, procurar *mantener la espalda recta y el tronco erguido.*

- Evitar la inclinación del tronco. Las

maniobras de inclinación y elevación se efectuarán *flexionando las piernas*, no la espalda.

- Mantener los pies separados y uno de ellos ligeramente más *avanzado* para mejorar la estabilidad corporal.

- Procurar *un buen reparto de las cargas*.

- Sujetar de forma *sólida*, asegurando una carga *compacta* y manteniendo ésta lo *más cerca posible del cuerpo. la parte más pesada de la carga debe situarse más cerca del cuerpo*.

- Llevar el peso con los brazos *extendidos* y situados cerca del cuerpo. La flexión de los brazos (y de cualquier músculo) disminuye la resistencia a la fatiga. Sujetar la carga con las *manos*, no con los dedos.

- La carga debe quedar bien repartida entre ambos brazos y entre todas las personas que procedan a transportarla.

Normas específicas relativas al accidentado

La norma guía del traslado y movilización de accidentados es la siguiente: *No agravar su estado con la actuación*.

De esta norma básica sólo se hará excepción en caso de máximo peligro vital para el accidentado si permanece donde está (p. ej., riesgo inmediato de derrumbamiento, fuego, emanación de gas, etc.).

La mayor parte de las veces no será necesario movilizar al accidentado, sino estabilizarlo en el lugar donde se encuentra y esperar la llegada de las asistencias. El acci-

dentado que permanece estable, confortado, abrigado y seguro en el lugar del accidente se encuentra en mejores condiciones para ser entregado al siguiente eslabón asistencial que aquel que ha sido desplazado sin criterio o transportado precipitadamente y sin una mínima planificación.

Si las circunstancias obligan o aconsejan desplazar al accidentado, se tendrá siempre en cuenta la norma básica de la movilización: *Respetar en todo momento el eje cabeza-cuello-tronco*. El único modo de garantizar la integridad de dicho eje es la participación de varias personas en la movilización para proporcionar un mínimo de 6 puntos de apoyo. Uno para la cabeza y el cuello, tres para el tronco y dos para las extremidades inferiores.

Si la ropa es sólida y resistente se empleará para la sujeción del tronco durante las maniobras, pues proporciona mejor agarre. Lo mismo puede decirse del cinturón; comprobar previamente la solidez de dichas prendas.

Evacuación del herido: movilización

- Sin olvidar nunca la regla de oro antes expuesta y disponiendo de ayuda coordinada se puede trasladar el herido a la camilla.

- El enfermero asumirá la función de líder.

- Todo movimiento del herido se efectuará sincronizadamente bajo las órdenes del líder.

- Nunca se iniciarán los movimientos

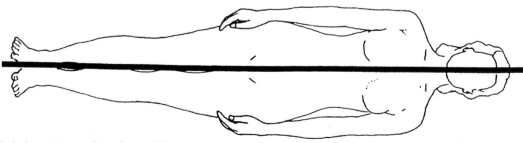

Regla de oro: Respetar el eje cabeza-cuello-tronco.

antes de la voz "ya" ni se tomarán iniciativas personales (salvo en situación de máximo riesgo).

- El grupo de personas o auxiliadores que manejan al herido y la camilla se organizarán de manera que no existan problemas a la hora de ejecutar los movimientos, que se inician a la orden del líder cuando todos están preparados.

- Las órdenes se efectuarán de manera clara y precisa.

- Avisar previamente de la operación a realizar; asegurar la disposición de cada miembro del equipo y dar la voz de "ya", ante la cual se efectúa inmediatamente el movimiento determinado de manera continuada y simultánea (de una sola vez y todos a la vez).

Puede utilizarse una pauta común como la siguiente:

Preparados para voltear: "Voltear / ¡ya!"
Preparados para levantar: "Arriba / ¡ya!"
Preparados para avanzar: "Adelante / ¡ya!"
Preparados para bajar: "Abajo / ¡ya!"
Preparados para parar: "Alto / ¡ya!"

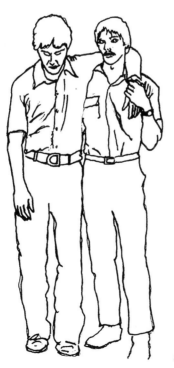

Figura 1.

- Los movimientos se llevarán a cabo de forma conjunta. Una vez dada la orden se ejecuta el movimiento de una sola vez. Es importante que se sepa previamente lo que se va a hacer. Si es necesario, el enfermero líder explicará cada maniobra a los ayudantes.

- Existen diversas técnicas para levantar y colocar en la camilla al accidentado, según el número de enfermeros o personas que prestan ayuda. Y de su formación.

Evacuación del herido por un solo auxiliador

Accidentado consciente

- **Camina por su propio pie:** Se le acompañará sujetándole y teniendo presente que el accidentado puede perder súbitamente la integridad física de que dispone hasta el momento (desmayo, vómito, etc.) (Fig. 1).

- **Debe ser transportado:** Existen diversos métodos para transportar a un herido consciente que no puede caminar (Fig. 2).

Accidentado inconsciente

- **Evacuación rápida (emergencia):** La situación comprometida en que se encuentra el accidentado exige que sea rápidamente apartado del lugar del accidente. Ello se realizará con las mínimas brusquedades posibles.

El arrastre del accidentado puede efectuarse estirando de su ropa si ésta ofrece solidez. También puede usarse una manta o un paño resistente grande con el mismo propósito. Debe valorarse la necesidad de rapidez en la evacuación y las posibles lesiones que presenta la víctima (Fig. 3).

- **Descenso de una escalera:** El descenso de una escalera con el accidentado exige una variación del arrastre por superficies lisas (Fig. 4).

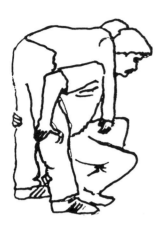

Figura 2. A caballo. Primer paso.

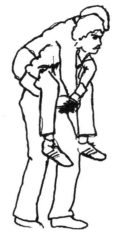

A caballo. Segundo paso.

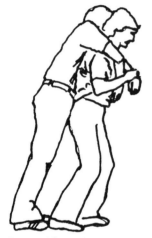

Figura 2. A lomos. Primer paso.

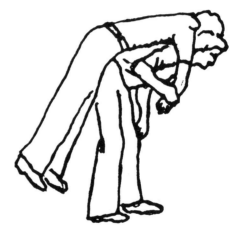

A lomos. Segundo paso.

El enfermero protege con su cuerpo y brazos la integridad del cuello de la víctima.

- Carga al hombro del accidentado inconsciente: Sistema del bombero en tres movimientos consecutivos. (Fig. 5)

Evacuación del herido por varias personas

Dos auxiliadores

El rescate por dos personas ofrece considerables ventajas sobre el que realiza una sola. El reparto de peso, el control sobre el accidentado y sobre el entorno del accidente es superior.

En la siguiente figura se observa una variación del rescate del accidentado consciente que camina por su propio pie. Ambos auxiliadores sujetan con los brazos entrelazados la cintura de la víctima mientras ésta se apoya con sus brazos en la espalda de los primeros. (Fig. 6)

Esta sujeción permite, en caso de necesidad, levantar al accidentado del suelo en aras de una mayor rapidez en la evacuación.

Silla de manos

El sillón o silla de manos puede utilizar-

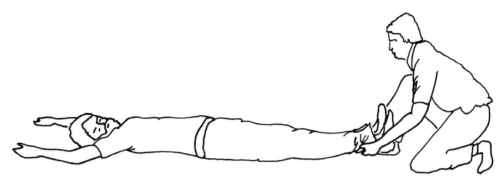

Figura 3. Arrastrar al accidentado por superficies lisas y regulares.

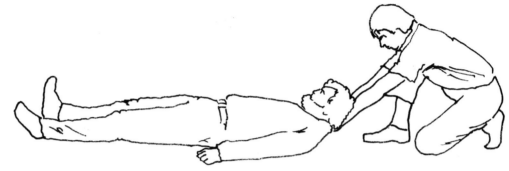

Figura 3. Arrastrar al accidentado por superficies irregulares.

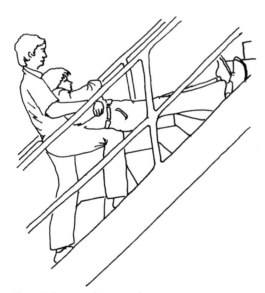

Figura 4. Descenso de una escalera.

los del accidentado. Si éste se encuentra consciente reforzará la sujeción pasando a su vez los brazos por la espalda de los auxiliadores.

También se observa la posición de las manos de los auxiliadores en la variante denominada la sillita de la reina (para el paciente consciente). (Fig. 7)

Variante: Transporte frontal

Esta variante de la silla resulta adecuada para el paso a través de espacios angostos o pasillos estrechos. No debe utilizarse cuando existan dudas razonables sobre la integridad de la columna vertebral. (Fig. 8)

Cucharas

Se denominan cucharas a ciertas técnicas de recogida de accidentados en las que los auxiliadores, situados a un lado de la víctima, utilizan sus brazos en forma de cuchara para levantarla del suelo.

se sin perjuicio de que el accidentado se encuentre consciente o no.

Los auxiliadores rodean con sus brazos (sujetándose entre sí) la espalda y los mus-

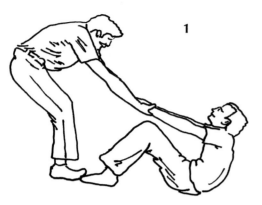

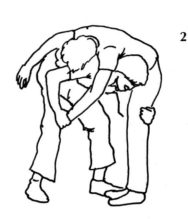

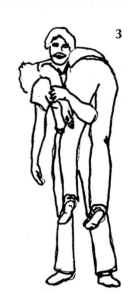

Figura 5. Carga a lomos del accidentado inconsciente.

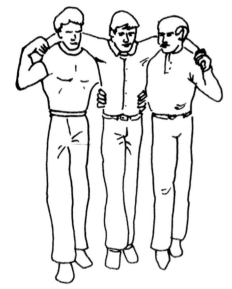

Figura 6. Dos auxiliadores.

3. Sujeción del accidentado:

- El enfermero se ocupa del conjunto cuello/nuca y del tórax del accidentado.

- El segundo auxiliador de la cintura.

- El tercer auxiliador de las piernas (muslo y pierna).

4. Ejecución:

- El líder, si es necesario, explica el proceso y supervisa la colocación.

- A la voz de "ya" se incorporan todos a un tiempo. El accidentado se encuentra tendido sobre los brazos de los auxiliadores de forma recta.

- El accidentado se encuentra situado sobre las rodillas dobladas del equipo y es sujeto por los brazos de los auxiliadores. (Fig. 9)

Puente holandés (tres auxiliadores)

Esta técnica, más sencilla, se realiza mediante tres auxiliadores. (Fig. 10)

1. Situación general:

- Los auxiliadores se sitúan en puente, es decir, se colocan sobre el herido con las piernas abiertas. Todos los auxiliadores miran hacia la cabeza del herido excepto el

Cuchara de tres. Realización:

1. Situación general:

- El accidentado se encuentra tendido sobre el suelo.

- Los tres se sitúan a un lado del paciente, mirando hacia éste, de rodillas, o dos a un lado y el tercero al otro lado.

2. Posición de las manos:

- Palmas hacia arriba.

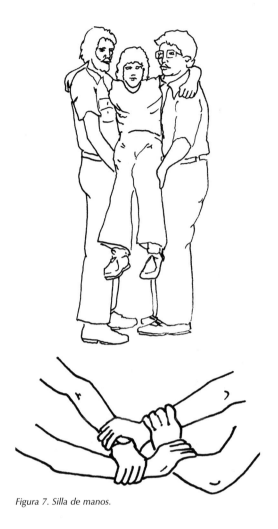

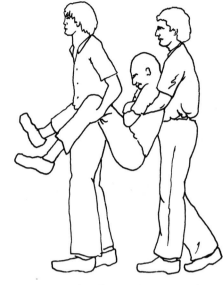

Figura 8. Transporte frontal.

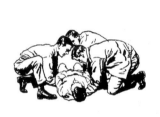

Figura 7. Silla de manos.

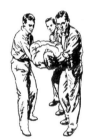

Figura 9. Cuchara de tres.

líder que, situado a la cabeza, mira hacia los pies.

2. Posición de las manos:
- Líder-Enfermero: mano bajo la nuca y el cuello. Mano bajo la espalda.
- Segundo auxiliador: manos bajo la cintura.
- Tercer auxiliador: una mano bajo los muslos, la otra bajo las piernas.

Sobre el herido, mirando hacia la cabeza se sitúan dos auxiliadores con ambos pies a cada lado del herido. El líder se coloca en la cabeza del herido, también con los pies a cada lado, pero enfrentado a sus compa-

ñeros, es decir, mirando hacia los pies del herido. La camilla se sitúa al lado. El segundo se sitúa un pie al lado del herido y el otro en el otro lado de la camilla (pasos 1 y 2). Observar la posición de los pies y de las manos.

- Paso 1: A la voz de "ya", se levanta al herido, como un todo, sobre la camilla.
- Paso 2: A la voz de "ya" se coloca al herido sobre la camilla.

En todas las técnicas de traslado, el herido habrá sido estabilizado en el suelo (posición lateral de seguridad, posición anti-shock, etc.); instalar en la camilla respetan-

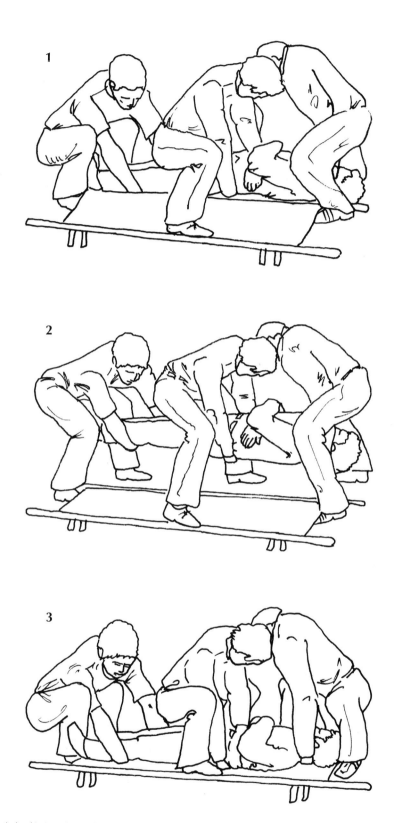

Figura 10. Puente holandés (tres tiempos)

MOVILIZACIÓN DEL ACCIDENTADO (I) PROTEGER EL CUELLO.

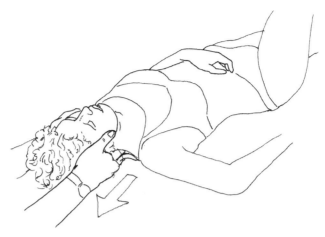

Mantener la alineación en todo momento.

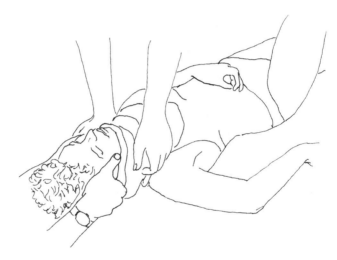

Aplicar material de soporte sin abandonar la sujeción.

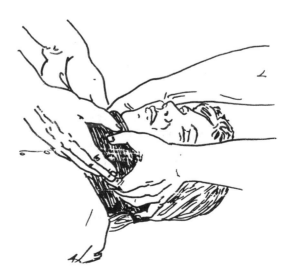

Si es posible, aplicar collarín cervical, férula espinal, etc.

MOVILIZACIÓN DEL ACCIDENTADO (II).

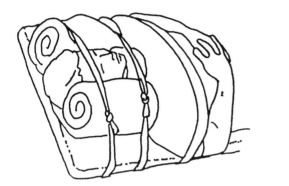
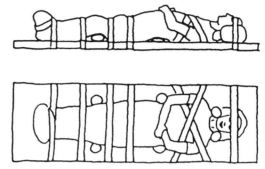

Acolchar y sujetar firmemente el eje cabeza-cuello-tronco de la víctima.

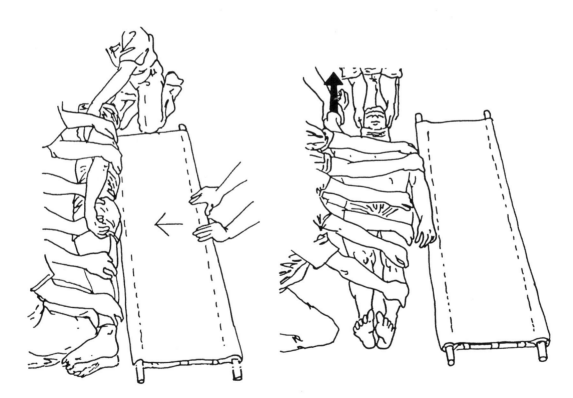

Movilizar al herido como si se tratara de una sola pieza rígida (con ayuda).

do la posición que se había determinado en el suelo.

Existe una serie de reglas generales que todos los camilleros entrenados conocen y practican y que se exponen a continuación; sin embargo, previamente, dos condiciones que no deben olvidarse nunca:

El accidentado debe ser sujetado a la camilla con absoluta seguridad. No se dejará nunca solo al accidentado en la camilla.

27.14. RETIRAR UN CASCO

El casco del motorista no representa ningún problema para el traslado de un accidentado, siempre que no sea necesario practicar maniobras de RCP o liberación de las vías aéreas.

El casco tradicional, parcial, con barbiquejo o barbillero, no supone impedimento para realizar la RCP en caso necesario. Resulta, por otra parte, fácil de quitar. Los problemas se plantean con el casco moderno de tipo integral.

Retirar un casco de tipo integral es una maniobra muy delicada cuando la víctima se encuentra inconsciente y se desconoce la posibilidad de lesiones en la columna cervical y supone un riesgo considerable para la víctima cuando la extracción ha de ser realizada por un solo enfermero. Es una operación mucho más segura cuando la realizan dos personas.

Retirada del casco por dos auxiliadores. Procedimiento

- El enfermero se sitúa de rodillas junto a la cabeza del accidentado, lateralmente, y sujeta la parte inferior del cuello de la víctima, afirmando el brazo sobre su propia rodilla o sobre el suelo para mantener una sujeción estable.

- Con la mano correspondiente al lado del herido en que se encuentre (lado izquierdo/mano izquierda; lado derecho/mano derecha), el enfermero debe sujetar el cuello del accidentado.

- Con la otra mano, a modo de cuchara o de cuña, debe mantener firmemente sujeta la barbilla. De este modo, con ambas manos, consigue una aceptable estabilidad del eje cabeza-cuello.

- Instruye al ayudante que se sitúa tras la cabeza del herido y es el encargado de retirar el casco. Tras aflojar la correa de sujeción, tirar suavemente hacia atrás, respetando siempre el eje cabeza-cuello. El paso de la nariz debe salvarse con suavi-

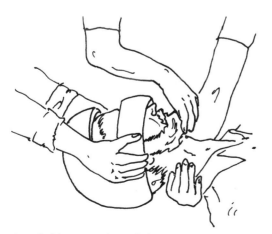

Retirada del casco por dos auxiliadores.

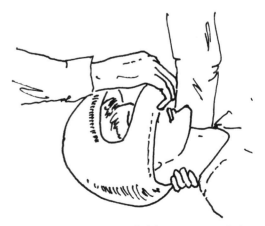

Retirada del casco por un auxiliador.

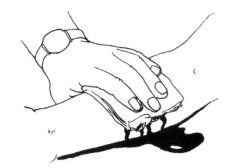

Figura 1a.

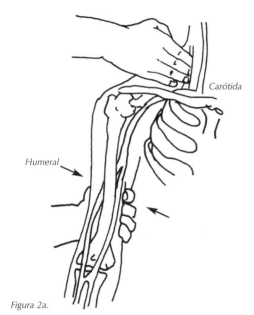

Carótida

Humeral

Figura 2a.

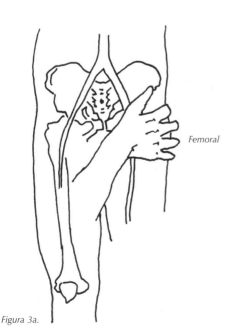

Femoral

Figura 3a.

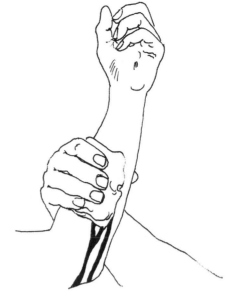

Figura 1b.

dad, inclinando ligeramente el casco hacia atrás. En ningún caso debe efectuar maniobras bruscas.

Retirada del casco por un solo auxiliador

La maniobra de retirada de un casco integral por una sola persona supone un grave peligro para el accidentado. Sólo cuando existe máximo riesgo vital se aconseja intentar retirar el casco sin ayuda.

Procedimiento

- El enfermero se sitúa detrás de la cabeza del accidentado y retira el casco, respetando al máximo el eje del cuerpo y sin brusquedades innecesarias.
- Cuando el casco haya salvado la nariz, colocar una mano bajo el cuello (sujetando el cuello y la nuca) para evitar que la cabeza caiga o se lateralice bruscamente al terminar la operación.
- Colocar la cabeza suavemente sobre el suelo.
- Una vez retirado el casco, proceder a efectuar las maniobras de reanimación.

27.15. HEMORRAGIA: PROCEDIMIENTO BÁSICO

La mayoría de las hemorragias pueden contenerse mediante la aplicación de los siguientes principios:

a) Compresión directa sobre la herida. (Figs. 1a, 2a, 3a). Cuando se trata de una extremidad, además:

b) Elevación de la extremidad afectada. (Fig. 1b) En caso extremo (ver técnicas y procedimientos: Torniquete).

27.16. TORNIQUETE

También se denomina garrote. Su misión es la de detener por completo el flujo sanguíneo en caso de hemorragia irreductible por otros métodos.

Consiste en ejercer presión circunferencial sobre los vasos sanguíneos de una extremidad con el fin de constreñirlos y evitar el paso de la sangre.

Ventajas

- Permite la contención de la hemorragia.

Inconvenientes

- Al impedir el flujo sanguíneo impide, al mismo tiempo, la oxigenación de los tejidos.

- Al ejercer presión sobre estructuras blandas presiona también los nervios que pueden, a consecuencia de ello, resultar lesionados.

- No puede mantenerse continuamente por lo expuesto anteriormente.

Aplicación

- Colocar siempre por encima de la herida (en el brazo o en el muslo).

- Utilizar preferentemente una cinta ancha (de 5 a 10 cm) para evitar lesiones locales por presión. No utilizar material elástico.

- Es obligatorio consignar la hora exacta de aplicación del torniquete. Si es posible se anotará sobre el propio paciente con esparadrapo o rotulador. Un torniquete aplicado a las cuatro y media de la tarde se anota como T/16:30.

- En trayectos largos, en los que el torniquete debe permanecer aplicado **se aflojará cada 15 o 20 minutos** para proporcionar

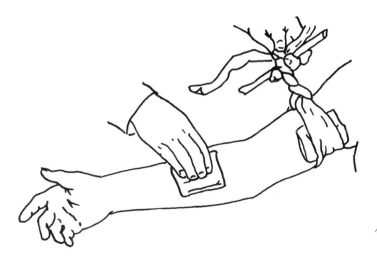

Aplicación del torniquete.

---

[1] *Como comentamos, muchos autores consideran que una vez colocado el torniquete no debe aflojarse hasta llegar al hospital. Ello es razonable y adecuado en el medio urbano. En otras circunstancias, creemos que debe mantenerse la pauta descrita más arriba, manteniendo la compresión local mientras se afloja levemente por espacio de 30 segundos.*

irrigación sanguínea a la zona isquémica para evitar lesiones de los tejidos[1].

- El torniquete obliga a la asistencia médica, ya que la retirada definitiva corresponde al cirujano.

- La compresión circunferencial sólo puede mantenerse por un máximo de 2 a 3 horas (con las correspondientes relajaciones de la presión). Tanto mejor para el paciente cuanto menor sea el tiempo de aplicación.

Las hemorragias en las extremidades casi siempre dejan de sangrar mediante la elevación de la extremidad y la compresión directa.

Recordar: el torniquete sólo se aplica en último extremo y en el caso de que todas y cada una de las medidas previas para detener la hemorragia hayan fracasado. Nunca debe ser aplicado a la ligera.

27.17. APÓSITOS Y VENDAJES

Todo herido espera que le sea colocado algún tipo de apósito en las heridas.

¿Qué es un apósito?

Un apósito es, simplemente, la colocación de cualquier material adecuado sobre una herida con el fin de protegerla de agentes agresores externos.

¿Por qué se debe aplicar un apósito?

Las heridas, si se respetan ciertas condiciones, pueden ser mantenidas al aire, sin cobertura alguna. Sin embargo, debe aplicarse siempre algún tipo de apósito, por varias razones:

- Aunque no se trate de una cura definitiva, el apósito garantiza la protección de la herida durante el traslado.

- Utilizar el material más limpio posible y mantener al máximo la asepsia. De esta forma, el enfermero en la medida de sus posibilidades previene la infección.

- El apósito proporciona una adecuada compresión de la herida y reduce la hemorragia.

- La inmovilización que produce el apósito tiende a disminuir el dolor y, en consecuencia, la ansiedad.

- La visión de la propia herida crea, a menudo, en el paciente un importante grado de angustia.

- El apósito contribuye en mayor o menor medida a la prevención del síncope.

- El apósito actúa como señal para terceras personas para que, durante el traslado, no agredan por descuido la zona lesionada.

¿Cómo se realiza el apósito?

Por una parte están los apósitos que se realizan en un medio hospitalario o bien dotado (ambulatorios, dispensarios, servicios médicos, etc.) y, por otra, los apósitos que se realizan en el propio lugar del accidente con pocos o ningún medio. ¿Qué hacer? Hay que aplicar algo, pero se procurará no poner materiales sucios sobre la herida, a no ser que sea absolutamente imprescindible (p. ej., para la contención de una hemorragia importante). Así pues, el concepto que debe tenerse claro es el siguiente:

El material cuya superficie contacte con la herida debe ser estéril o, en su defecto, lo más limpio posible.

Esta primera capa cubre directamente toda la superficie de la herida. Si se puede evitar no se utilizará algodón en esta capa por su tendencia a dejar hilos. Sobre ella colocar algún material que pueda servir de almohadillado: algodón (ahora sí), gasas sueltas, paño limpio, esponja, celulosa u otros.

Cualquier material limpio y blando sirve a este propósito. Este paquete formado por la primera capa estéril y el almohadillado se sujetará mediante vendas, esparadrapo, paños, corbata, cinturón u otros, con la presión suficiente para mantener el apósito en su lugar.

Nunca se utilizarán materiales que pudieran comprimir en línea estrecha como cordel, cable eléctrico, alambres, etc.

Retirada y renovación del apósito

Si el enfermero a consecuencia de las circunstancias, se ve en la obligación de efectuar segundas curas o sucesivas hasta que el herido pueda ser trasladado o espera la llegada de los servicios médicos adecuados, las debe llevar a cabo con la máxima asepsia que le sea posible.

En este momento, la cura ya no tiene el mismo carácter de urgencia, lo que permite al enfermero planificar perfectamente su actuación.

Preparación del material

- Una bolsa de plástico para residuos.
- Agua, jabón, suero fisiológico, etc.
- Jeringa de 10 ml y aguja hipodérmica.
- Tijeras y pinzas.
- Guantes estériles o, en su defecto, limpios.
- Gasas estériles o limpias.
- Povidona yodada (yodo) o algún antiséptico similar.
- Vendas.
- Esparadrapo.

Procedimiento previo

- Lavado profuso y completo de manos. Se prepara con antelación una toalla o paño muy limpios para el posterior secado. El lavado debe durar un mínimo de 3 minutos con frotación constante con jabón de toda la superficie de la mano, incluyendo los espacios interdigitales y las uñas. Usar un cepillo si es posible.
- Secado concienzudo de las manos.
- Colocación de los guantes limpios.
- Explicación del proceso al paciente.

Retirada del apósito y cura de la herida

- Con ayuda de las pinzas y de las tijeras, levantar cuidadosamente el apósito existente. Si es posible, el corte de los vendajes y las gasas se efectuará a través de la zona no comprometida por la herida. Si la secreción o exudado de la herida ha formado una concreción muy seca sobre la herida, humedecer estas últimas gasas con suero fisiológico y retirar por capas para no dañar la superficie cicatrizal.

- Una vez al descubierto la herida, proceder a su limpieza y desinfección. Con ayuda de la jeringa, con aguja montada y cargada con suero fisiológico, irrigar la herida, haciendo hincapié en las zonas más escabrosas u ocultas para procurar, por arrastre, una buena y completa limpieza de toda la zona. Si la limpieza no es correcta y quedasen residuos o pequeños cuerpos extraños, se eliminan con las pinzas.

La suciedad irreductible por irrigación puede frotarse delicadamente con una gasa estéril humedecida con agua y jabón. Posteriormente se irriga profusamente para eliminar todo vestigio de jabón.

- Con ayuda de una gasa estéril se seca la herida por contacto. No se debe frotar sobre ella para el secado. En primer lugar se seca el centro de la herida y después se sigue hacia la periferia.

- Con una nueva gasa estéril, impregnada en povidona yodada, se desinfecta la herida en círculos mediante leve frotación desde el centro hacia el exterior. Nunca se empieza la desinfección por el exterior, pues se podrían arrastrar microorganismos o suciedad de la periferia al interior de la herida.

- Con ayuda de las pinzas, se toma el grueso conveniente de gasa estéril (un máximo de 5 gasas plegadas suele ser suficiente), se evita tocar éstas con los dedos que contacten con superficies no estériles. Las gasas, base del apósito, irán directamente de la bolsa o caja a la herida.

- Una vez tapada y limpia, se venda la herida mediante vueltas a presión moderada. La suficiente para sujetar el apósito. Una vuelta previa de algodón proporcionará una capa más acolchada sobre la que aplicar la venda y mayor protección contra pequeños golpes. Recordar que nunca se aplica algodón directamente sobre la superficie de la herida. Si se dispone de material adhesivo, puede fijarse el apósito, sin necesidad de vendaje, mediante tiras de sujeción de esparadrapo.

Vendajes. Objetivos del vendaje

- Mantener las gasas en su lugar.
- Mantener cierto grado de presión sobre la herida para controlar la hemorragia.
- Mantener las férulas en su lugar.
- Inmovilizar o limitar los movimientos de la zona lesionada.

Material

- Gasas.
- Tejido algodonoso.
- Venda (tradicional, elástica, etc.).

Existen diferentes tipos de vendas en el mercado: tela, gasa, crespón, adhesivas, autoadhesivas (se adhieren sobre sí mismas, pero no sobre la piel).

La venda corriente de tela, gasa o algodón es más que suficiente para su uso en socorrismo, aunque cualquier otra será útil.

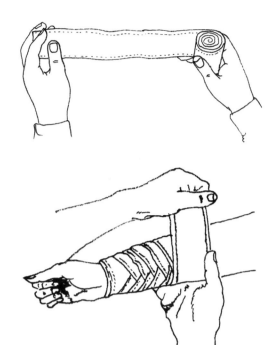

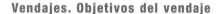

Vendaje en espiral.

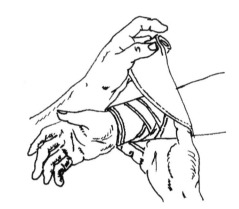

Vendaje en espica.

No se recomienda el uso de venda elástica adhesiva. En los últimos años, se ha extendido el uso de vendas tubulares: mallas, crepes tubulares, etc.

Están preparadas en rollos largos y su empleo evita la aplicación de esparadrapo para la sujeción de apósitos.

Las vendas se presentan en anchuras diferentes para adecuarse al sitio de aplicación. Las anchuras más comunes son:

5 cm: dedos o manos.
7 cm: manos, antebrazo y codo.

10 cm: codo, brazo, pierna, rodilla, cabeza y hombro.

15 cm: muslo, tórax, hombro.

La aplicación de un tamaño concreto depende también del volumen de la zona que se debe vendar (adultos, niños, obesos, etc.).

El extremo libre de la venda se denomina *cabo*. El cilindro enrollado se denomina *núcleo*.

Procedimiento

- El vendaje empieza con dos vueltas completas del cabo, sin gran presión y se termina igualmente con dos circulares que se fijarán con esparadrapo, un imperdible o un nudo.
- Si la venda resulta corta se continúa con una segunda venda.
- La venda se aplica sobre una extremidad mediante dos tipos de técnica:

1. *Vendaje en espiral:* se avanza sobre la extremidad, de abajo a arriba, y se cubre cada vuelta con una tercera parte o la mitad de la anchura de la venda.

2. *Vendaje en espica o con inversiones:* la inversión se efectúa doblando la venda sobre sí misma con el dedo índice o pulgar para guiar la inversión.

Vendaje de una articulación

Dar dos vueltas circulares sobre el eje central de la articulación, mantener ésta en ligera flexión. Proseguir con vueltas en ocho a uno y otro lado de la articulación, hasta conseguir una limitación adecuada. El vendaje limita, pero no bloquea la articulación. Se utiliza en el codo o la rodilla y se denomina tortuga.

Vendaje de los dedos

Comenzar el vendaje con dos vueltas circulares sueltas sobre la muñeca y sobre el dorso de la mano hasta el extremo del dedo. Sobrepasar este extremo hasta la base del dedo en la palma. Doblar el cabo y sobrepasar el dedo en sentido contrario hasta la base del dedo en la cara dorsal de la mano. Repetir varias veces según el grosor de la venda y fijar con espirales sobre el dedo. Se prosigue con las espirales hasta la muñeca donde se termina con dos circulares más consistentes que las iniciales.

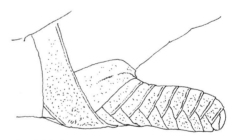

Vendaje del dedo.

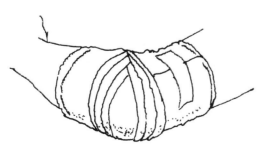

Vendaje de una articulación.

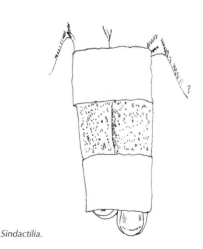

Sindactilia.

393

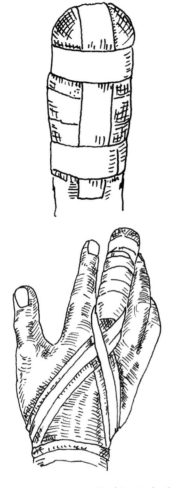

Puede efectuarse un vendaje provisional de dos dedos, de modo que el dedo sano efectúe la misión de férula del dedo afectado. Siempre se acolchará el espacio entre ambos dedos para evitar laceraciones de la piel.

Este tipo de vendaje se denomina sindactilia y puede realizarse en los dedos de la mano o de los pies.

Vendaje de la muñeca

Descubrir el brazo afectado. Dar dos vueltas circulares sueltas alrededor de la muñeca y seguir con espirales en ocho alrededor de la mano. Dejar libre el pulgar. Invertir el sentido de las espirales y proseguir cubriendo el antebrazo hasta aproximadamente 3 cm por debajo del codo. Fijar, tras dos circulares finales a esa altura, con esparadrapo.

Vendajes simples de los dedos.

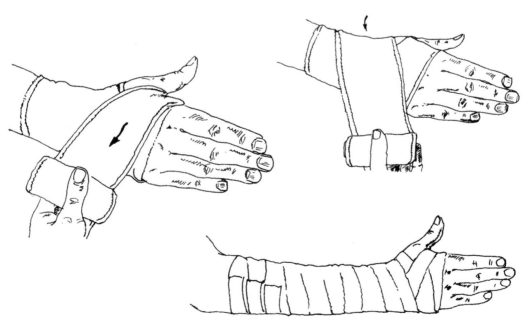

Vendajes de la muñeca.

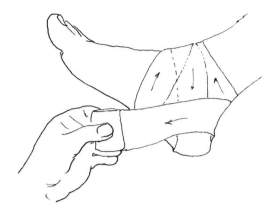

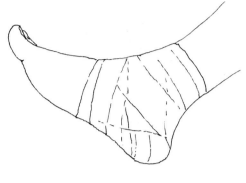

Vendaje sencillo del tobillo.

Vendaje del tobillo

Los vendajes del tobillo se colocan manteniéndolo en ángulo recto. Efectuar dos circulares alrededor de la base de los dedos y proseguir con espirales hasta el tobillo. Seguir mediante vueltas en ocho sobre el tobillo y terminar subiendo mediante espirales 5 cm por debajo de la rodilla.

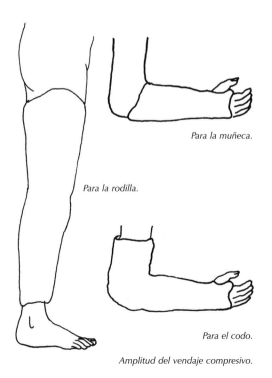

Para la muñeca.

Para la rodilla.

Para el codo.

Amplitud del vendaje compresivo.

Vendaje compresivo

El vendaje compresivo se utiliza en diversas circunstancias: hemorragias, en algunas quemaduras, esguinces, picaduras con inoculación de veneno potente y otras.

Este vendaje está indicado para ejercer compresión sobre la zona en que se aplica, pero dicha presión debe ser uniforme, repartida por igual sobre toda la superficie vendada. De lo contrario, se produciría interrupción del riego sanguíneo y lesiones en las terminaciones nerviosas.

Características

- *Amplio:* nunca debe aplicarse una franja compresiva estrecha, pues actuaría de forma similar a un torniquete. El compresivo abarcará siempre un área que supere ampliamente la que corresponde a la lesión.

- *Bien acolchado:* una buena masa de material acolchado bajo las vendas resulta imprescindible para repartir de forma segura la presión. Este material acolchado puede ser celulosa, algodón y, en caso de necesidad, paños limpios u otros.

- *Compresivo:* debe comprimir uniforme y correctamente toda la superficie que abarca.

Procedimiento

1. Limpiar de sangre, suciedad y secreciones (si las hubiera).

2. Desinfectar y cubrir con compresas de gasa, si es necesario.

3. Cubrir la pierna desde la raíz de los dedos hasta la base de la rodilla de material acolchado (Fig. 1). Este material se aplica generosamente, aunque su volumen parezca exagerado (de 1 dedo a 2 dedos de grosor). Dicho grosor se reducirá de forma considerable al aplicar las vendas.

4. Vendar el miembro sobre el material acolchado, ejercer presión en cada vuelta de la venda, mantener la uniformidad de la presión, sin permitir que la venda se reduzca en anchura y sin efectuar giros de la venda sobre sí misma.

5. Acabar, si es posible, con venda de crepé o malla y sujetar con esparadrapo, imperdible, lazo, etc. (Fig. 2).

27.18. FÉRULAS Y PRINCIPIOS DE INMOVILIZACIÓN

La inmovilización es un factor de primera magnitud en el tratamiento inmediato de las lesiones musculoesqueléticas.

Consideraciones

1. Evita mayor destrucción de los tejidos blandos (vasos, nervios, etc.) que podrían dañarse por fragmentos de hueso.

2. Disminuye el dolor.

3. Evita que una fractura se agrave por los movimientos (p. ej., que una fractura cerrada se convierta en abierta). Los movimientos sobre un hueso roto siempre conllevan el riesgo de que éste rasgue tejidos y sobresalga por la piel.

4. En cierto grado, limita las posibilidades de shock. La limitación del dolor y la sensación de control y fijación de la herida

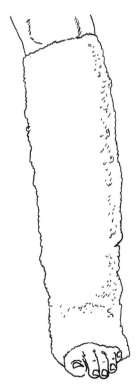

Vendaje compresivo (Figura 1).

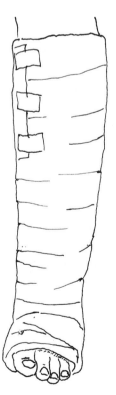

Vendaje compresivo (Figura 2).

disminuyen las posibilidades de síncope vasovagal y de shock.

5. Facilita el traslado. El herido sufre menos. El enfermero traslada con una mayor seguridad.

Principios básicos

La inmovilización en el lugar del accidente no es definitiva, pero sirve para el traslado del herido al hospital en las mejores condiciones posibles. No obstante, en muchas ocasiones, todo depende de la buena capacidad de improvisación del enfermero aplicada a los materiales con los que cuenta en un momento dado (Fig. 1).

De todos modos, existen unos principios básicos de inmovilización que deben respetarse:

- **La extremidad debe ser inmovilizada siempre en la posición en que se encuentra.** No se debe intentar recolocar la extremidad en su posición normal. No resulta fácil y puede empeorar considerablemente la lesión.

- **La inmovilización abarca e incluye la articulación superior al foco de fractura y también la inferior.** Hay que tener presente que muchos huesos se articulan por los dos extremos. Por tanto, para evitar todo movimiento en el hueso fracturado se debe inmovilizar junto a las dos articulaciones que le sirven de pivote para sus movimientos: la superior y la inferior. Por ejemplo, la fractura de la tibia, uno de los dos huesos de la pierna que van desde la rodilla hasta el tobillo (el otro es el peroné) exigirá incluir en la inmovilización la rodilla y el tobillo para una perfecta sujeción de la tibia fracturada.

- **El fenómeno de la inflamación debe tenerse siempre presente.** La extremidad afectada de un traumatismo puede inflamarse. Por ello, es preferible cubrir los objetos con los que se practica la inmovilización (las férulas) con algún material blando o acolchado (tela, algodón, espuma, esponja u otro material acolchado). Hay que evitar apretar demasiado los elementos que sujetan la inmovilización.

Ejemplos

- Para la inmovilización de una pierna pueden utilizarse dos listones de madera o dos palos que, acolchados adecuadamente, se colocan a cada lado de la pierna y se fijan con tres o cuatro pañuelos anudados o algún otro sistema de fijación (telas, cinturones, etc.).

- La inmovilización del tobillo puede hacerse con férulas rígidas (madera, metal), siempre acolchadas, o utilizarse un cojín o almohadón que envuelva el tobillo y sea

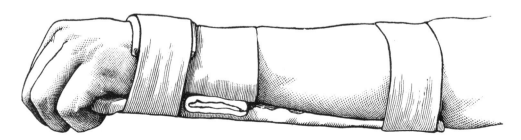

Figura 1. Una buena inmovilización provisional.

EJEMPLOS DE FÉRULAS IMPROVISADAS

Férula digitopalmar realizada con una pieza de metal. Se han recortado los bordes en redondo para evitar laceraciones y se ha provisto la superficie de contacto de material protector. Incluye una sindactilia de los dedos 4° y 5°.

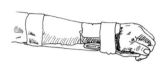

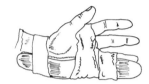

Otros ejemplos de férulas de antebrazo realizadas con piezas de madera.

Férula de antebrazo realizada con madera acolchada

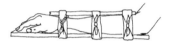

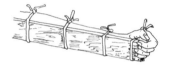

Férula braquial realizada con tejas.

Férula braquial efectuada con una pieza de cartón rígido.

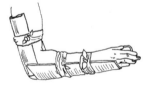

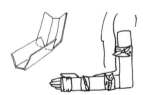

Cabestrillos realizados con uno o varios pañuelos.

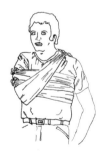

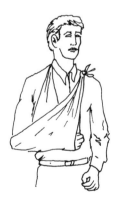

Férula para la pierna realizada con tablas de madera ...

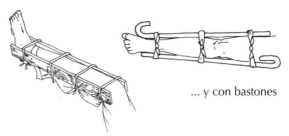

... y con bastones

(En ambos casos es necesario el acolchado de las férulas).

Utilización de la pierna sana como férula.

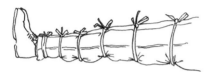

Férula realizada con listones de madera acolchados y papel.

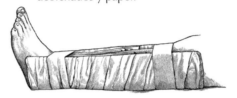

Férula construida con dos listones y una almohada.

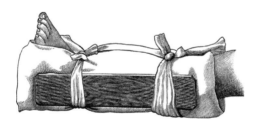

Férula realizada con un listón largo acolchado. En las fracturas del muslo o de la pelvis la férula debe abarcar desde el pie hasta la axila.

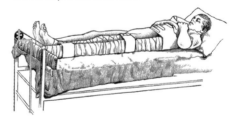

fijado posteriormente de modo firme con elementos de sujeción adecuados.

- La inmovilización del antebrazo puede lograrse mediante pequeños listones de madera o mediante un periódico enrollado sobre el antebrazo o plegado longitudinalmente y aplicado al antebrazo.

- Para la inmovilización del brazo, ade-

más del conocido cabestrillo, puede utilizarse una chaqueta o camisa. Se suele colocar en el lado sano y suelta sobre el lado afectado (colgando sobre el hombro, pero sin introducir el brazo). La parte inferior de la chaqueta se dobla hacia arriba hasta que el antebrazo quede perpendicular al suelo y se abotona en uno de los ojales superiores. El brazo queda situado entre la chaqueta y el propio cuerpo.

- La lesión del brazo aconseja inmovilizar éste en cierta posición denominada posición antiálgica de Dessault. Consiste, simplemente,en situar el brazo en ángulo recto, quedando el antebrazo paralelo al suelo manteniendo el eje longitudinal con la muñeca y con la mano situada con la palma mirando hacia arriba. El codo queda flexionado a 90°. Si se teme la existencia de una lesión en la parte alta del húmero o en el hombro, mantener esta posición pero, además, fijar toda la extremidad al tronco con un cinturón, trozo de tela, venda u otro material apropiado.

- La inmovilización no se utiliza exclusivamente cuando existe una fractura. La impotencia funcional causada por una contusión, un esguince o una luxación se aliviarán mucho mediante la inmovilización. Es necesaria también la inmovilización en el caso de heridas o hemorragias en las extremidades, una vez controlada la pérdida de sangre. Se inmovilizará también la extremidad en aquellos casos en los que existe lesión infectada o con posibilidades de infección (heridas punzantes, picaduras, mordeduras, etc.).

27.19. HEMORRAGIA NASAL: MÉTODO DEL DEDIL

Método provisional alternativo para realizar un taponamiento nasal anterior.

Material

- Un dedil de exploración o un dedo de guante de plástico, separado del guante por la base.
- Algodón, gasa, celulosa o cualquier otro material absorbente.

Procedimiento

Colocar en la fosa nasal sangrante el dedil o el dedo de guante con el extremo abierto hacia el exterior. Con la ayuda de unas pinzas, introducir cuidadosamente en el interior de la fosa (A). También con las pinzas, rellenar el dedil o el dedo de guante con el material absorbente hasta la completa repleción de éste (B). Se procede entonces, si es posible, mediante una jeringa o un cuentagotas a humedecer el material absorbente (C). Con el dedo, compactar desde el exterior. El material absorbente,

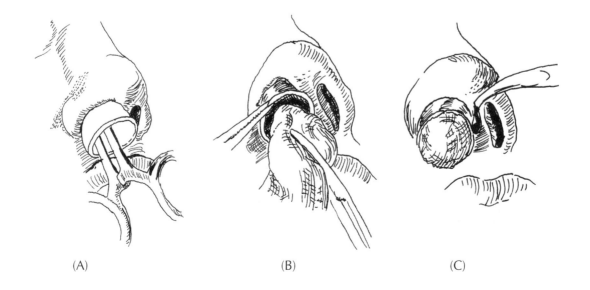

(A)   (B)   (C)

hinchado por el líquido introducido, presionará sobre las paredes de la fosa, incluyendo el punto sangrante y detendrá la hemorragia.

El propio paciente, haciendo presión desde el exterior pinzando la nariz con los dedos, puede incrementar la acción del dedil.

27.20. RETIRAR UN ANILLO DE UN DEDO INFLAMADO

Si se manifiesta la necesidad de retirar un anillo de un dedo hinchado con el fin de evitar la falta de riego sanguíneo que provoca la constricción de los tejidos.

Puede seguirse el método que se describe a continuación.

Probar en primer lugar el sistema tradicional, lubricar el dedo con agua y jabón o con aceite y tratar de presionar el anillo hacia el exterior, aunque los resultados suelen ser infructuosos. El corte del anillo es difícil y peligroso si no se cuenta con el instrumental adecuado.

El método que se describe a continuación puede utilizarse con seguridad:

Material

Hilo o cordón resistente y delgado de aproximadamente 1 m de longitud.

Procedimiento

Enjabonar el hilo para facilitar su deslizamiento y enrollarlo fuertemente en dirección al anillo, a partir de la articulación distal. Tratar de presionar los tejidos blandos del dedo y ajustar cada vuelta de manera que contacte con la anterior sin superponerse. El hilo debe sobrepasar la articulación que dificulta el paso. Pasar el hilo bajo el anillo, a ser posible con ayuda de una pinza fina, hasta que sobresalga 5 o 10 cm. El extremo corto se utiliza para estirar hacia arriba y adelante; se hace pasar el anillo sobre el hilo enrollado.

La compresión de los tejidos blandos y la consiguiente disminución del diámetro del dedo provocada por el hilo permite ahora el deslizamiento del anillo. Si los intentos resultan infructuosos, retirar el cordel y derivar el paciente a un centro médico.

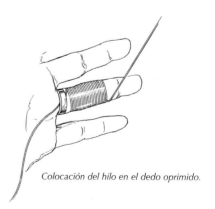

Colocación del hilo en el dedo oprimido.

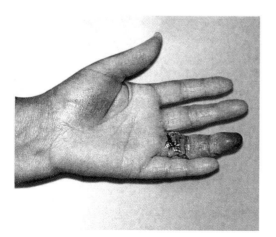

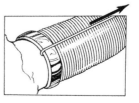

Sentido de estirado del hilo.

No debe insistirse pues la compresión realizada por el hilo resulta dolorosa además de ocasionar un estado transitorio de isquemia en el dedo.

En la mayoría de los servicios de urgencia, disponen de un instrumento adecuado para cortar el anillo sin riesgo, así como en muchas joyerías, por lo que es preferible acompañar al paciente y, en el caso de estas últimas, comprobar que el instrumento para cortar anillos ofrece garantías para la integridad del dedo. Si así es, puede procederse al corte del anillo.

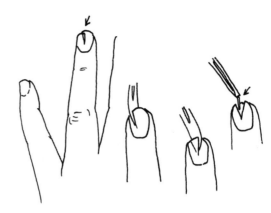

Extracción quirúrgica de una astilla bajo la uña.

27.21. EXTRAER UN CUERPO EXTRAÑO BAJO LA UÑA

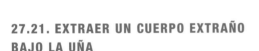

Cuerpo extraño subungueal.

Un cuerpo extraño no complicado (rectilíneo, limpio), enclavado en el borde anterior del lecho ungueal, visible a través de la uña y que sobresale hasta, al menos, la porción blanca del extremo de la uña, puede ser fácilmente extraído.

Si no se dan las condiciones citadas es conveniente posponer su extracción a la llegada al dispensario.

Material

- Tijeras.
- Pinzas.
- Material para desinfección.

Procedimiento

- Desinfectar previamente el área.
- Recortar el extremo de la uña en forma de V y dejar el cuerpo extraño en el centro de la V.
- Extraer con cuidado, procurando que no se rompa, y con ayuda de las pinzas.
- Desinfectar y poner un apósito sobre la pequeña herida.

Si la operación resulta en extremo dolorosa, el paciente no estuviera vacunado contra el tétanos, el cuerpo extraño se rompiera en el proceso o hubiera que realizar una V profunda en exceso dolorosa, remitir o acompañar al paciente al centro médico adecuado para que se proceda allí a su extracción y tratamiento definitivo.

27.22. EXTRAER UN ANZUELO

La extracción de un anzuelo de pescador enclavado en la profundidad de los tejidos supone un problema cuya resolución, en ocasiones, es complicada.

Sin embargo, cuando el arpón del anzuelo se halla situado cerca de la piel y las circunstancias lo aconsejen se puede proceder a su extracción.

Material

- Un anzuelo idéntico al enclavado (si es posible).
- Una pinza resistente o utensilio tipo alicate, muy fino y perfectamente limpio.
- Unas tijeras fuertes o alicates de corte.
- Material para desinfección.

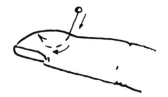
Introducir el anzuelo hasta sacar el arpón al exterior.

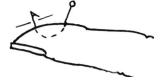
Cortar el arpón.

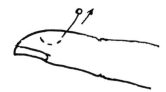
Tirar hacia atrás para extraerlo.

Procedimiento

- Explicar el procedimiento al herido.

- Calcular la situación del arpón en el interior de los tejidos mediante una comparación precisa con el anzuelo idéntico. Si la situación del anzuelo enclavado no está clara, no se efectuará la operación.

- Si el cálculo induce a pensar que el arpón se encuentra muy cerca de la piel se procede a sujetar su extremo posterior con las pinzas para empujarlo *hacia delante*. El anzuelo debe completar su recorrido y emerger por el correspondiente punto de salida. Si se estira hacia atrás, el garfio del arpón causará gran daño a los tejidos.

- Una vez conseguido llevar el arpón al exterior se secciona el extremo sobresaliente con los alicates de corte.

- Ahora se puede deslizar el anzuelo desprovisto del arpón y terminarlo de sacar a través del punto de entrada (hacia atrás).

- Desinfectar ambos orificios (entrada y salida) y V.A.T.

Los anzuelos complejos (grandes, dobles, triples, etc.) y, por supuesto, los arpones de fusil subacuático requieren casi siempre de la cirugía para su extracción correcta. Se tratará como un cuerpo extraño enclavado, mediante lavado de la herida, control de la hemorragia y vendaje cuidadoso de la herida y el anzuelo. Trasladar a un centro médico.

27.23. DRENAJE DEL HEMATOMA SUBUNGUEAL

Material

- *Clip* de papelería.
- Encendedor o llama.
- Pinza o similar para sujetar el *clip*.
- Antiséptico local (povidona yodada, alcohol o bien agua y jabón).
- Gasas, venda digital, esparadrapo.

Procedimiento

- Limpiar con cuidado con agua y jabón y desinfectar el dedo.

- Fijar el dedo sobre una superficie plana.

- Calentar el *clip* al rojo vivo en una llama (precaución: la pinza también se calienta).

- Actuando con la rapidez necesaria para evitar que el clip se enfríe, colocar sobre la parte central del hematoma, y ejercer ligera presión mientras se hace girar el clip sobre sí mismo.

- Por efecto del calor, la superficie de la uña se deshace. Aparece sangre. Retirar inmediatamente el *clip* (No debe tocar el lecho).

- Presionando el dedo de arriba a abajo (hacia la uña) se drena todo el material hemorrágico posible. Esta operación es dolorosa; hay que dejar descansar al herido.

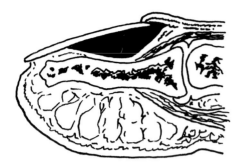

Colección sanguínea bajo la uña: hematoma subungueal.

Procedimiento para drenar el hematoma subungueal mediante clip al rojo.

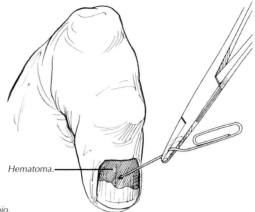

Hematoma.

- Nueva desinfección completa y vendaje del dedo. Férula si es necesario.

Cabe pensar siempre en la posibilidad de infección del orificio, la lesión de tejido subyacente por un exceso de presión o en la evacuación infructuosa cuando el hematoma es sólido. Puede existir también una fisura o fractura en el hueso que podría pasarse por alto. No olvidar este último elemento aunque se proceda al drenaje del hematoma.

27.24. EVERTIR EL PÁRPADO SUPERIOR

Un cuerpo extraño ocular no enclavado y situado en el párpado superior puede ser fácilmente extraído si se expone la superficie interna del párpado.

Material

- Las manos.
- Lápiz, bolígrafo o cilindro delgado similar (opcional).

Procedimiento

- Pedir al paciente que dirija la mirada hacia abajo, como si quisiera observar su propia barbilla. Deberá mantener la vista en esa posición durante toda la manipulación.

- Tirar del párpado con suavidad hacia delante y mantener de ese modo.

- Colocar sin presionar la yema del dedo de la otra mano (o el lápiz) sobre el extremo interno de la cara *externa* del párpado.

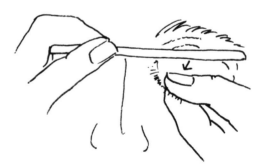

Tirar el párpado hacia delante.

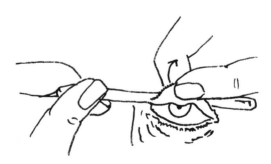

Voltear el párpado.

- Tirar del párpado hacia delante, voltear ahora hacia arriba, mientras la segunda (o el lápiz) se avanza ligeramente hacia delante para facilitar la eversión.

- Si se decide utilizar el lápiz o similar, éste se colocará paralelamente al párpado, nunca de forma perpendicular.

Clave: el paciente debe mirar hacia abajo y mantenerse así; de otro modo, resulta muy difícil la operación.

27.25. SUTURA ATRAUMÁTICA PROVISIONAL

En caso de necesidad de cerrar una herida, por demora en la asistencia profesional, practicar una sutura atraumática provisional (o definitiva, si tal demora es considerable).

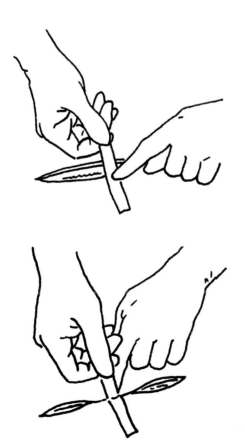

Sutura atraumática provisional.

Condiciones

- Debe tratarse de una herida incisa, rectilínea, de bordes netos y limpia.
- Es inexcusable la limpieza profusa previa de la herida mediante lavado con agua y jabón, irrigación abundante con suero fisiológico o agua y desinfección con povidona yodada.
- Las heridas que no presenten las condiciones arriba descritas no se cerrarán y curarán por segunda intención.

Material

- De irrigación, lavado y desinfección.
- Guantes estériles o limpios o manos muy limpias.
- Gasas estériles o limpias.
- Venda.
- Esparadrapo.
- Aguja e hilo (opcional).

Procedimiento

- Una vez desinfectada correctamente la herida, proceder a la unión de los bordes.
- Aproximar ambos lados de la herida y mantener en posición mediante una o varias tiras de esparadrapo, colocadas perpendicularmente a la herida.
- Colocar un apósito de gasa y terminar con un vendaje de sujeción.
- Una alternativa algo más compleja se realiza mediante dos tiras de esparadrapo colocadas paralelamente junto a los labios de la herida, procurando que los bordes de esparadrapo cercanos a la herida no se adhieran, por el momento, de forma consistente.
- Levantar ligeramente dichos bordes y atravesar con aguja e hilo, enfrentándolos.
- Hacer dos nudos y cortar el hilo sobrante.
- La presión de los nudos aproxima las tiras de esparadrapo que, a su vez, por la adherencia a la piel, aproximan los bordes de la herida.

- Dar primero un punto central y, a continuación, en ambos extremos. Si es necesario, intercalar más puntos en los espacios situados a ambos lados, procurando que los puntos sean equidistantes unos de otros.

- Asegurar la sutura y cubrir con un apósito.

Nunca se aplican tiras de esparadrapo a modo de sutura, abarcando toda la circunferencia de una extremidad. La potencial inflamación de éste acarrearía trastornos vasculares y nerviosos por compresión.

27.26. DESPRENDER UNA GARRAPATA

La garrapata es un ácaro frecuente en el perro y otros animales. En condiciones de escasa higiene, el animal puede parasitar al hombre.

La garrapata posee dos garfios mediante los cuáles se sujeta firmemente a la piel del huésped, del que succiona la sangre que le sirve de alimento. Posee una bolsa que alcanza gran tamaño cuando la llena de sangre. La bolsa le confiere su aspecto característico. La sangre de la bolsa será el reservorio alimentario de sus crías, por lo que cuando está completamente llena se desprende del huésped para proceder a la puesta.

Material

- Pinzas.
- Aceite pesado o vaselina.

Procedimiento

No intentar desprender la garrapata mediante tracción directa.

- Una vez localizada la garrapata cubrir con aceite pesado o vaselina. Ello impide la respiración de la garrapata. Se debe ser

paciente. Por lo general, después de aproximadamente media hora el animal se desprenderá por sí mismo. Si no sucediera así, proceder a intentar la tracción de forma muy suave mediante unas pinzas. Visitar al médico si la picadura se inflama o aparece fiebre.

- Un método alternativo consiste en pasar una aguja entre la garrapata y la piel y realizar una suave tracción con las pinzas mientras, con la aguja, se ayuda a desprenderla desde abajo.

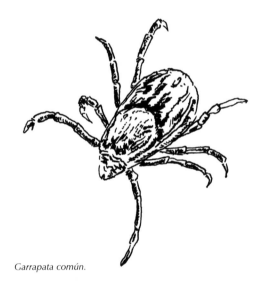

Garrapata común.

CAPÍTULO **28** *Cuadros sinópticos*

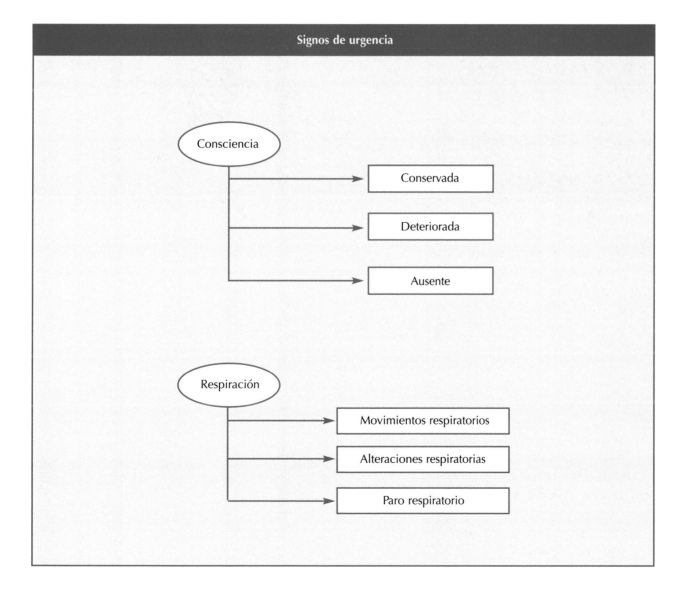

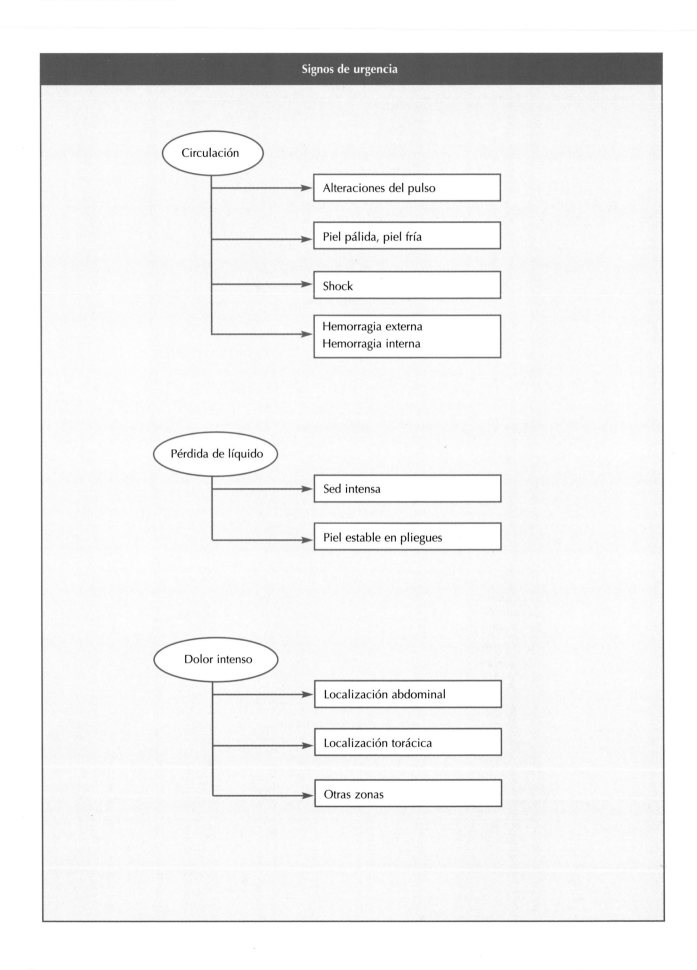

Signos de urgencia

Circulación
- Alteraciones del pulso
- Piel pálida, piel fría
- Shock
- Hemorragia externa / Hemorragia interna

Pérdida de líquido
- Sed intensa
- Piel estable en pliegues

Dolor intenso
- Localización abdominal
- Localización torácica
- Otras zonas

Aproximación al accidentado

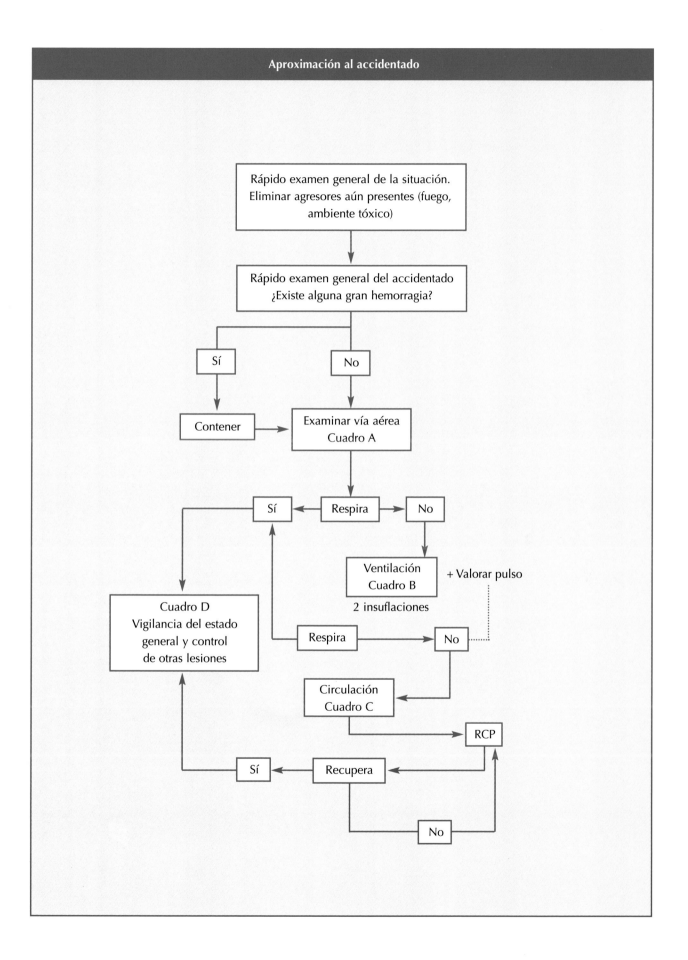

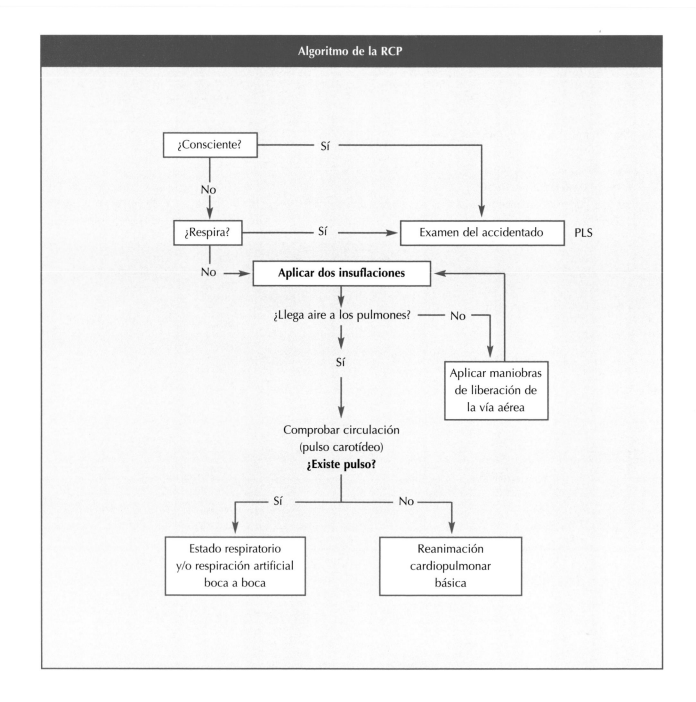

Socorrer: principios básicos

A. Vía aérea. Cuello

1. Preguntar al accidentado **Como se llama.**

Con ello se valora, en principio:
- La permeabilidad de la vía aérea.
- La capacidad del paciente para generar un mínimo volumen de aire (En caso contrario no podría hablar).
- El estado mental (orientación).

2. Proporcionar aire abrir y examinar la **boca** del paciente para **garantizar** su permeabilidad. (Existencia de cuerpos extraños, dentadura, caída de la lengua, etc.).

3. Estado de la columna vertebral.
En todo traumatizado, **inmovilizar la columna cervical** hasta que se demuestre que no está afectada (lo que harán en el hospital).

B. Ventilación

1. Valorar **observando** el tórax del paciente, **sintiendo** el aliento sobre la mejilla u **oyendo** la expulsión del aire.

2. Si la ventilación aparenta ser suficiente, facilitar **más aire** (espacio abierto, abanicar, etc.).

3. Comprobar la **frecuencia respiratoria (respiraciones por minuto)**.

C. Circulación

1. Controlar el **pulso** carotídeo o femoral.
2. RCP en **ausencia** de pulso.
3. Prestar atención a los signos de **shock**.

D. Soporte

1. Búsqueda y tratamiento de traumatismos menores o de importancia no vital.
2. Posición lateral de seguridad.
3. Prestar atención a los signos de shock.
4. Buscar ayuda.
5. Proporcionar bienestar, calor, apoyo anímico.
6. Actuar con profesionalidad.

CAPÍTULO **29**

Anexos
Tratamiento básico

ANEXO 1
ANTISÉPTICOS MÁS UTILIZADOS

Los antisépticos son sustancias antimicrobianas que se emplean tópicamente en tejidos vivos para destruir o inhibir la reproducción de microorganismos.

Antisépticos más utilizados					
Medicamento	**Nombre comercial**	**Farmacología y mecanismo de acción**	**Indicaciones y dosificación**	**Efectos adversos y precauciones**	**Instrucciones**
Sulfato de cobre.	Fórmula magistral.	Antiséptico astringente de aplicación tópica. Color azulado.	Solución al 1 por mil en agua.	Sequedad intensa en el uso prolongado. Su ingestión accidental puede producir hepatotoxicidad y/o irritación gastrointestinal.	No colorea. No ingerir. Usar a la dilución recomendada sobre heridas.
Sulfato de cinc.	Fórmula magistral.	Antiséptico astringente de uso tópico. Color transparente.	Solución al 1 por mil en agua. Aplicar entre 6 y 8 veces al día en compresa húmeda.	Sequedad intensa en el uso prolongado. Su ingestión accidental puede producir hepatotoxicidad y/o irritación gastrointestinal.	No colorea. No ingerir. Usar a la dilución recomendada sobre heridas.

Antisépticos más utilizados					
Medicamento	Nombre comercial	Farmacología y mecanismo de acción	Indicaciones y dosificación	Efectos adversos y precauciones	Instrucciones
Alcohol etílico 70%.	Nombre genérico.	Antiséptico bactericida sobre la piel sana. Eficacia variable sobre hongos y virus, nula sobre sobre esporas. No válido para desinfectar instrumentos.	Preparación de la piel sana antes de inyección o venopunción. Mantener húmeda la piel durante 2 min para matar el 90% de las bacterias. La friega rápida con algodón sólo elimina el 75%.	Frecuentes aplicaciones producen irritación y sequedad de la piel.	No usar sobre heridas abiertas. No ingerir.
Alcohol isopropílico 70%	Nombre genérico	Similar acción a la del alcohol etílico con la adición de un amplio poder desengrasante. Presente como solvente en numerosos productos.	Uso para la preparación de la piel sana, especialmente en zonas de mayor presencia de grasa.	Dos veces más tóxico que el alcohol etílico. Ingerido tiene un alto riesgo de problemas gastrointestinales. Sequedad e irritación sobre la piel.	No usar en neonatos y sobre heridas abiertas. No ingerir.
Povidona yodada	Diversos nombres comerciales	Activo frente a bacterias, virus, hongos y protozoos.	Antiséptico recomendado para la limpieza de heridas con alto riesgo de infección y limpieza preoperatoria quirúrgica: usar al 10%.	Puede producir reacciones locales. La aplicación sobre extensas áreas puede provocar la absorción de grandes cantidades de yodo y producir efectos sistémicos.	No usar en recién nacidos. No ingerir. Puede recomendarse su uso por los pacientes como antiséptico casero para limpieza de heridas menores, en sustitución de otros antisépticos más famosos, pero menos efectivos (agua oxigenada, mercurocromo).

ANEXO 2
EL ENFERMERO FRENTE A LA MUERTE

Cuidado de los difuntos

Aunque en muchas ocasiones resulta evidente la muerte de una persona, es obligación del enfermero comunicar el hecho a un médico, a una institución médica o a las autoridades pertinentes.

Sin embargo, deberá permanecer junto al cadáver hasta que su servicio ya no sea requerido. Puede colaborar si le parece bien en arreglar el aspecto del cadáver, una vez autorizado por la autoridad competente que suele ser siempre un juez.

Preparación básica del cadáver

La preparación del cadáver es muy sencilla: colocar en el lugar más adecuado posible (en su cama si el accidente ha ocurrido en el domicilio) con las piernas estiradas y las manos cruzadas sobre el abdomen. Las manos se colocarán sobre el abdomen unidas por las muñecas con vendajes sueltos. Igualmente se sujetarán ambas piernas por los tobillos. Se procurará limpiar los restos de sangre o secreciones que presente el cadáver en zonas expuestas. Si los ojos permanecen abiertos se cerrarán y se cubrirá el cadáver con una manta hasta el mentón.

Si el enfermero se encuentra frente a una muerte violenta o una mutilación con resultado de muerte, no deberá tocar ni reunir los restos. Se limitará a cubrirlos y a esperar la llegada del juez, sin tocar ni mover nada del entorno del accidente hasta que el juez proceda al levantamiento del cadáver.

Cuando la evidencia de muerte no es clara (como si lo es, por ejemplo, el caso de decapitación), el enfermero deberá iniciar las maniobras de reanimación que, una vez instauradas, sólo se interrumpirán definitivamente por las causas consideradas en el capítulo referente a RCP.

En todo momento se mantendrá una actitud consecuente con la dignidad del difunto y de sus allegados.

El respeto a los difuntos debe ser el mismo que se manifiesta hacia las víctimas vivas.

ANEXO 3
ASPECTOS LEGALES DE LA ACTUACIÓN DEL ENFERMERO

El enfermero, como cualquier profesional de la salud, está obligado a prestar auxilio a sus semejantes cuando éstos se encuentran en situaciones que afectan su integridad o ponen en peligro su vida.

La capacitación de un enfermero para prestar auxilio es muy superior a la del profano, aunque es corriente que los testigos de un accidente o una urgencia médica no lo admitan y den indicaciones de todo tipo e incluso lleguen a imposibilitar la aplicación de medidas auxiliadoras adecuadas.

Siempre resulta oportuno que el enfermero se identifique de forma precisa para paliar en alguna manera las injerencias de los curiosos. Si no dispone de un carné acreditativo, debe identificarse con autoridad y tomar a su cargo el cuidado y el auxilio del accidentado, salvo en presencia de algún profesional sanitario de mayor rango. En este último caso, brindará su colaboración y seguirá las instrucciones del primero.

La actuación puede verse sometida a examen legal, especialmente en el caso en que las acciones realizadas no hayan dado el resultado esperado.

Aunque las complicaciones siempre son posibles, el enfermero debe mantener su actuación en los límites de lo correcto, hacer sólo lo que corresponde y procurar hacerlo bien; no hacer nada que sea incorrecto o que, aun siendo adecuado, no sepa hacer.

- Se debe disponer de una sólida formación teórica y práctica.
- Dominar el nerviosismo que se apodera de la mayoría en estos casos.
- No debe imponer opiniones de equivocado humanitarismo que sepa contraproducentes para el lesionado.
- Realizar todo aquello para lo que está preparado y que considere necesario para la adecuada asistencia del lesionado.
- No extralimitarse en las funciones.
- No dejar de hacer aquello que sepa que es correcto.
- Recordar la regla de oro: no hacer más daño al accidentado por defecto o por exceso.

También es importante, y sobre todo en relación a accidentes, poder disponer del mayor número de datos con referencia al accidente. Datos del lugar exacto del accidente, de la hora en que se presentó, de los posibles testigos del evento, del número de personas afectadas en el siniestro aunque no precisaran de la actuación del enfermero. Todos estos datos pueden ser de utilidad en actuaciones posteriores y el enfermero puede ser requerido para exposición de las mismas.

ANEXO 4
ALGUNOS ANIMALES VENENOSOS

Serpientes

Entre animales con capacidad de inocular veneno uno de los más potentes es la víbora. Existen algunas variedades, aunque a efectos de potencial venenoso todas ellas poseen un veneno de acción similar. Dicha acción es neurotóxica y potente, aunque sólo supone amenaza de muerte en personas debilitadas o en edades extremas.

En la figura pueden observarse las principales diferencias entre la víbora y las serpientes no venenosas españolas. Conviene aclarar que todas las serpientes producen veneno. Es el mecanismo inoculador lo que las hace venenosas para el hombre o los grandes animales.

Víbora: Cabeza en forma triangular. Cuerpo corto y grueso que se estrecha abruptamente en la cola. Por lo general, presentan un característico dibujo en zigzag sobre el dorso. Pupila ocular rasgada.

Culebra: Cabeza en forma lanceolada. Cuerpo esbelto y longilíneo. Pupila redondeada.

Las serpientes venenosas pertenecen a la familia de las víboras *(Viperidae)*. Se conocen tres géneros: *Vipera latasti*, extendida por toda la península, *Vipera berus*, común en la región cantábrica, y *Vipera aspis*, extendida por la zona pirenaica. La morfología es similar. La acción neurotóxica del veneno de las víboras españolas es, afortunadamente, limitada.

Escorpión

A diferencia de otras especies, la picadura del escorpión español (dorado o negro) no supone un grave peligro para la vida. La

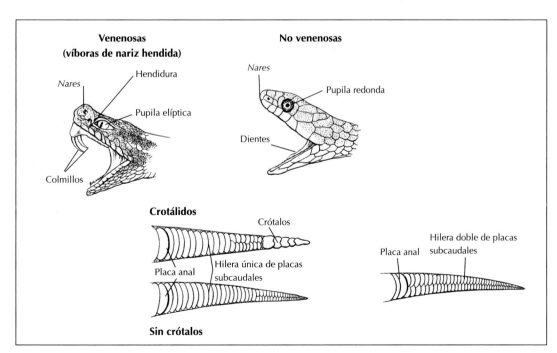

Principales diferencias entre serpientes venenosas y no venenosas.

acción del veneno, aunque dolorosa, suele ser de carácter local y de manifestaciones generales débiles. El escorpión suele permanecer oculto debajo de las piedras y es un animal no agresivo, si no es molestado. Una acción similar posee el veneno de las escolopendras y de ciertas arañas.

Abejas y avispas

Las picaduras de abeja o avispa son leves, aunque producen intenso dolor local. Pueden dar lugar a reacciones mucho más graves cuando se trata de todo un enjambre o si el individuo picado sufre una sensibilidad particular. La abeja muere al inyectar el veneno, la avispa no. Ello se debe a la diferente morfología del aguijón que, en el caso de la abeja, posee unos garfios. Al estirar para retirar el aguijón los garfios lo sujetan, por lo que el animal se arranca el tubo digestivo, lo que le ocasiona la muerte.

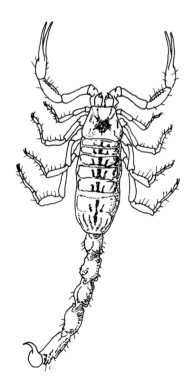

Escorpión común.

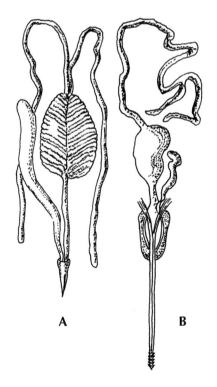

Morfología del aparato inyector de la avispa (A) y de la abeja (B).

ANEXO 5
BREVE HISTORIA DEL SOCORRISMO

En todas las culturas primitivas o arcaicas existió la figura predecesora del médico, el sanador, chamán o hechicero que se ocupaba con sus ritos y fórmulas de ayudar -presumiblemente con escaso éxito- a los enfermos de la tribu. La muy limitada capacidad para la prestación de primeros auxilios se distribuía entre diferentes miembros de los asentamientos humanos, quedando reservado para el chamán el tratamiento de las enfermedades relevantes en las que a los conocimientos empíricos del uso de ciertos materiales vegetales se añadía una sucesión de ritos y fórmulas de carácter religioso.

No obstante, en civilizaciones muy antiguas existieron ya avanzados procedimientos quirúrgicos. Se conocen trepanaciones efectuadas con éxito por los cirujanos-hechiceros de América Precolombina (civilizaciones inca y azteca). El estudio de los cráneos trepanados pone en evidencia la buena cicatrización ósea de la herida quirúrgica, lo que demuestra fehacientemente la supervivencia del enfermo tras la intervención.

En India ancestral se realizaba con maestría la amputación de extremidades, e intervenciones como la reparación del labio leporino, las hernias y otros trastornos. Dado que el castigo para muchos delitos era la sección cruenta de la nariz, se desarrolló una muy buena técnica quirúrgica para su reconstrucción (cirugía plástica).

En Grecia clásica aparecen antecedentes más netos del auxiliador. Muchos soldados y artesanos atendían a los heridos con técnicas muy prácticas que podían ejercitar fácilmente en las guerras. Los soldados se curaban entre ellos y conocían los principios de contención de hemorragias, tratamiento de primeros auxilios para fracturas, vendaje e inmovilización. Como tantas otras materias, los filósofos y científicos griegos elevaron a gran altura los primitivos conceptos médicos.

La medicina romana, como en tantos otros aspectos, asimiló los conceptos griegos; sin embargo, fue un gran logro personal de la civilización romana la implantación de la higiene y la salud públicas (baños, alcantarillados, conducciones de agua, cloacas, etc.).

La medicina no fue ajena al extraordinario florecimiento de la cultura árabe. Entre sus principales figuras cabe destacar a Avicena y Maimónides.

El carácter religioso judeocristiano que impregna Europa durante la Edad Media se transmite a la incipiente medicina. Las creencias religiosas dominantes impedían por sí mismas el verdadero avance científico. Existieron multitud de curanderos y charlatanes que con sus productos y amuletos ejercían una seudomedicina al borde de la magia, o francamente incrustada en su terreno.

El nacimiento de las universidades y de las primeras escuelas de medicina europeas confiere a ésta el carácter académico que ya la acompañará hasta nuestros días.

El Renacimiento contempla la eclosión del interés por el hombre, lo que se traduce en intensos estudios de patología, anatomía y fisiología. Incluso los artistas proceden a participar en disecciones clandestinas para conocer con la máxima perfección qué se oculta por debajo de la piel y determina los contornos de la figura humana.

Hasta el momento el auxiliador o primeros auxilios acompaña el avance de la medicina y de la cirugía como una parte natural de ellas y son desempeñados por los profesionales de dichas disciplinas.

Sin embargo, en 1864 se funda una organización de gran importancia humanitaria: la Cruz Roja. Esta organización, conocida por todos, nació como sociedad para el auxilio de las víctimas de las guerras y también, al poco tiempo, para la prestación de auxilios en la paz. El llamado *Comité de los 5* decide, en Ginebra, la creación de esta sociedad y de su emblema: una cruz roja sobre fondo blanco. En los países musulmanes se adoptó el símbolo de la media luna roja. Desde entonces la Cruz Roja ha sido un vivero de formación de auxiliadores en todo el mundo ocupados en aliviar el sufrimiento humano en múltiples áreas: guerras, catástrofes, tráfico, etc.

Los principios que rigen la organización son los siguientes:
- Humanidad.
- Imparcialidad.
- Neutralidad.
- Independencia.
- Voluntariedad.
- Unidad.
- Universalidad.

Para terminar esta breve referencia se incluyen la biografía de H. Dunant, artífice de la fundación de la Cruz Roja, así como la de otras dos personalidades relevantes en nuestro ámbito.

Jean-Henri Dunant

Nació el 8 de mayo de 1828 en Ginebra (Suiza). Fundó la Cruz Roja. Testigo directo de la batalla de Solferino (24 de junio de 1859) con un resultado cercano a las 40.000 víctimas, Dunant organizó servicios de ayuda de urgencia para los heridos austríacos y franceses. En su libro *Recuerdos de Solferino*, editado en 1862, propuso la formación en todos los países de sociedades de auxilio voluntarias para la prevención y alivio del sufrimiento en tiempo de guerra y en la paz, sin distinción de raza o credo; propuso también un acuerdo internacional de cobertura para los heridos de guerra. En 1864, año en el que fundó la Cruz Roja, vieron también la luz la primera Asociación de Naciones y la primera Convención de Ginebra. En bancarrota por el obligado abandono de sus negocios, Dunant dejó Ginebra en 1867 y pasó la

mayor parte del resto de su vida sumido en la pobreza. Continuó promoviendo el interés en el tratamiento de los prisioneros de guerra, el arbitraje internacional, la abolición de la esclavitud, el desarme y el establecimiento de una patria judía. Tras haber sido *redescubierto* por un periodista en Heiden, en 1895, recibió numerosos honores entre los que destaca el premio Nobel de la Paz (1901). Murió en la mencionada Heiden (Suiza) en 1910.

Friedrich Von Esmarch

Cirujano alemán (1823-1908), conocido por su contribución a los primeros auxilios, especialmente por el uso del vendaje que lleva su nombre (esencialmente un torniquete) en el campo de batalla. Con el rango de cirujano general instituyó la instrucción programada de primeros auxilios para personal civil. Sus manuales sobre el tema fueron de los mejores en este campo y ampliamente consultados en su época. El gobierno alemán le concedió título nobiliario.

Henry J. Heimlich

Cirujano norteamericano que ideó a principios de los años setenta la maniobra que lleva su nombre, como alternativa al método de percusión costal para desenclavar objetos en un episodio de atragantamiento. Su maniobra sólo se utiliza cuando la vía aérea de la víctima se encuentra completamente obstruida y ésta es absolutamente incapaz de respirar, hablar o toser.

30 *Glosario de términos*

En negrita se han destacado los términos de uso más común.

Anoxia:
Oxidación insuficiente.

Apendicitis:
Inflamación aguda o crónica del apéndice vermiforme.

Ataxia:
Descoordinación o falta de coordinación de los movimientos musculares.

Ateroma:
Placa formada por diversas sustancias de la sangre que se deposita en las paredes arteriales, en ocasiones, hasta su completa oclusión.

Bradicardia:
Ritmo cardíaco inferior a 60 pulsaciones por minuto.

Broncoaspiración:
Aspiración inhabitual a través del árbol bronquial de sustancias sólidas, líquidas o gaseosas.

Carboxihemoglobina:
Combinación de óxido de carbono y hemoglobina. La gran afinidad de la hemoglobina por el CO desplaza al oxígeno en la intoxicación por ese gas.

Carótidas:
Ramas principales de irrigación sanguínea de la cabeza que emergen de la aorta.

Cefalea:
Popularmente dolor de cabeza. Las causas son múltiples, así como las formas en que se manifiesta el dolor. El dolor de cabeza grave se denomina *cefalalgia*.

Cianosis:
Coloración azulada, morada o lívida de las zonas más distales del cuerpo (dedos de las manos y de los pies, labios, punta de nariz, etc.) como consecuencia de una oxigenación insuficiente.

Cistoscopia:
Examen visual de la vejiga urinaria mediante el instrumento óptico denominado *cistoscopio*.

Conjuntiva:
Membrana transparente que tapiza la proporción interna de los párpados, así como la porción anterior del globo ocular, formando un saco. Su inflamación por causas irritativas o infecciosas recibe el nombre de *conjuntivitis*.

Coronarias:
Arterias que irrigan el propio músculo cardíaco o miocardio.

Decúbito:
Posición del cuerpo en un plano horizontal. El paciente acostado está en decúbito. Se denomina decúbito *supino* cuando el paciente se encuentra boca arriba. Se denomina decúbito *prono* cuando se encuentra boca abajo. Se habla de decúbito *lateral* cuando se encuentra estirado en plano horizontal con el cuerpo lateral (sobre un costado).

Disfagia:
Dificultad para deglutir el alimento.

Edema:
Acumulación anormal de líquido seroalbuminoso en el tejido celular producido por diversas causas.

Endoaspiración:
El prefijo endo significa dentro o hacia dentro. Aspiración a través del árbol respiratorio de sustancias sólidas, líquidas o gaseosas (broncoaspiración).

Endoscopia:
Examen visual directo de un conducto o espacio cerrado mediante instrumentos ópticos apropiados.

Esclerosis:
Endurecimiento patológico de los tejidos.

Esputo:
Material procedente de las vías respiratorias inferiores. Alcanza la boca mediante la expectoración o la tos, donde es escupido o deglutido.

Férula:
Elemento de material sólido (madera, aluminio u otros) rígida o flexible, prefabricada o improvisada con el fin de adaptarlo a una extremidad para impedir su movilidad.

Fibrilación:
Ritmo cardíaco aberrante e improductivo caracterizado por la emisión a gran velocidad de latidos completamente irregulares incapaces de mantener la irrigación sanguínea necesaria para la vida.

Flictena:
Ampolla epidérmica llena de suero. Ampolla.

Gangrena:
Muerte de los tejidos por causas físicas, químicas, nerviosas, tóxicas o infecciosas con putrefacción consecutiva; necrosis.

Hematoma:
Acumulación de sangre bajo la piel. Tumor sanguíneo.

Hemoglobina:
Pigmento de la sangre encargado del transporte del oxígeno a los tejidos. La hemoglobina proporciona a la sangre su característico color rojo.

Hernia:
Protrusión de un órgano o parte de él a través de la pared de la cavidad que lo contiene normalmente.

Hioides:
Hueso impar situado en la parte anterior-media del cuello, entre la base de la lengua y la laringe.

Hipertónico:
Líquido cuya concentración molecular es superior a la del suero sanguíneo.

Hipoglucemia:
Se denomina hipoglucemia o estado hipoglucémico aquel en que la glucosa circulante en la sangre se encuentra por debajo de los valores de normalidad. Se trata de un valor variable en el individuo sano en relación directa con la ingesta, el ejercicio físico y los procesos metabólicos y hormonales.

Hipotermia:
Disminución de la temperatura corporal por debajo de los límites de la normalidad.

Hipotónico:
Líquido cuya concentración molecular es inferior a la del suero sanguíneo.

Hipoxia:
Disminución de la concentración de oxígeno.

Isquemia:
Disminución grave o cese del flujo sanguíneo que irriga un órgano o parte de él.

Laparoscopia:
Exploración endoscópica del abdomen (ver *Endoscopia*).

Masetero:
Músculo situado a ambos lados de la cara cuya función es la abertura de la mandíbula inferior y la masticación.

Melena:
Deposición hemorrágica muy oscura, generalmente como consecuencia de hemorragia de las vías digestivas altas.

Metástasis:
Se denomina metástasis a la transferencia de una enfermedad de un lugar a otro del organismo por el transporte del agente causal por la sangre o la linfa con o sin desaparición o no de la primera manifestación. Neoplásicas e infecciosas.

Miocardio:
Músculo cardíaco; porción muscular del corazón.

Miosis:
Disminución del tamaño de las pupilas. Las pupilas muy disminuidas (puntiformes) son un signo importante de intoxicación por heroína.

Necrosis:
Muerte celular de los tejidos. Mortificación de un tejido, en general. Gangrena.

Oclusión:
Obliteración, cierre, por causas mecánicas o dinámicas.

Otitis:
Infección del oído.

Otorrino:
Médico especialista de las enfermedades del oído, nariz, laringe y anejos. Otorrinolaringólogo (ORL).

Pancreatitis:
Inflamación del páncreas.

Proctología:
Especialidad de la medicina dedicada al estudio y tratamiento de las enfermedades rectales y anales.

Prono:
Paciente en posición horizontal, boca abajo.

Rabia:

Enfermedad infecciosa debida a un virus filtrable común al hombre y a algunos animales (perro, lobo, gato, zorro, murciélagos, etc.). Se transmite mediante la saliva de un animal rabioso. Se caracteriza por un cuadro complejo de irritación cerebral, parálisis y muerte. La hidrofobia aparece uno o dos días después del comienzo de la enfermedad, cuyo período de incubación puede oscilar entre 10 días y 1 año. El tratamiento consiste en la inmunización preventiva en el momento oportuno.

Regurgitación:

Ascenso del bolo alimentario desde el estómago o el esófago a la boca, sin que concurra el esfuerzo del vómito.

Rubicundez:

Enrojecimiento que constituye uno de los signos de inflamación.

Seropositivo:

Portador del virus del SIDA, con o sin manifestación de la enfermedad.

Sialorrea:

Secreción muy abundante de saliva.

Sibilancia:

Sonido bronquial auscultatorio parecido a un silbido que emiten los pulmones en ciertas enfermedades.

Sistémico:

Relativo a un sistema.

Supino:

Paciente en posición horizontal, boca arriba.

Taquicardia:

Ritmo acelerado del corazón, superior a las 100 pulsaciones por minuto.

Taquipnea:

Ritmo respiratorio acelerado.

Tímpano:

Membrana situada al principio del oído medio que transmite las vibraciones sonoras al oído.

Tisular:

Relativo a los tejidos.

Trismo:

Trismus. Imposibilidad de abrir la boca por la contracción de los músculos maseteros. Suele ser la primera manifestación de la infección por el bacilo tetánico. Da lugar a la expresión denominada *risa sardónica*.

Ungueal:

Relativo a la uña o las uñas.

SIGNIFICADO DE LOS ACRÓNIMOS EMPLEADOS EN ESTE MANUAL

AIDS:
Siglas inglesas para SIDA (Acquired Immunodeficiency Syndrome).

AVC:
Accidente vascular cerebral.

CAE:
Conducto auditivo externo.

HTA:
Hipertensión arterial.

IAM:
Infarto agudo de miocardio.

OMS:
Organización Mundial de la Salud.

ORL:
Otorrinolaringólogo.

PLS:
Posición lateral de seguridad.

PPM:
Partículas por minuto.

RCP:
Reanimación cardiopulmonar.

SIDA:
Síndrome de la inmunodeficiencia adquirida.

Td:
Toxoide tetánico. Se emplea también la abreviatura.

TIG:
Inmunoglobulina antitetánica. Se abrevia también como IGAT y como GGAT (gammaglobulina antitetánica).

VAT:
Vacunación antitetánica.

VIH:
Virus de la inmunodeficiencia humana.

Cuadros básicos de actuación

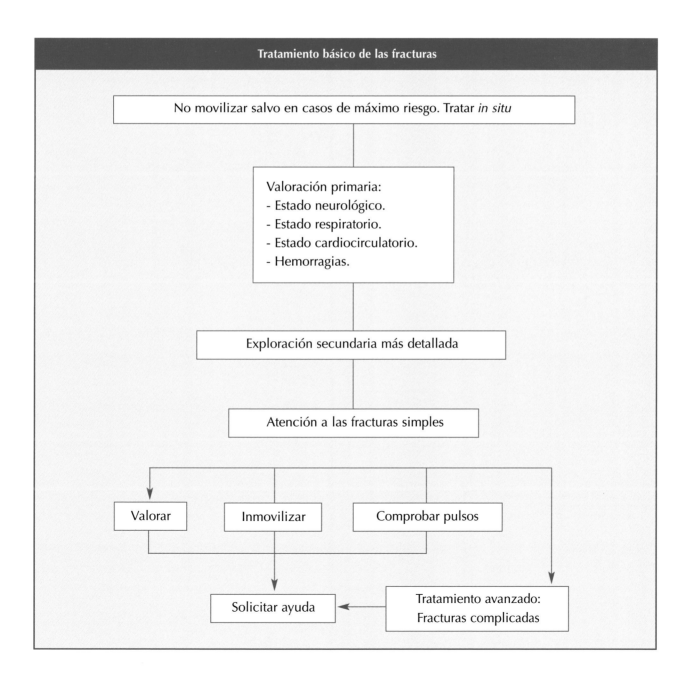

Tratamiento básico de las fracturas

No movilizar salvo en casos de máximo riesgo. Tratar *in situ*

Valoración primaria:
- Estado neurológico.
- Estado respiratorio.
- Estado cardiocirculatorio.
- Hemorragias.

Exploración secundaria más detallada

Atención a las fracturas simples

Valorar | Inmovilizar | Comprobar pulsos

Solicitar ayuda ← Tratamiento avanzado: Fracturas complicadas

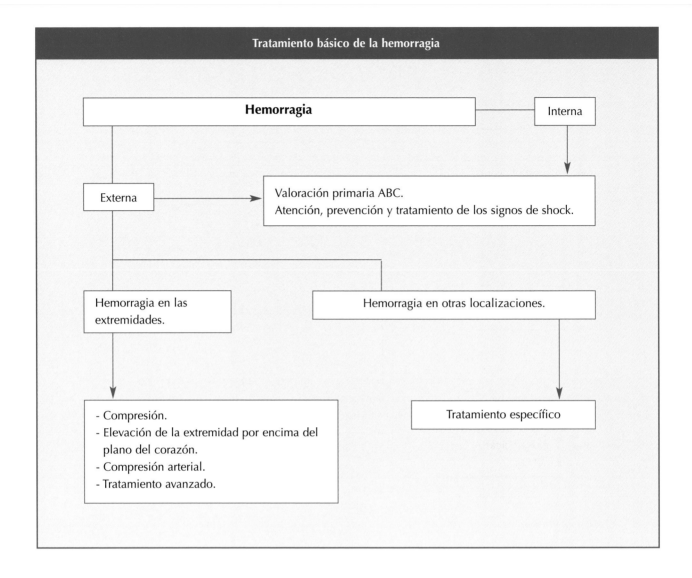

Tratamiento básico de la hemorragia

Hemorragia — Interna

Externa → Valoración primaria ABC.
Atención, prevención y tratamiento de los signos de shock.

Hemorragia en las extremidades.

Hemorragia en otras localizaciones.

- Compresión.
- Elevación de la extremidad por encima del plano del corazón.
- Compresión arterial.
- Tratamiento avanzado.

Tratamiento específico

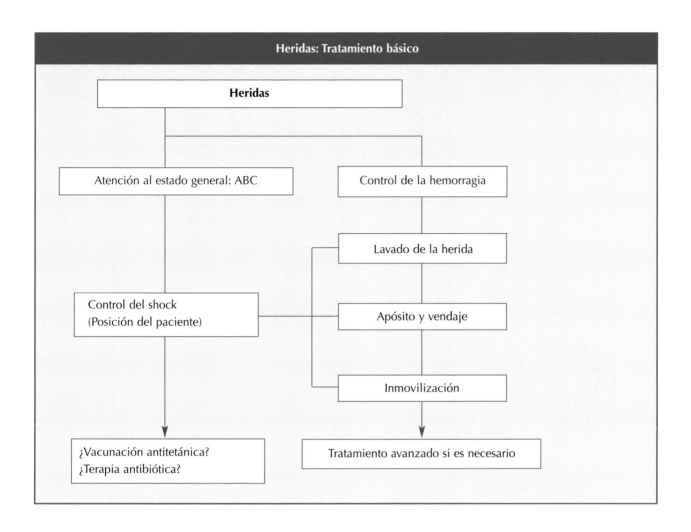

Heridas: Tratamiento básico

- Heridas
  - Atención al estado general: ABC
    - Control del shock (Posición del paciente)
    - ¿Vacunación antitetánica? ¿Terapia antibiótica?
  - Control de la hemorragia
    - Lavado de la herida
    - Apósito y vendaje
    - Inmovilización
    - Tratamiento avanzado si es necesario

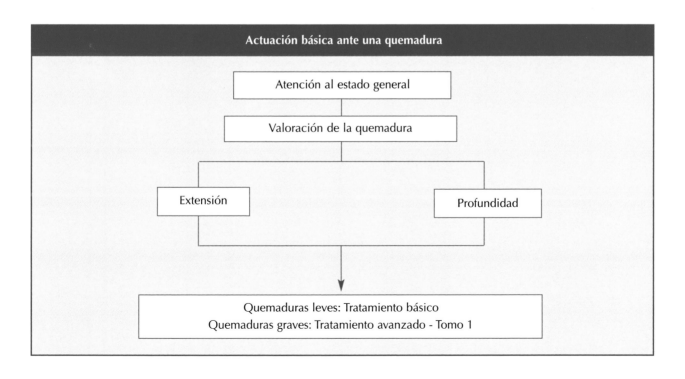

Actuación básica ante una quemadura

- Atención al estado general
- Valoración de la quemadura
  - Extensión
  - Profundidad
- Quemaduras leves: Tratamiento básico
  Quemaduras graves: Tratamiento avanzado - Tomo 1

Bibliografía

AMERICAN HEART ASSOCIATION. *Reanimación Cardiopulmonar Avanzada.*

ANHEFELD. *Segundos deciden.* Ancora Editorial.

ARAMBURU F. *Guía de Anatomía Humana.* Editorial Fontalba.

BEHRMAN RH. *Manual de Pediatría de Nelson.* McGraw Hill.

BRITANNICA WILD LIFE ENCYCLOPAEDIA. *Underwater life.*

DAVID J. *Cuidado de las heridas.* Doyma.

DIVERSOS AUTORES. *Curso de formación sanitaria en actividades subacuáticas.* Ministerio de Trabajo y Asuntos sociales. Instituto Social de la Marina.

DIVERSOS AUTORES. *El Manual Merck.* Mosby Doyma, 9.ª edición.

DIVERSOS AUTORES. *Manual de urgencias médicas.* Publicaciones del Ministerio de Sanidad y Consumo.

DIVERSOS AUTORES. *Manual de urgencias médicas.* Publicaciones del Hospital 12 de Octubre.

DIVERSOS AUTORES. *Asistencia médica en urgencias.* Maz.

DIVERSOS AUTORES. *Manual d'urgències extrahospitalàries.* Institut Català de la Salut.

DONADO M. *Urgencias en Clínica Dental.* Edición del autor.

ENCICLOPÈDIA CATALANA. *Història Natural dels Països Catalans.* Vols. 8, 9, 10 y 11.

FARRERAS-ROZMAN. *Medicina Interna.* Editorial Marín.

FERGUSON. *Cirugía del paciente no hospitalizado.* Interamericana.

GALVEZ. *Urgencias Álgicas Extrahospitalarias.* Menarini, Área Científica.

GARCÍA, V. *Quemaduras.* Duphar.

GARDINER-HILL. *Compendio de Urgencias en Medicina.* Marín.

GASCÓN FJ. *Manual de Pediatría para Atención Primaria.* Ed. Ergón.

GRANER K., CAVALLARO D. *Advanced Cardiac Life Support.*

GRANT H. *Servicios médicos de urgencia y rescate.* Uteha.

GREEN JH. *Fisiología clínica básica.* Editorial Acribia.

GUYTON A. *Physiology of the Human Body*. Sanders College.

HARTER. *Images of Medicine*. Bonanza.

HEIM, BALTENSWEILER. *Guía de Traumatología*. Thieme.

HIGGISNON, MONTGOMERY, MUNRO. *Qué hacer en una urgencia pediátrica*. Ergon.

IVERSEN, SWIONTKOWSKI. *Manual de Urgencias en Ortopedia y Traumatología*. Ed. Masson.

KAHLE, LEONARD, PLATZER. *Atlas de Anatomía*. Editorial Omega.

KORETZ R. *Manual de Gastroenterología práctica*. Duphar.

LEGER L. *Propedéutica médica*. Toray-Masson.

LOIS MATTOX MILLER. *Primeros Auxilios*.

LÓPEZ CORRAL, JC. *Actuación de Enfermería ante úlceras y heridas*. Universidad Complutense.

LÓPEZ-VIEGO, MA. *Manual de Traumatología*. Mosby-Doyma.

LYONS/PETRUCELLI. *Historia de la Medicina*. Ed. Doyma.

MANGUES, FARRE, NOGUE. *Antídotos*. Jano 9-15 Sept. 1988. Vol. XXXV. n.° 830.

MARCO GARDE P. ALDAZEGUI F. *Urgencias y emergencias en Atención Primaria*. Ed. Jarpyo.

MAY Ch. *Manual de las enfermedades de los ojos*. Salvat.

McMINN, HUTCHINGS, LOGAN. *Picture Tests in Human Anotomy*. Wolfe.

McRAE R. *Tratamiento práctico de fracturas*. Vols. 1 y 2. Churchill Livingstone.

MÜLLER E. *Urgencias en la práctica médica*. Doyma.

NETTER FH. *Colección Ciba de Ilustraciones Médicas*. Tomo 8.3. *Sistema musculosquelético*. Masson-Salvat Medicina.

PATTERSON, BANNISTER, *Snakes*. Struik.

PINILLA J. *Cursillo de Socorrismo*. Bendibérica S.A. Servicio Médico de Empresas.

PIULACHS P. *Lecciones de Patalogía Quirúrgica*. Vol 2. Toray.

RIEUNAU G. *Traumatología*. Masson.

ROMERO, SALADIE. *Patología Renal*. Uriach.

SABRIA-LEAL M. *Esquemas Clínico-Visuales en Medicina de Urgencias*. Doyma.

SANTALO, LLORET, MUÑOZ, CASTELLA. *Técnicas de extracción digestiva*. Jano 9-15 Sept. 1988. Vol XXXaV. n.° 830.

SCHLANT/WAYNE. *El Corazón*. Manual Hurst. Menarini.

SPIRGI R. *Manual de Atención Médica de Emergencia*. Publicaciones del Ministerio de Sanidad y Consumo.

TROTT A. *Wounds and Lacerations*. Mosby.

VAQUERO F. *Isquemias Agudas*. Duphar.

VIEUX, JOLIS, GENTILS. *Manual de Socorrismo*. Editorial JIMS.